Florian Holsboer
Biologie für die Seele

Florian Holsboer
Biologie für die Seele

Mein Weg
zur personalisierten
Medizin

Verlag C. H. Beck

Mit 18 Abbildungen
akg-images (S. 17, 22);
Florian Holsboer (S. 97, 101, 105, 106, 119, 149, 180);
Max-Planck-Institut für Psychiatrie (S. 53, 72, 140, 158, 232, 233, 234, 251)

2., durchgesehene Auflage. 2009

© Verlag C. H. Beck oHG, München 2009
Satz: Fotosatz Reinhard Amann, Aichstetten
Druck und Bindung: CPI – Ebner & Spiegel, Ulm
Gedruckt auf säurefreiem, alterungsbeständigem Papier
(hergestellt aus chlorfrei gebleichtem Zellstoff)
Printed in Germany
ISBN 978 3 406 58360 5

www.beck.de

Inhalt

Vorwort

Es fällt schwer zu akzeptieren, dass Gesundheit und Erkrankungen der Seele von biologischen Prozessen abhängig sind. Die menschlichste aller Krankheiten – die Depression – zu enträtseln, erscheint bei näherer Betrachtung besonders schwierig: Niemand, der nicht selbst die Qual einer schweren Depression erlitten hat, kann erahnen, wie stark sich ein Mensch durch dieses Leiden in seiner Existenz bedroht fühlt. Von einer Depression betroffen zu sein, ist eine der schlimmsten Erfahrungen, die ein Mensch machen kann. Dabei ist nicht der tiefe seelische Schmerz das Vernichtende, sondern die Unfähigkeit, mit der Situation umzugehen. Bei einer Infektion, einem Tumor oder Rheumatismus gelingt es meistens, die Krankheit zu akzeptieren, sich mit ihrer Entstehung und Behandlung rational auseinanderzusetzen und das Leben auf die neue Lage einzustellen. Ein an Depression leidender Mensch kann das nicht. Es ist das Wesen dieser Erkrankung, dass der von ihr Betroffene gerade zu solchen bewussten Bewältigungsstrategien nicht in der Lage ist.

Das ist insofern nicht verwunderlich, da eine Depression, schwere Angstzustände, aber auch eine Schizophrenie ihre Ursache in biologischen Fehlregulationen des Gehirns haben. Wie sollte denn ein erkranktes Gehirn in der Lage sein, seine eigene Fehlsteuerung zu begreifen? Um dies zu schaffen, müsste es ja gesund sein. So erschütternd, wie die Diagnose eines Magenkarzinoms oder einer schweren Stoffwechselerkrankung auch sein mag, das gesunde Hirn wird fähig sein, sich damit auseinanderzusetzen. Das Gehirn des Depressiven kann das nicht, es ist hilflos. Gerade wegen dieser Ohnmacht ist die

Depression so oft auch eine tödliche Krankheit. In Deutschland sterben jährlich etwa 10 000 Menschen an Selbstmord – man vermutet, dass die tatsächliche Zahl noch viel höher liegt. Die schwere Depression, um die es hier geht, ist häufig: In westlichen Industrieländern hat etwa jeder zehnte zumindest einmal im Leben diese Krankheit. Neben dem Leid für den Einzelnen und seine Nächsten ist die Depression eine gewaltige Bürde für die Gesundheits- und Sozialsysteme. Depressionen sind ein Hauptgrund für Arbeitsunfähigkeit und vorzeitige Berentung. Patienten mit Depression leiden auch sehr viel häufiger an Herz- und Kreislauferkrankungen, an Diabetes und Infektionen. Menschen, die in jungen Jahren an Depression erkranken, haben im Alter ein erhöhtes Risiko, eine Alzheimer'sche oder die Parkinson'sche Krankheit zu bekommen.

Das Wissen um all diese Zusammenhänge hat es nicht vermocht, der Depression das Stigma zu nehmen, sie sei eine Erscheinung der modernen Zeit, eine Art Modeerkrankung der Überflussgesellschaft. Dabei haben seit der Antike die Menschen um die philosophische Deutung des menschlichen Geistes gerungen und sich mit seinen Störungen auseinandergesetzt. Unterschiedliche Kulturen sind dabei zu ganz verschiedenen Ergebnissen gelangt. Eines aber steht fest: Depressionen treten weltweit mit vergleichbarer Häufigkeit auf.

Das Ausmaß der Stigmatisierung psychisch Kranker war oft auch vom jeweiligen Zeitgeist abhängig. Albrecht Dürer beispielsweise rühmte sich, eine Depression zu haben, die er als Privileg ansah, um sich zum Stand der sich selbst reflektierenden Künstler rechnen zu dürfen und nicht mehr zur Berufsgruppe der Handwerker. Die Psychiatrie ist als «praktische Philosophie» in allen historischen Epochen immer auch ein Spiegelbild ihrer Zeit. Das Konzept eines von der Materie unabhängigen seelischen Lebensprinzips konkurrierte stets mit der klassischen Säftelehre der Antike. Der Widerstreit der Sichtweisen findet sich in religiösen und metaphysischen Interpretationen des «Wahnsinns» als Folge von Sünde oder Besessenheit, die bis ins 18. Jahrhundert hinein Hexenverbrennungen rechtfertigten. Bis in die heutige Zeit hängt der gesellschaftliche

Umgang mit psychisch Kranken von der Einstellung der jeweiligen staatlichen Autoritäten ab. Die enge Allianz zwischen Medizin und Staat führte im 20. Jahrhundert zur Tötung psychisch Kranker und geistig Behinderter – nicht zuletzt, weil die einzig gesicherte wissenschaftliche Erkenntnis darin bestand, dass psychische Erkrankungen wie die Depression in Familien gehäuft vorkommen und damit erblich seien.

Darüber hinaus konnte die Forschung in der Nervenheilkunde bis in die 1950er Jahre hinein nicht viel vorweisen, was zur Besserung der Situation geistig Kranker beigetragen hätte. Psychoanalyse und Sozialpsychiatrie wetteiferten damals um das «Verstehen» psychischer Leiden; alle Bemühungen, die Erkenntnisse einer mit naturwissenschaftlicher Methodik arbeitenden Hirnforschung auf psychische Erkrankungen wie Depression und Schizophrenie anzuwenden, wurden schnell als herzlos bezeichnet. Nach 1945 war die psychiatrische Forschung in Deutschland orientierungslos geworden, das Entsetzen über die Misshandlungen und die massenweise Tötung von Patienten wirkte lähmend, verhinderte die Aufarbeitung des Geschehens, aber auch eine Vision für künftige Forschungsstrategien. Als in Frankreich und der Schweiz in den 1950er Jahren pharmazeutische Unternehmen auf der Suche nach Substanzen, die als Narkosemittel bei Operationen eingesetzt werden sollten, mehr oder minder zufällig Psychopharmaka entdeckten, war eine neue Epoche angebrochen. Man glaubte, durch die Erforschung des Wirkmechanismus dieser bei Depression und Schizophrenie wirksamen Medikamente den Ursachen der Erkrankungen näher zu kommen. Bis heute ist dies nicht gelungen. Insofern hinkt die Erforschung der Seele und ihrer Erkrankungen hinter der sonstigen medizinischen Entwicklung her. Erstaunen muss das aber nicht, denn andere Fachrichtungen haben es leichter, das klinische Erscheinungsbild der jeweiligen Erkrankungen zu beschreiben. Ein Tumor der Niere, eine Entzündung der Leber, Erkrankungen des Herzens, eine Bewegungsstörung oder auch die Symptome der Multiplen Sklerose lassen sich sowohl durch die Beschwerden, die der Patient bewusst wahrnimmt und äußert, als auch durch eine Vielzahl von technischen Untersuchungsverfahren sehr genau charakterisieren.

Bei einer Erkrankung der Seele wie der Depression ist die Situation völlig anders: Die vom Patienten geäußerten Beschwerden sind erheblich durch das subjektive Erleben geprägt; Labormethoden, die objektive Messergebnisse liefern, stehen zur Diagnosefindung noch nicht zur Verfügung. Allein die klinisch abgesicherte Wirksamkeit von Substanzen mit antidepressiver Wirkung und die familiäre Häufung der Erkrankung dienten als Ausgangspunkt für eine sich auf naturwissenschaftliche Methodik stützende Erforschung der Ursachen und Therapie der Depression.

Einer kleinen Zahl von mutigen Psychiatern – die ungeachtet aller Anfeindungen forschungskritischer Kreise seit den 1960er Jahren tätig waren – ist es zu verdanken, dass das Studium der Funktion von Nervenzellen und ihrer Schaltkreise im Gehirn in die Ursachenforschung der Depression und anderer psychischer Leiden miteinbezogen wurde. Im Gemenge von sozial- und tiefenpsychologisch abgeleiteten Entstehungshypothesen, der nur sehr oberflächlichen Kenntnis psychopharmakologischer Wirkmechanismen und dem starren Festhalten an konservativen Diagnoseschemata schien in den 1960er und 1970er Jahren ein grundlegender Paradigmenwechsel in der psychiatrischen Forschung nicht möglich zu sein.

In meiner Jugend deutete nichts darauf hin, dass ich einmal mein ganzes persönliches und berufliches Engagement dafür einsetzen würde, die für diesen Paradigmenwechsel nötige Denkstil-Änderung konsequent weiterzuführen. Als Kind zweier Schauspieler wuchs ich unter Lebensverhältnissen auf, die selbst für die Zeit der Nachkriegswirren unkonventionell waren. Niemand in meiner Familie hatte studiert, Begriffe wie «Karriereplanung» existierten damals nicht. Der Gedanke an eine akademische Laufbahn kam zu dieser Zeit bei niemandem aus meiner Familie auf. Vielmehr galt es in den frühen Jugendjahren zu lernen, jede sich gerade bietende günstige Gelegenheit für das eigene Fortkommen zu nutzen. Erst nach dem Tod des Vaters kam Ordnung in mein Leben, als ich, ein nur mäßig erfolgreicher Schüler, unter der Obhut eines Filmproduzenten, der früher

Admiralstabsoffizier war und der neue Lebenspartner der Mutter wurde, aufwuchs. Dem wenig strukturierten Lebensstil im Künstlerhaushalt folgte in meiner späteren Jugend die Erfahrung von Ordnung und Disziplin und schließlich zur allgemeinen Verwunderung die Absicht, das Abitur zu machen und Chemie zu studieren.

Der Wunsch, Chemiker zu werden, war nicht deshalb entstanden, weil Mitte der 1960er Jahre dieses Studium gerade in Mode kam. Schon im häuslichen Keller experimentierte ich seit der ersten Chemiestunde. Nach dem Chemiestudium und der Anfertigung einer Promotionsarbeit stellte sich mir wie vielen jungen Menschen die Sinnfrage: Was mache ich nun mit all dem Gelernten? In der chemischen Forschung, die sich ganz mit sich selbst beschäftigte, fand ich nicht die Probleme, die mir komplex genug erschienen, als dass ich mich ihnen zuwenden wollte. Ich dachte, mein chemisches Rüstzeug könnte für die Bearbeitung medizinischer Probleme nützlich sein, und hörte nicht auf die warnenden Stimmen, die mich vom Studium der Medizin abhalten wollten. Dies würde mich in der Chemie zurückwerfen und die Medizin sei ja doch primär ein Fach, bei dem die Behandlung von Krankheiten und nicht die Wissenschaft im Vordergrund stehe. Diese Ansicht herrscht trotz großer wissenschaftlicher Leistungen forschender Mediziner noch heute vielerorts vor. All diese Vorbehalte hinderten mich nicht daran, parallel zur chemischen Doktorarbeit Medizin zu studieren und dann zunächst in der Kinderheilkunde zu arbeiten. Dort stieß ich auf ein Thema, das über meine weitere berufliche Laufbahn entschied. Ich sollte mich mit einer genetischen Erkrankung befassen, die zu einer Stoffwechselveränderung der Hormone führte und erhebliche Auswirkungen auf verschiedene Körperfunktionen, vor allem die der Geschlechtsorgane, hatte. Bald interessierten mich aber viel mehr die Auswirkungen der Hormonstörung auf Befinden und Verhalten der erkrankten Kinder – also Funktionen, die vom Gehirn gesteuert werden. Auf einigen Umwegen gelangte ich in die psychiatrische Forschung und erfuhr, dass Patienten mit Depression oft Veränderungen ihres Hormonhaushalts haben. Die Hirnfunktion mit der Aktivität von Hormondrüsen in einen wissenschaftlichen Zusammenhang zu stellen, schien mir in Kombination mit Erkenntnissen der Genetik der richtige Weg zu sein, die Ursachen der Depression zu verstehen.

Wie verschlungen, aber auch faszinierend dieser Weg wurde, welche Hindernisse in allen Bereichen, den verschiedenen Schulen, der Öffentlichkeit, den Medien, den Interessengruppen, überwunden werden mussten, wird in diesem Buch ebenso erzählt wie die Schwierigkeiten, die aus der Forschung selbst entstehen. Am wichtigsten ist mir aber, aufzuzeigen, wie entscheidend es ist, für die Vision, an die man glaubt, konsequent einzustehen. Dazu braucht es viel Mut, besonders wenn es gilt, an etablierten Denkgebäuden zu rütteln. Die Bereitschaft, ein Risiko einzugehen und die Gunst des Augenblicks zu nutzen, kann nicht nur persönlich zufriedenstellend sein, sondern auch – und das ist in diesem Falle bei weitem wichtiger – den vielen psychisch kranken Menschen eine bessere Zukunft bringen.

Ich zeige an einigen Beispielen der eigenen Forschung, welche Möglichkeiten sich durch konsequente Umsetzung der Entdeckungen für die Behandlung psychischer Krankheiten ergeben. Ich erläutere, wie ich die Chancen humangenetischer Forschungsergebnisse zur Entdeckung neuer Medikamente einschätze und welche Schritte getan werden müssen, um der Tatsache gerecht zu werden, dass der Einfluss unserer Gene auf unser Risiko, zu erkranken, ganz wesentlich davon bestimmt wird, wie lebensgeschichtliche Ereignisse unsere Erbsubstanz, die Maschinerie der Hirnzelle, beeinflussen.

In jedem Augenblick unseres Daseins finden zwischen vielen Milliarden Nervenzellen höchst komplexe Wechselwirkungen statt. Unsere Gene, aber auch zahlreiche andere Faktoren, vom Mutterleib über die Kinderzeit bis ins hohe Alter, von der Kultur, in der wir aufwachsen und leben, über die Ernährung bis hin zu belastenden oder beglückenden Erlebnissen, sorgen dafür, dass jeder Mensch für sich genommen einzigartig ist. Diese Individualität bleibt uns erhalten, auch wenn wir erkranken. Daher zeige ich, welchen Weg ich seit vielen Jahren gehe, um für Patienten mit Depression eine ihrer Individualität gerecht werdende, maßgeschneiderte oder personalisierte Therapie zu entwickeln.

1 Die Depression kann jeder bekommen

Ich fuhr gerade im Taxi zu einem Berliner Lokal, in dem wir ein Ereignis feiern wollten, über das ich mich von Herzen gefreut hatte: Eine angesehene Wissenschaftsstiftung hatte mir einen wertvollen Preis als Anerkennung meiner Leistungen im Bereich der Depressionsforschung verliehen. Während ich durch Berlin fuhr, klingelte das Handy, und Uli Hoeneß, der Manager des FC Bayern, sagte: «Die *Bild*-Zeitung hat herausgefunden, dass Sebastian Deisler bei Ihnen in der Klinik liegt. Wir haben für morgen eine Pressekonferenz an der Säbener Straße einberufen, und ich bitte Sie sehr, dazuzukommen.»

Was war geschehen? Eine Woche zuvor hatte mich der Vereinsarzt des FC Bayern, Dr. Müller-Wohlfahrt, angerufen und gebeten, doch dringend einmal in die Wohnung von Sebastian Deisler zu fahren, er habe den Verdacht, dem als einem der größten Talente gepriesenen Fußballspieler ginge es psychisch sehr schlecht. Nun gehören Hausbesuche nicht zu meinen gewohnten Tätigkeiten. Der Fußballverein hatte über Jahre hinweg allerdings großes Vertrauen in die Arbeit des von mir geleiteten Instituts, des Max-Planck-Instituts für Psychiatrie in München, gewonnen. Auch in anderen Fällen hatte ich helfen können. Dem Kollegen Müller-Wohlfahrt wollte ich daher die Bitte nicht abschlagen und fuhr nach Grünwald in das Haus von Sebastian Deisler. Dort fand ich den Hoffnungsträger des berühmten Fußballvereins und der Nationalmannschaft schwer depressiv erkrankt vor. Ich hörte mir seine Beschwerden an und führte mit ihm ein längeres Gespräch, an dessen Ende ich ihm erklärte, dass es mit ihm nur wieder aufwärtsgehen könne, wenn er stationär mit Medikamenten und Psychotherapie behandelt würde. Sebastian Deisler willigte in die Aufnahme in die Klinik des Max-Planck-Instituts ein, bestand aber darauf, dass seine Erkrankung und sein Behandlungsort bekanntgegeben würden. Geheimniskrämerei wollte er auf keinen Fall und entband mich von der ärztlichen Schweigepflicht. Glücklicherweise erweckte Deislers Klinikaufenthalt zunächst kein öffentliches Interesse, und wir bemühten uns, dass dies auch möglichst lange so bliebe. Eine knappe Woche gelang dies, bis zum besagten Zeitungsartikel. Am nächsten Morgen flog ich nach München zurück und fuhr vom Flughafen direkt zur Vereinszentrale, in der mindestens ein Dutzend Fernsehteams und zahllose Journalisten Position bezogen hatten. Gemeinsam mit Uli Hoeneß und mit dem ausdrücklichen Einverständnis von Sebastian Deisler stand ich den Reportern Rede und Antwort, referierte über die Depression im Allgemeinen und speziell die des Fußballstars. Ich hatte es zum ersten Mal mit Sportreportern zu tun und wusste nicht, wie sie reagieren würden; bisher waren meine Medienerfahrungen auf Wissenschaftsjournalisten beschränkt gewesen. Ich gab mir große Mühe, nicht allzu sehr zu «dozieren».

Die offene Art, mit der das Thema in Zeitung, Radio, Fernsehen und Internet behandelt wurde, überraschte mich. Egal ob es Journalisten ehrwürdiger Tageszeitungen oder der Boulevardpresse waren, der Stil, in dem berichtet wurde, war fast durchgehend mitfühlend und frei von irgendwelchen finsteren Theorien, wer denn nun an der Depression von Sebastian Deisler schuld sein könnte, oder Ähnlichem. Eine wesentliche Rolle spielten dabei der damalige Trainer des FC Bayern, Ottmar Hitzfeld, und der Manager Uli Hoeneß. Gemeinsam mit dem Vereinsvorstand, Karl-Heinz Rummenigge, und dem Kollegen Müller-Wohlfahrt hatten wir uns an einem Samstagmorgen, als wir meinten, von der Presse unbemerkt zu sein, im Institut zu einer Lagebesprechung getroffen. Ich trug die Sachlage vor, insbesondere auch, dass mich Sebastian Deisler von der Schweigepflicht entbunden hatte und worauf man sich bei einer Depressionsbehandlung einstellen müsse. Ich konnte nur schwer einschätzen, wie Hoeneß reagieren würde. Er hatte zwar den Ruf, ein «gutes Herz» zu haben und sich für seine Spieler einzusetzen. Wie er aber die Mitteilung verarbeiten würde, auf einen Spieler, für den er gerade einen zweistelligen Millionenbetrag ausgegeben hatte, monatelang wegen einer Depression verzichten zu müssen, konnte ich nicht absehen. Auch auf die Art, wie er mit der Reaktion der Öffentlichkeit umgehen würde, war ich gespannt. Von Spielberichten im Fernsehen war mir Hoeneß als jemand bekannt, der sich schon sehr über etwas, das ihm missfällt, aufregen kann und das auch deutlich ausspricht. Seine Reaktion werde ich nicht vergessen. Er sagte ganz einfach und ruhig: «Ich will, dass Sebastian Deisler gesund wird. Alles andere ist mir egal.» Ich war sehr erleichtert.

Nach achtwöchiger Behandlung und ohne von Journalisten oder Mitpatienten in der Klinik irgendwie bedrängt worden zu sein, konnte Deisler wieder nach Hause gehen und die Trainingsarbeit aufnehmen. Nach einigen sehr guten Spielen zog er sich im Training erneut eine schwere Verletzung zu. Gelegentlich war er, der vom Verletzungspech verfolgt war, darüber schon sehr verzweifelt, weil ihm die erneute Verletzung die Möglichkeit nahm, bei der Fußballweltmeisterschaft in Deutschland in der Nationalmannschaft zu spielen. Einen Rückfall in eine neue depressive Episode hatte er nicht, auch wenn dies gelegentlich in den Medien so dargestellt worden ist. Als er wiederhergestellt war und einige gute Spiele geliefert hatte, kam es wieder zu einem schweren Trainingsunfall. Von da an begann er, an seinem Körper zu zweifeln, glaubte, nach sieben schweren Verletzungen im Profifußball nicht mehr bestehen zu können – zumindest nicht auf dem Niveau, das er für sich beanspruchte. Zur großen Enttäuschung des Vereins und seiner Fans entschied er sich, den Fußballsport für immer aufzugeben.

Was bleibt, ist, dass dieser junge Mann, dem so viel öffentliche Aufmerksamkeit zuteil wurde, für Millionen Menschen, und besonders für die, die selbst an Depressionen leiden, ein Held geworden ist. Ein Held, weil er den Mut und die Offenheit besaß zu sagen, jawohl, auch ich leide an dieser Krankheit. Seit dieser Zeit hat sich in Deutschland die Akzeptanz der Depression deutlich erhöht. Hausärzte hören immer häufiger von ihren Patienten: «Ich glaube, ich habe so etwas wie der Deisler.» Wenn ein junger Fußballstar, der privates Glück und finanziellen Erfolg hat, von dieser Erkrankung betroffen sein kann, dann kann sie doch wirklich jeden ereilen. Keine mit öffentlichen Mitteln oder von Pharmafirmen mit viel Geld geförderte Kampagne zum offenen Umgang mit der Krankheit Depression kann bewirken, was durch den Wunsch Sebastian Deislers, um seine Krankheit kein Geheimnis zu machen, erreicht worden ist. Viele Patienten, die ebenfalls an Depression erkrankt sind, haben eine noch viel prominentere Stellung in der Öffentlichkeit. Wenn nur einige von ihnen vor die Öffentlichkeit treten und sagen würden, jawohl, auch ich habe eine Depression und trotzdem leiste ich im Beruf Hervorragendes, dann wären wir ein großes Stück bei der Anstrengung vorangekommen, der Krankheit ihr Stigma zu nehmen.

«Da ist mir weh!»

Eine von Wissenschaftlern des Max-Planck-Instituts im Jahr 1998 durchgeführte Untersuchung in über 400 Hausarztpraxen stellte fest, dass etwa 11 Prozent aller Patienten, die den Arzt vorwiegend wegen körperlicher Beschwerden aufgesucht hatten, letztendlich an einer Depression litten. Hätten sie sich nicht gescheut, über ihre psychischen Probleme zu sprechen, und hätte man ihre Depression dementsprechend früher erkannt, wäre auch die Behandlung früher eingeleitet worden und ihre Erkrankungsdauer hätte verkürzt werden können. Je länger eine konsequente Therapie hinausgezögert wird, desto größer ist das Risiko, dass die verfügbaren Behandlungsmethoden nur unzureichend oder gar nicht wirken. Gerade deshalb wirkt sich die in weiten Bevölkerungskreisen fortbestehende Scheu, sich mit der Erkrankung überhaupt auseinanderzusetzen und sie zu akzeptieren, für den Betroffenen besonders negativ aus.

Eines ist paradox: Als man noch keine wirksamen Behandlungsmethoden kannte, war der Umgang mit der Depression viel offener. Einem der größten Künstler des Humanismus und der Reformation – Albrecht Dürer – war es geradezu ein Anliegen, sich selbst als Melan-

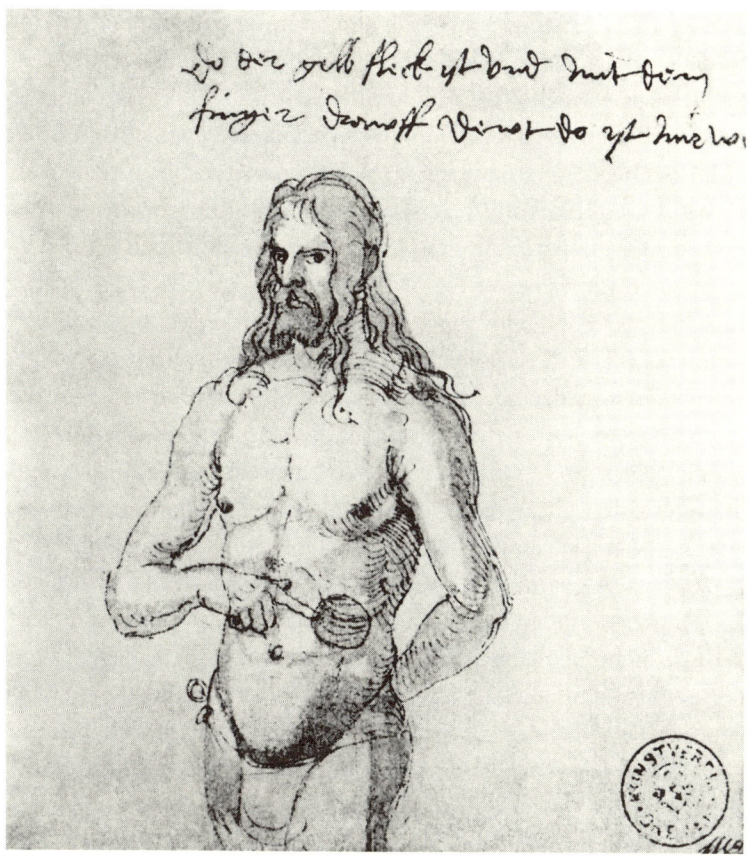

Auf einem Selbstbildnis deutet Albrecht Dürer auf einen Fleck etwa auf der Höhe der Milz, von der sich nach damaliger Sicht die Depression auf den Körper ausbreitete. Er schreibt dazu: «Da, wo der gelbe Fleck ist und worauf ich mit dem Finger deute, da tut es mir weh.»

choliker darzustellen. Dürer stammte aus einer Goldschmiedefamilie, also dem Stand der Handwerker. Ihm, dem so brillanten und mathematisch fundierten Künstler, der durch die Perfektionierung des Kupferstichs Bedeutendes für die Verbreitung von Bildern geleistet hat, lag daran, nicht als Handwerker, sondern als Künstler wahrgenommen zu werden. Dürer litt an einer Krankheit, die von den Ärzten seiner Zeit dem «Morbus Melancholicus» zugerechnet wurde. Ganz im Sinne von Aristoteles, wonach alle bedeutenden Männer Melancholiker waren, nahm Dürer seine Krankheit zum Anlass, sich selbst bildlich als Melancholiker darzustellen. Kurz vor der Vollendung der wohl berühmtesten Darstellung der Melancholie, dem Kupferstich «Melancholia I» aus dem Jahr 1514, entstand ein Kunstwerk, in dem er sich als Melancholiker zeigt. Dürers Selbstbildnis, die Bremer Zeichnung, auf der er mit dem Finger auf eine eingekreiste Körperstelle zeigt, hinter der er die Milz vermutete, ist mit der Aufschrift versehen: «Do der gelbe Fleck und mit dem Finger drawff dewt, do ist mir we.» Der Verweis auf die Milz ist nicht, wie oft missverständlich gedeutet wird, eine Anspielung auf seine Malariaerkrankung, die er sich viel später auf einer Italienreise zugezogen hat; vielmehr wollte er hierdurch seinen Anspruch betonen, Künstler zu sein, weil ihm die Milz wehtue. Nur Künstler bekommen eine Melancholie, und diese hat nach antiker Überlieferung ihren Sitz in der Milz.

Ich hatte sogar in einer Sportsendung im Fernsehen, in der es neben aktuellen Fußballberichten auch um Sebastian Deisler ging, auf diesen Zusammenhang hingewiesen. Mir war daran gelegen, dem Publikum klarzumachen, dass man sich früher eben nicht geschämt habe, an einer Depression zu leiden, im Gegenteil, manche, so wie auch Dürer, seien sogar stolz darauf gewesen, zum Kreise der Melancholiker zu zählen. Dies löste bei dem Sportreporter Gerd Rubenbauer, aber auch beim Publikum – ausschließlich Fußballfans– einiges Erstaunen aus. Von Dürer hatte in dieser Sendung auf alle Fälle noch niemand gesprochen.

Blättert man in einschlägigen Büchern oder Internetseiten, dann findet man viele Hunderte von Namen berühmter Menschen, die an Depressionen gelitten haben sollen. Darunter befinden sich Persönlichkeiten wie Honoré de Balzac, Ludwig van Beethoven, Napoléon Bonaparte, Marlon Brando, Francisco de Goya, Graham Greene, Audrey Hepburn, Sir Antony Hopkins, Howard Hughes, Sir Isaac Newton, Richard Nixon, Laurence Olivier, Jackson Pollock, Albert Camus, Paul Celan, Truman Capote, Frédéric Chopin, Eric Clapton, Kurt Cobain, Sheryl Crow, Johanna von Orléans, Peter Gabriel, Paul Gauguin, Elton John, Ernst Ludwig Kirchner, Jessica Lange,

John Lennon, Abraham Lincoln, Rainer Maria Rilke, Theodore
Roosevelt, Gioacchino Rossini, Philip Roth, Winona Ryder, Jean
Seberg, Monica Seles, Sting, Charles Darwin, Prinzessin Diana,
Königin Elisabeth I., Martin Luther, Michelangelo, Claude Monet,
Edward Munch, Keanu Reeves, Peter Tschaikowsky, Tom Waits,
George Washington und Stefan Zweig.

Diese willkürlich herausgegriffenen Namen unterstreichen, dass
die Depression vor berühmten Menschen, ob Arm oder Reich, nicht
haltmacht und unabhängig von Konfession oder kulturellem Hintergrund auftritt. Natürlich wissen wir nicht, ob die oben aufgeführten
Persönlichkeiten tatsächlich eine Depression nach unserer heutigen
Diagnosepraxis hatten. Oftmals mögen hinter ihrem Befinden auch
Verstimmungen aus einer misslichen Lebenslage heraus oder die Folgen einer Abhängigkeit, etwa von Alkohol oder Drogen, gesteckt haben. Darauf kommt es mir hier aber gar nicht an. Wir können jedenfalls feststellen, dass bei den genannten Menschen schwere depressive
Verstimmungen bestanden haben müssen. Nach heutiger Auffassung
unterscheiden wir zwar bei der Diagnosestellung, aber nicht mehr bei
der Therapie zwischen den unterschiedlichen Formen der Depression. Insofern hat die Diagnose sowohl für die Therapie als auch, wie
wir später sehen werden, für die Forschung keine große Bedeutung
mehr. Wohl hat bei vielen der genannten Persönlichkeiten Alkohol
zwar eine Rolle gespielt, allerdings wissen wir auch, dass bei Patienten, die an manisch-depressiver Krankheit leiden, während der Manie
fast immer leichtfertiger Umgang mit Alkohol, oft auch mit Drogen,
vorkommt. Depressive nehmen ebenfalls vermehrt derartige Substanzen zu sich, aber nicht aus Leichtsinn und Lebensüberschwang wie
Maniker, sondern weil durch die Einnahme von Alkohol und anderen
Suchtmitteln vorübergehend eine Erleichterung ihres oft unerträglich schlechten Befindens erfahren wird. Episoden mit manischen und
solche mit depressiven Symptomen können einander abwechseln und
bei beiden kann es zu Missbrauch von Alkohol kommen.

Vor allem bei älteren Menschen ist es noch immer schwierig, gegen das der Depression anhaftende Stigma anzukommen. Während
jedem klar ist, dass so unterschiedliche Erkrankungen wie Parkinson

oder Alzheimer, Schlaganfall oder Multiple Sklerose Erkrankungen des Gehirns sind, wird die Depression von einer breiten Öffentlichkeit nach wie vor – und wahrhaftig nicht nur von denjenigen mit geringer Bildung – als etwas Situatives und Selbstverschuldetes gesehen. Bei meiner klinischen Tätigkeit erlebe ich immer wieder, wie Menschen mit hohem gesellschaftlichem Ansehen daher alles daransetzen, die Inanspruchnahme psychiatrischer Behandlung zu vertuschen.

Verzweiflung und Schaffensrausch

Anhand einiger Kurzbiographien aus der alten und neueren Geschichte will ich aufzeigen, welche großartigen kulturellen Leistungen wir Menschen, die an Depression gelitten haben, verdanken und wie unsinnig, ja geradezu menschenunwürdig die Diskriminierung der an dieser Krankheit leidenden Menschen ist.

Der römische Philosoph und Politiker Cicero schrieb: «Melancholie ist allen genialen Menschen gemein.» Diese Äußerung ist wohl übertrieben, es gibt auch geniale Menschen, die glücklicherweise nicht unter einer Depression leiden. Aber Depressive als «Loser», als «Verlierer», zu bezeichnen und als Belastung zu empfinden, ist falsch. Die Melancholie zählt seit der Antike zu den am intensivsten bearbeiteten Themen in der Kunst des Abendlandes. Wie Albrecht Dürer hat auch einer der bedeutendsten deutschen Landschaftsmaler der Romantik, Caspar David Friedrich, in seine Bilder Stimmungen hineingemalt, die keine getreue Wiedergabe der Natur waren. Vielmehr diente Caspar David Friedrich die Landschaft lediglich als Untergrund, um das «Unfassbare» sichtbar und spürbar zu machen. Moritz Wullen, der Kurator der Ausstellung «Melancholie» im Pariser Grand Palais (2005), bezeichnet Friedrichs Werk «Der Mönch am Meer» als das melancholische Bild schlechthin: «Dies ist der Melancholiker: völlig alleingestellt in die Welt, nur mit sich beschäftigt, nur mit seinen eigenen Grenzen beschäftigt und im Grunde genommen nicht durchsichtig.» Wir erfahren aus seiner Biographie, dass der als sechstes von zehn Kindern als Sohn eines Seifensieders geborene Caspar David Friedrich bereits in seiner Kindheit von Depressionen und Selbstmordgedanken heimgesucht wurde, als sein Bruder, nachdem er Caspar David vor dem Ertrinken gerettet hatte, selbst ums Leben kam. Dieser Zusammenhang ist heute wissenschaftlich gut abgesichert: Traumata in der frühen Kindheit erhöhen das Risiko, in einem späteren Lebensabschnitt eine Depression zu bekommen, ganz erheblich. So auch bei Caspar David Friedrich, der ab dem 30. Lebensjahr unter immer wiederkehrenden schweren Depressionen litt. Schließlich überlagerte sich dies mit Hirndurchblutungsstörungen, bis er im Alter von 66 Jahren, teilweise gelähmt und unfähig zu malen, verstarb.

Bei einem anderen berühmten Maler, dem Niederländer Vincent van Gogh, lässt sich die psychische Krankheit vor allem deshalb so gut nachvollziehen, weil er einen umfangreichen Briefwechsel auf hohem literarischem Niveau geführt hat, in dem er seine Gemütsverfassung beschreibt. Und selbst in seinen Werken lassen sich seine Stimmungsschwankungen gut erkennen:

In Arles, der alten südfranzösischen Römerstadt, in die van Gogh in seinem letzten Lebensabschnitt zog, malte er im Frühling blühende Obstbäume und Sonnenblumen in berauschenden Farben. Seine Schaffenskraft war unvorstellbar, oft vollendete er jeden Tag ein neues Werk. Im Herbst des gleichen Jahres (1888) entstanden Arbeiten in finster-bedrohlichen Farben. Auch sein dem Malerkollegen Paul Gauguin gewidmetes Selbstbildnis mit seinen kühlen Farben und seinem freudlosen Gesichtsausdruck deuten auf seine depressive Stimmung hin. Als sich Gauguin und van Gogh im Streit getrennt hatten, war er verzweifelt, trank wohl größere Mengen Alkohol, vermutlich Absinth. Hierbei muss es zu einem Krampfanfall mit Bewusstseinsverlust gekommen sein. Im Zuge dieses Zusammenbruchs schnitt er sich einen Teil seines Ohres ab und übergab es einer Prostituierten, die er gelegentlich getroffen hatte. Diese Begebenheit ist immer wieder Anlass für ganz unterschiedliche Hypothesen über die Krankheit van Goghs gewesen. Heute wissen wir, dass die in dieser Zeit in Südfrankreich produzierten alkoholischen Getränke, vor allem der Absinth, Stoffe enthielten, die bei Menschen, die dazu neigen, Krampfanfälle auslösen können. Die Le-

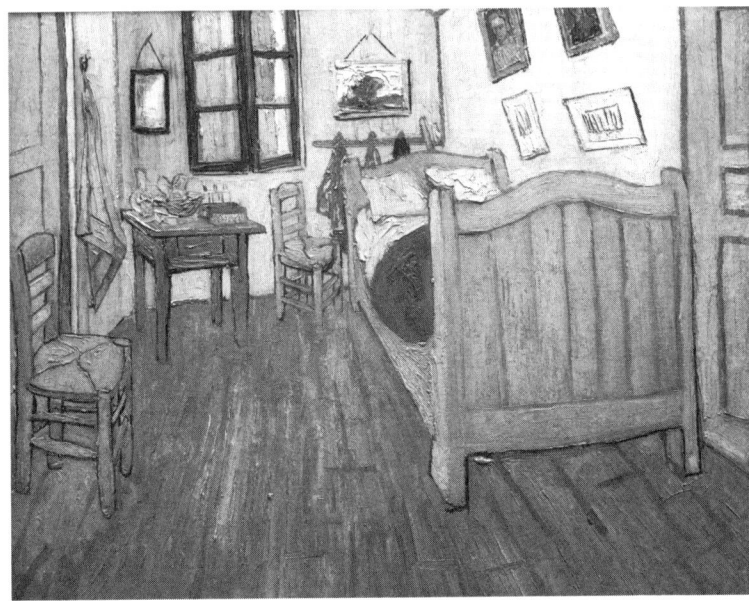

Das Bild «Das Schlafzimmer in Arles» malte van Gogh während seiner letzten, künstlerisch besonders fruchtbaren Lebensjahre, die er im südfranzösischen Arles verbrachte. Das Bett mit zwei nebeneinanderliegenden Kissen drückt seine Sehnsucht nach Liebe und Zweisamkeit aus, die sich nie erfüllte.

bensweise van Goghs, der oft nicht genügend Geld hatte, um sich regelmäßig zu ernähren, hat aller Wahrscheinlichkeit nach zu einer Stoffwechsellage geführt, bei der sein Blutzucker sehr niedrig war. In einer solchen Situation können besonders leicht Krampfanfälle entstehen. Überdies befand sich van Gogh immer wieder im Zustand eines unbändigen Schaffensdrangs, stand den ganzen Tag in stechender Sonne an seiner Staffelei und vergaß zu trinken, was gleichfalls die genannten Symptome provozieren kann. Heute können wir mit guter Gewissheit behaupten, dass das Grundleiden van Goghs eine manisch-depressive Erkrankung war. Die für dieses Leiden ungewöhnlichen Symptome wie Halluzinationen, Krämpfe und die Selbstverletzung am Ohr müssen dagegen in Zusammenhang mit einer durch die Lebensführung – vor allem durch den Genuss von Absinth – provozierten Sonderform der Epilepsie gesehen werden.

Tatsächlich fiel den Eltern van Goghs, schon als er 21 Jahre alt war, auf, dass sich seine fröhlich-optimistische Lebenshaltung in eine schwermütig-grüblerische Stimmung gewandelt hatte. Zeitlebens litt er unter Einsamkeit, war häufiger unglücklich verliebt, suchte Trost bei Prostituierten. Seine Sehnsucht nach einem Leben in Zweisamkeit drückte er besonders anrührend in dem Bild seines Schlafzimmers in Arles aus. Dort sind im Bett nebeneinander zwei Kopfkissen gemalt. Halt gab ihm sein Bruder Theo, der Kunsthändler in Paris war und ihn stets finanziell unterstützte. Dennoch wusste van Gogh oft nicht, wovon er seinen Lebensunterhalt und seine Malutensilien bezahlen sollte. Vor allem in den letzten Lebensphasen gab es aber auch Zeiten, in denen er überschwänglich eine ungeheuere Produktivität entwickelte; in Arles wusste er bald nicht mehr, wohin mit allen Bildern. War er in Hochstimmung, dann lebte er leichtsinnig, trank und gab den Großteil seines Geldes für Freudenmädchen aus. Dieses Verhaltensmuster ist typisch für die manisch-depressive Erkrankung. Als van Gogh besonders schwer erkrankt war, setzten ihn seine Nachbarn und auch die Polizei so sehr unter Druck, dass ihm ein befreundeter Arzt riet, sich in einer Nervenheilanstalt in St. Rémy, in der Nähe von Arles, behandeln zu lassen. Auch dort wechselten depressive und manische Phasen regelmäßig im Dreimonatsrhythmus. Langsam ging es Vincent besser. Er schuf einige Bilder des vor dem Fenster liegenden Gartens und der Anstaltsmauern in dunklen, erdigen Farben, während er wenige Monate später wieder Wälder und Blumen in hellen, sommerlichen Farbtönen malte. Seine psychische Verfassung lässt sich schon aus den verwendeten Farben ablesen. Noch einmal kam es in St. Rémy zu einem schweren Rückfall. Wir müssen annehmen, dass in der Hitze des kleinen Ateliers, das er sich einrichten durfte, erhebliche Mengen an Lösungsmitteln, die er für die Verdünnung der Farben benötigte, verdampft waren. Bei ihm, der die Veranlagung zu Krampfanfällen hatte, lösten sie eine Epilepsieform aus, die mit Halluzinationen verbunden ist. Van Gogh könnte in St. Rémy aber auch eine erneute schwere depressive Episode entwickelt haben. Bei einigen Patienten, die an einer besonders schweren Form dieser Krankheit leiden, können auch Wahnsymptome und die von van Gogh selbst beschriebenen Halluzinationen vorkommen. Nach einjährigem Krankenhausaufenthalt reiste van Gogh nach Paris, um seinen Bruder zu besuchen, und von dort nach Auvers-sur-Oise. In einem erneuten Schaffensrausch fertigte er innerhalb von drei Monaten über 80 Bilder und ebenso viele Zeichnungen. Diese Zeit in Auvers, so schreibt er in seinen Briefen, war die glücklichste seines Lebens. Er reiste wieder nach Paris, kehrte aber kurz darauf nach Auvers zurück, sein Optimismus war wieder verschwunden, die Stimmung traurig gedrückt. Dies alles wissen wir aus seinen zahlreichen Briefen. Am Himmel dieser in der letzten Schaffensperiode entstandenen Bilder hängen tiefdunkle Regenwolken. In dieser depressiven Phase begeht Vincent van Gogh, einer der bedeutendsten Erneuerer der Malerei, Suizid. Noch im gleichen Jahr stirbt sein ihm getreuer Bruder Theo, der neben ihm auf dem Friedhof von Auvers liegt. Auch Theo van Gogh litt unter schweren Depressionen. Ein weiterer Bruder, Cornelius, beging Suizid, seine Schwester verbrachte Jahrzehnte wegen einer nicht näher bekannt gewordenen psychischen Krankheit in einer Nervenheilanstalt.

Die depressive Kaiserin

Die Depression ist nicht nur eine Krankheit, die Künstler trifft. Sie macht auch vor Königshäusern nicht halt. In diesen Fällen ist es besonders schwierig, ein klares Bild über die jeweiligen Krankheitsumstände und die Reaktion der Umgebung zu erhalten. Aus gut nachvollziehbaren Gründen haben Königshäuser immer Wert darauf gelegt, genaue Recherchen, Rekonstruktion und Beteiligung der Öffentlichkeit zu vereiteln. Die Folge dieser Zurückhaltung sind oftmals phantasievolle Legenden. Ein bekanntes Beispiel hierfür ist die spätere österreichische Kaiserin Elisabeth, die Tochter des Herzogs Max in Bayern und seiner Gemahlin Ludovika. Die Mutter des österreichischen Kaisers Franz Joseph I., Sophie, und Elisabeths Mutter waren Schwestern. Sophie war an einer Verbindung des Hauses Habsburg mit dem Hause Wittelsbach interessiert. Als der Kaiser das erst fünfzehnjährige Mädchen kennen lernte, verliebte er sich sofort und wollte Elisabeth heiraten. Sisi, wie sie genannt wurde, gefiel der elegante Kaiser zwar sehr, vor dem Gedanken, die heimatliche Idylle in Possenhofen verlassen zu müssen und am Wiener Hof als künftige Kaiserin zu residieren, schreckte sie aber zunächst zurück. «Dem Kaiser von Österreich gibt man keinen Korb», erklärte hingegen ihre Mutter. Infolgedessen endete die unbeschwerte Jugend Sisis in München und am Starnberger See, als sie nach Wien übersiedelte, um noch im gleichen Jahr mit dem Kaiser verheiratet zu werden. Die Kaisermutter Sophie soll der jungen Kaiserin das Leben schwergemacht haben, und Franz Joseph hatte wegen politischer Geschäfte – immerhin war er Herrscher über 40 Millionen Menschen – wenig Zeit für die junge Frau. Bereits in dieser Zeit begann Sisi, melancholische Verse zu dichten, sie schlief sehr schlecht und hatte keinen Appetit. Als die Tochter Sophie auf einer Reise durch Ungarn wahrscheinlich an Typhus starb, verstärkte sich die Depression noch. Nach der Geburt einer zweiten Tochter, Gisela, und dem erhofften Thronfolger, Rudolf, verschlechterte sich die Beziehung zu Franz. Die Liebe zu dem eher nüchternen, arbeitsbesessenen Monarchen war abgekühlt. Sisi zog sich zurück, und es mehrten sich Gerüchte um Liebesaffären des Kaisers. Die Depression der Kaiserin wurde immer schwerer, körperliche Erkrankungen kamen hinzu. Dennoch soll Sisis Schönheit erst in den 1860er Jahren zur vollen Entfaltung gekommen sein. Diese Schönheit zu erhalten wurde ihr zu einem zentralen Anliegen, auf das sie viel Zeit verwendete und das auch ihr Essverhalten bestimmte. Sisi achtete peinlich auf ihr Gewicht; obwohl sie 1,72 cm groß war, wog sie nie mehr als 50 kg und ihr Taillenumfang soll bei 40 cm gelegen haben. Ob die Kaiserin primär an einer Essstörung gelitten hat oder an einer phasenhaften oder chronischen Depression, wissen wir nicht genau. Es ist allerdings sehr ungewöhnlich, dass Essstörungen erst im späteren Erwachsenenalter und nach Geburt mehrerer Kinder auftreten. Gewöhnlich finden wir Essstörungen bei Jugendlichen erstmals kurz nach der Pubertät. Aus heutiger Sicht sind derartige diagnostische Zuordnungen, die in der Psychiatrie nicht durch die Ergebnisse der Ursachenforschung abgesichert sind, auch gar nicht

relevant. Vielmehr können schwerer Appetitmangel und Gewichts-
verlust sehr wohl als mögliche Ausprägung einer Depression angesehen werden. In diesem Fall stellt die Fixierung auf den eigenen
Körper das Hauptsymptom dar.

Auch zu ihren beiden Kindern hatte Sisi eine sehr distanzierte
Beziehung entwickelt, die im Gegensatz zu ihrer unbekümmerten
Herzlichkeit in jungen Jahren stand. Dies traf vor allem den Sohn
Rudolf. Er war der ganze Stolz des Kaisers, der aus dem zarten Kind
einen «harten Soldaten» machen wollte und ihn entsprechendem
militärischen Drill unterziehen ließ. Rudolf blieb aber mehr ein
«Schöngeist», träumte von einem vereinten Europa und vergnügte
sich in der Wiener Schickeria. Die Lebensweise des Kronprinzen
missfiel dem Kaiser; Rudolf wurde mit Stephanie von Belgien verheiratet. Beides, die unglückliche Ehe und das erschütterte Verhältnis zu seinem Vater, der Rudolfs Aufbegehren gegen die Politik des
Kaiserhauses missbilligte, waren äußere Gründe für die schweren
depressiven Verstimmungen, unter denen Rudolf ebenso litt wie früher seine Mutter Elisabeth. In seinem Jagdschlösschen Mayerling in
Baden bei Wien, so wird überliefert, nahm sich Rudolf mit einer Pis-
tole das Leben. Ebenso starb dort die erst siebzehnjährige Baronesse
Marie Vetsera, eine junge Frau, die Rudolf schwärmerisch geliebt
hat. Ob die Baronesse tatsächlich vom Kronprinzen getötet worden
ist, wie es im Arztbericht dokumentiert ist, hat man bis heute nicht
aufklären können. Zahlreiche Interpretationen und Legenden um-
ranken die Ereignisse dieser Nacht. So gibt es auch Historiker, die
vermerken, der Kronprinz sei wegen seiner revolutionären Pläne
zur Umgestaltung Österreichs ermordet worden. Auch wenn die
Krankengeschichte der Kaiserin Sisi und ihres Sohns, des Kronprinzen Rudolf von Österreich-Ungarn, unbekannt ist und wir aus
den wohl nicht immer realitätsnahen Dokumentationen keine prä-
zisen diagnostischen Zuordnungen treffen können, ist doch eines
zweifelsfrei zu erkennen: Beide, Mutter und Sohn, litten unter
schweren depressiven Verstimmungen, die auch nach heutiger klinischer Bewertung die Kriterien einer Depression erfüllt hätten und
entsprechend behandelt worden wären.

«Die Fackel Preußens» litt an Depression

Das Phänomen, im Zustand auswegloser Verzweiflung nicht nur sich selbst das Leben zu nehmen, sondern, wie es im Falle des Kronprinzen Rudolf vermutet wird, einen nahestehenden Menschen mit in den Tod zu nehmen, ist ebenfalls von dem großen Dramatiker und Lyriker Heinrich von Kleist bekannt. Dieser war ein ruheloser Geist. Zunächst trat er, wie von der Familie gefordert, in das Garderegiment zu Potsdam ein, verließ aber einige Jahre später das Militär und begann Naturwissenschaften zu studieren. Auch hier hielt er nur drei Semester durch, um dann dem Wunsch nachzugeben, Schriftsteller zu werden. Aus vielen in Briefen niedergelegten Berichten geht hervor, dass Kleist an schweren depressiven Verstimmungen litt. Das Auftreten von Krankheitsepisoden wird von der Forschung aber stets mit besonders schwierigen Lebenssituationen in Verbindung gebracht. Während der Lektüre von Kants «Kritik der Urteilskraft» schrieb Kleist an seine Schwester Ulrike, der er sehr nahestand, von seinen schwermütigen Gedanken: «Das Leben ist ein schweres Spiel …» Diese depressive Episode wird von Biographen Kleists als «Kant-Krise» gedeutet. Eine weitere depressive Episode ereilte ihn, als er in tiefer Verzweiflung das unfertige Manuskript des Trauerspiels «Robert Guiskard» verbrannte; im Anschluss daran wollte er in die französische Armee eintreten, um im Krieg gegen England «den Tod in der Schlacht zu sterben». Später nahmen die Gedanken an einen Suizid an Intensität zu, bis er dafür eine Lösung fand. Offenbar vermochte er es nicht, diesen Weg alleine zu gehen. In der an Krebs erkrankten Henriette Vogel fand er eine Begleiterin. Beim «Stimmingschen Krug», einem Gasthof am Wannsee, erschoss er zunächst Henriette Vogel und dann sich selbst. Zuvor kündigte er diesen Schritt aber in einem Brief an seine Schwester Ulrike an und schrieb ihr, dass ihm «auf Erden nicht zu helfen» sei.

Churchills «Black Dog»

Das Gefühl der Ausweglosigkeit, das durch noch so vehement vorgetragene und wohlgemeinte Gegenargumente nicht zu erschütten ist, gehört zu den charakteristischen Symptomen der schweren Depression. Der Erkrankte sieht alles immer nur durch einen Schleier des Negativen. Gerade für Angehörige ist es außerordentlich schwer zu verstehen, weshalb die lieb gemeinten Aufmunterungen gar nichts bewirken. Im Gegenteil, der schwer Depressive fühlt sich bei allzu forschen Ratschlägen unverstanden und sie werden seine Situation sogar noch verschlimmern, wenn dadurch der Gedanke verstärkt wird, in einer Welt, die ihn nicht versteht, nicht mehr leben zu wollen.

Ein besonders eindrucksvolles Beispiel dafür, wie ein an Depression leidender Mensch auch unter schwierigsten äußeren Umständen Höchstleistungen zu vollbringen in der Lage ist, ist Winston Churchill. Heute gilt der Sohn eines englischen Politikers und einer amerikanischen Industriellentochter als einer der größten Politiker des letzten Jahrhunderts. Sein entschiedener Widerstand gegen das nationalsozialistische Deutschland und die Fortführung des scheinbar verlorenen Kriegs über 1940 hinaus trugen zum Niedergang des Nationalsozialismus bei. Er musste seine harte Linie auch im eigenen Land gegen viele Widerstände durchsetzen. Churchill sah die Gefahr, die von einem nationalsozialistischen Deutschland ausging, viel klarer als sein damaliger Premierminister Chamberlain. Dieser empfahl gegenüber Hitler eher den Kurs einer Beschwichtigungspolitik (Appeasement) einzuschlagen. Churchill sah auch, welche Gefahr nach dem Zusammenbruch des Dritten Reiches von Stalins Sowjetunion ausgehen würde, und arbeitete bereits an Plänen, die russische Armee zurückzudrängen. Gegen Roosevelt, den amerikanischen Präsidenten, konnte er sich damit nicht durchsetzen. Nach dem Krieg, noch Ende der 1940er Jahre, war er es, der die Schaffung der Vereinigten Staaten von Europa vorschlug und von einer europäischen Völkerfamilie sprach. Auf dem Wege dorthin müssten sich Frankreich und Deutschland aussöhnen, es könne «kein Wiederaufleben Europas geben ohne ein geistig großes Frankreich und ein geistig großes Deutschland».

Churchill war ein schlechter Schüler und mäßiger Student. Später als Journalist erarbeitete er sich einen Schreibstil, der ihn zu einem der begehrtesten Schriftsteller und Kolumnisten seiner Zeit machte. Im Jahr 1953 erhielt er für sein Werk über den Zweiten Weltkrieg den Nobelpreis für Literatur. Kann man sich vorstellen, dass solch ein Mann unter schweren Depressionen litt? Es gibt in der psychiatrischen Fachliteratur immer wieder Berichte, denen zufolge an Depression Erkrankte auch lange nach dem Abklingen einer akuten Krankheitsepisode noch Beeinträchtigungen ihrer geistigen Leistungsfähigkeit haben sollen. Sind die Berichte über Churchills Depression vielleicht nicht zutreffend? Auch hier können wir keine vollständige Klarheit schaffen. Es spricht jedoch vieles dafür, dass Winston Churchill häufig unter schweren Depressionen litt, oft aber auch Zeiten erlebte, in denen er eine Manie hatte. Er erfüllte wohl die klassischen Kriterien einer manisch-depressiven Krankheit. Seine Depressionen nannte er «Black Dog», schwarzer Hund. Lord Moran, ein Biograph Churchills, berichtete von dessen Beschreibung seines «Black Dog». Als er jung war, sei das Licht aus seinem Lebensbild verschwunden: «Ich saß im House of Commons, und die schwarze Depression hatte sich meiner bemächtigt. Es half mir, mit meiner Frau Clemmie darüber zu sprechen. Ich vermied es, an der Kante des Bahngleises zu stehen, wenn ein Zug vorbeifuhr. Ich stand hinter der Plattform, damit zwischen mir und dem Zug ein Abstand war. Wenn ich auf einem Schiff war, vermied ich es, über die Reling ins Wasser zu schauen. Von einer Sekunde auf die andere hätte alles verloren sein können.»

Wir wissen, dass Patienten, die Selbstmordgedanken haben und sich der damit verbundenen Gefahr bewusst sind, oft gerade solche Strategien anwenden, um das Schlimmste zu verhindern. Diese Phasen, in denen der «Black Dog» auf ihm lastete, kontrastieren mit Churchills manischen Episoden, in denen er mit geradezu entfesseltem Selbstbewusstsein und ohne zu ermüden sein Amt als Premierminister versah und darüber hinaus als Schriftsteller aktiv blieb. Diese Zeiten waren von großer Unstetigkeit geprägt. Churchill war in seinen manischen Phasen ungebremst, er überschritt, zum Zorn seiner Parteifreunde, oft seine Kompetenzen, wechselte die Parteien und musste wiederholt schwere politische Niederlagen einstecken. Es ist schwer zu beurteilen, ob die depressionsbedingten Rückzüge in die Privatsphäre oder die Episoden ungebremster Schaffenskraft dazu geführt haben, dass er auch politisch so viele Höhen und Tiefen durchstehen musste. Sicher ist aber, dass es seinem Vater, Lord Randolph, genauso ergangen ist. Dessen manisch-depressive Krankheit ist gut dokumentiert. Erst in späten Jahren überlagerte sich dieses Leiden bei ihm mit den Symptomen der Syphilis, einer Geschlechtskrankheit, die ebenfalls zu psychischen Symptomen führen kann. Historiker haben die Familiengeschichte der Churchills bis hin zu John Churchill, dem ersten Duke of Marlborough (1650–1722), genau durchleuchtet und viele eindeutige Hinweise darauf gefunden, dass auch dieser berühmte englische General an schweren Depressionen gelitten haben muss. Eine Nichte Churchills, Unity Mitford, die sich in Adolf Hitler verliebt haben soll, beging 1939 einen Suizidversuch, an dessen Folgen sie Jahre später verstarb. Was die junge Frau zu dieser Verzweiflungstat getrieben hat, wissen wir nicht. Vielleicht war es ihre Verzweiflung darüber, dass Großbritannien 1939 Deutschland den Krieg erklärt hatte. Es kann auch sein, dass sie aus Kummer diese Tat beging, weil Adolf Hitler die Affäre mit ihr beenden wollte und zu seiner Beziehung mit Eva Braun stand. Die Kriegssituation machte ihr eine Rückkehr nach England unmöglich, weil ihr Pass wegen ihres offenen Bekenntnisses zum nationalsozialistischen Deutschland beschlagnahmt worden war. Was immer die Gründe gewesen sein mögen, wir müssen auch hier sehen, dass sie einer Familie entstammte, in der Depressionen gehäuft auftraten. Durch äußere Lebensumstände können bei genetisch entsprechend belasteten Menschen depressive Episoden bis hin zum Todeswunsch ausgelöst werden. Möglicherweise war dies auch bei Unity Mitford der Fall.

Oft wird von Churchill berichtet, viele seiner besonderen Wesenszüge – seine Unstetigkeit, seine Radikalität, aber auch seine Impulsivität – hätten in ursächlichem Zusammenhang mit seinem erheblichen Alkohohl- und Zigarrenkonsum gestanden. Dies ist wenig wahrscheinlich. Alkoholkranke sind zumeist nicht in der Lage, ein derart übermächtiges Lebenswerk zu vollenden. Vielmehr müssen wir annehmen, dass auch Churchill in manischen Episoden zu viel Alkohol aus Leichtfertigkeit trank, in depressiven hingegen, um sich Erleichterung zu verschaffen. Da er überdies viel rauchte und körperliche Aktivität mied – berühmt ist sein Ausspruch «no sports» –, trafen auf ihn die typischen Risikofaktoren für Herz-Kreislauf-Erkrankungen zu. Tatsächlich erlitt er im Alter mehrere Schlaganfälle, dennoch wurde er 81 Jahre alt.

Der Fluch über der Familie Hemingway

Ein besonders schillernder Zeitgenosse Churchills war Ernest Hemingway, neben William Faulkner wohl der einflussreichste amerikanische Prosaschriftsteller der ersten Hälfte des 20. Jahrhunderts. Hemingway führte ein facettenreiches Leben. Er schrieb als Kriegsberichterstatter vom griechisch-türkischen Krieg und vom Spanischen Bürgerkrieg, liebte aber auch das Abenteuer als Großwildjäger und Hochseefischer. Besonders angezogen fühlte er sich von der archaischen Seite Spaniens und Lateinamerikas: Stierkampf und Spanischer Bürgerkrieg sind immer wiederkehrende Themen seiner späteren Bücher. Mit seinem im winterlichen Montafon in Vorarlberg geschriebenen Roman «Fiesta» wurde er 1927 international bekannt. Sein knapper, die Dinge auf das Essentielle reduzierender Schreibstil machte ihn weltberühmt. Ein Jahr nach Churchill, im Jahr 1954, erhielt er ebenfalls den Nobelpreis für Literatur, wobei in der Begründung des Komitees ausdrücklich die in seiner Wahlheimat Kuba spielende Novelle «Der alte Mann und das Meer» erwähnt wird. Dieses 1952 erschienene Buch verkaufte sich innerhalb von zwei Tagen fünf Millionen Mal. Hemingway hatte keine wirkliche Heimat, er lebte sowohl auf Key West, der Florida vorgelagerten Insel, als auch auf Kuba, bereiste Afrika und Europa, wurde aber nirgends sesshaft. Gut bekannt sind Hemingways Alkoholexzesse, verschiedene Bars auf Key West erinnern noch heute daran. Mit Sicherheit können wir sagen, dass Ernest Hemingway an der manisch-depressiven Krankheit litt und sich hieraus, wie schon im Falle Churchills erläutert, die Neigung zu Alkoholmissbrauch entwickelt hat. Hemingway litt immer wieder unter Depressionen, die mit den Jahren schwerer wurden. Im Jahr 1960 wurde er deshalb wiederholt in der berühmten Mayo-Klinik einer Elektrokrampftherapie unterzogen. In dieser Zeit waren die in Europa in den 1950er Jahren entwickelten Antidepressiva in den Vereinigten Staaten noch nicht verfügbar. Seine Depression heilte nicht mehr, im Gegenteil, als er älter wurde, wurde sie immer schwerer. Auch die Versuche, sich mit großen Mengen Alkohols Erleichterung zu verschaffen, blieben erfolglos. Schließlich erschoss sich Hemingway mit seinem Jagdgewehr. Ähnlich wie in der Familie Churchills sind auch viele Angehörige der Familie Hemingway von dieser Krankheit betroffen: So litten Hemingways Vater und Großvater ebenfalls an Depressionen und starben durch Suizid.

Besondere öffentliche Aufmerksamkeit zog Hemingways Enkelin Margaux auf sich. Eigentlich sollte sie Margot heißen, weil aber bei ihrer Geburt der Rotwein «Chateau Margaux» reichlich floss, soll Ernest Hemingway fortan die Tochter aus der Ehe seines Sohnes Hadley Margaux genannt haben. Tatsächlich spielte der Alkohol auch im Leben von Margaux Hemingway eine wichtige Rolle. Sie war eine wunderschöne große Frau, eines der erfolgreichsten Fotomodelle ihrer Zeit und stand nach dem Erfolg mit ihrer ersten Rolle in dem Film «Eine Frau sieht rot» vor einer steilen Karriere als Schauspielerin. Aber sie litt ebenso wie ihr Urgroßvater und Großvater an schweren Depressionen, die sie in Alkohol zu ertränken versuchte. Freunde berichten, dass sie schon zum Frühstück große Mengen Rotwein getrunken habe, «gegen meinen Feind, die Einsamkeit», wie sie sagte. Ihre Ehen scheiterten, die Studios zogen sich von ihr zurück. Sie begann Drogen zu nehmen und starb am gleichen Tag wie ihr Großvater Ernest, nur 35 Jahre später, durch Suizid.

Sechs Angehörige der Familie Hemingway nahmen sich das Leben, die viel beschworene «Todessehnsucht» lag wie ein «Fluch» auf der Familie. Aus der Perspektive des Wissenschaftlers ist dieser «Fluch» nichts anderes als eine starke genetische Belastung innerhalb der

Familie, die Neigung zu schweren Depressionen bei so vielen Familienmitgliedern war in ihrer Erbanlage verankert.

Veranlagung und äußere Einflüsse

Heute nimmt man an, dass sich die Neigung, Sucht- und Betäubungsmittel zu konsumieren, ebenfalls auf eine erbliche Komponente gründet. Abgesichert ist dies aber noch nicht. Fest steht hingegen die hohe Erblichkeit der manisch-depressiven Erkrankung. Nicht selten bleibt ein Mensch trotz des Vorliegens einer solchen Veranlagung gesund. Es besteht eine Art Fließgleichgewicht zwischen äußeren Einflüssen, die uns das Schicksal präsentiert, und der Veranlagung, die wir von unseren Vorfahren geerbt haben. Wenn diese Veranlagung besonders ausgeprägt ist, kann es auch ohne äußere Einflüsse zur Erkrankung kommen. Oft sind es aber schwere Belastungen und Traumata, gerade in der Jugend, durch die bei entsprechender Veranlagung der Depression der Weg gebahnt wird.

Dafür ist der schon erwähnte Caspar David Friedrich ein eindrucksvolles Beispiel. Ein anderes ist die britische Schriftstellerin Virginia Woolf. Sie entstammte einer wohlhabenden Familie, und in intellektueller Hinsicht gelang es ihr, sich von den Einschränkungen, die in der viktorianischen Epoche auf der Frau lasteten, zu distanzieren. Im täglichen Leben litt Virginia Woolf aber zeitlebens unter diesen Beschränkungen, lehnte sich dagegen auf und gilt heute noch als ein Idol der Frauenbewegung. Von einigen Biographen wird behauptet, sie sei als Kind von ihrem Halbbruder George sexuell missbraucht worden. Dies ist natürlich nie aktenkundig geworden, so dass es bei der Vermutung bleibt. Aus zahlreichen, gut fundierten Forschungsarbeiten können wir aber schließen, dass sexueller Missbrauch und auch körperliche Misshandlung in der Jugend sehr oft zu Depressionen in späteren Jahren führen. Bei Virginia Woolf ist die erste schwere depressive Episode nach dem Tod ihrer Mutter bereits im Alter von 13 Jahren dokumentiert. In der Folgezeit häuften sich die Todesfälle in der Familie. Als ihr Vater starb, erlitt Virginia Woolf im Alter von 22 Jahren bereits ihre zweite depressive Phase. Mit

31 Jahren beging Virginia Woolf während einer erneuten depressiven Phase ihren ersten Suizidversuch. Sie war zu diesem Zeitpunkt gerade ein Jahr, glücklich, wie sie immer wieder bestätigt, mit einem Schriftsteller verheiratet. Ihre Neigung zu zärtlichen Beziehungen zu Frauen soll seine Liebe zu Virginia nicht getrübt haben. Ihr großes literarisches Werk vollbrachte sie trotz immer wiederkehrender depressiver Episoden. Biographen fanden auch Hinweise auf manische Phasen, in denen sie außerordentlich produktiv war und zum Teil sehr intensiv die Nähe zu Frauen suchte. Mit 59 Jahren beging Virginia Woolf Suizid, indem sie sich ertränkte. Da sie eine gute Schwimmerin war und verhindern wollte, den Entschluss, aus dem Leben zu gehen, im letzten Moment doch noch rückgängig zu machen, beschwerte sie ihre Kleidung mit Steinen. In ihrem Abschiedsbrief an ihren Ehemann schreibt sie: «Alles, außer der Gewissheit Deiner Güte, hat mich verlassen. Ich kann Dein Leben nicht länger ruinieren. Ich glaube nicht, dass zwei Menschen glücklicher hätten sein können, als wir es gewesen sind.» Diese Einstellung finden wir bei Depressiven sehr oft. Ihnen nahestehende Menschen wollen sie von jeder Schuld freisprechen. Stattdessen steigern sie sich – bis zur wahnhaften Überzeugung – in ihr eigenes schuldhaftes Versagen hinein. Dies klingt auch bei Virginia Woolf an, wenn sie den selbst herbeigeführten Tod gleichsam zur letzten guten Tat für ihren Mann erklärt.

Auch eine Manager-Krankheit

In der Antike galt die Melancholie als Erkrankung, die besonders Kreativen und Erfolgreichen vorbehalten war. In den Vereinigten Staaten lebte vor etwa 15 Jahren dieser Gedanke in einem ganz anderen Gewand wieder auf: Die Depression, entweder in Gesellschaft mit manischen Episoden oder auch für sich alleine betrachtet, wurde als «CEO's disease», als Erkrankung von Vorstandsvorsitzenden, bezeichnet (CEO = Chief Executive Officer). Anlass für diesen Rekurs auf die Antike war, dass in den 1990er Jahren einige höchst erfolgreiche Geschäftsleute bekannt gaben, an Depression zu leiden. Darunter war auch der Medienmogul Ted Turner, bekannt als Präsident von Turner Broadcasting System, aus dem unter anderem der Sender CNN hervorgegangen ist. Ted Turners Vater war selbst bereits ein erfolgreicher Geschäftsmann gewesen, der alles darangesetzt hatte, seinen Sohn Ted streng zu erziehen. Er soll ihn als kleines Kind oft geschlagen haben. Der Vater, der ebenfalls an manischdepressiver Krankheit litt, beging Selbstmord, als sein Sohn gerade 25 Jahre alt war. In diesen jungen Jahren wurde Ted Turner Präsident des Unternehmens. Durch außerordentlich geschicktes Agieren, rastlose Aktivität und unbändige Energie stieg er zum dominierenden Mediengiganten in den USA auf. Nebenher war er Präsident des Baseball-Vereins seiner Heimatstadt Atlanta und gewann den America's Cup als Skipper mit seiner eigenen Yacht «Courageous». Der America's Cup gilt als das schwierigste, aber auch prestigereichste Bootsrennen der Welt. Ted Tuner ist durch seinen geschäftlichen Erfolg mehrfacher Milliardär und größter Grundbesitzer der Vereinigten Staaten. Er spendete den Vereinten Nationen vor Jahren eine Milliarde Dollar, verteilt auf zehn Jahre, zur Unterstützung humanitärer Aufgaben.

Ebenso rastlos und impulsiv, wie er in der Wahrnehmung seiner Geschäftsinteressen war, gestaltete sich auch sein Privatleben. Zahlreiche Beziehungen und vier beendete Ehen, zuletzt mit der Schauspielerin Jane Fonda, geben hiervon Zeugnis. Ted Turner hat nie einen Hehl daraus gemacht, genauso wie sein Vater an der manischdepressiven Krankheit zu leiden. Das, was er an Lebenskraft und an Aktivität während der depressiven Episoden verliere, hole er sich um ein Vielfaches während der manischen Phasen wieder zurück, meinte er. Außerdem nehme er täglich Medikamente, um die Entwicklung manischer und depressiver Episoden zu verhindern oder zumindest, wenn sie schon entstanden seien, ihr Ausmaß zu verringern.

Aus all diesen Beispielen wird eines deutlich: Die Depression ist eine Erkrankung, die nicht notwendigerweise die Entfaltung großen Talents, egal ob in der Kunst, im Sport, in der Politik oder im Wirtschaftsleben, verhindert. Der kurze Überblick zeigt aber auch, dass die Depression eine außerordentlich gefährliche, ja potentiell tödliche Erkrankung ist.

2 Auf die Mischung kommt es an

Ist die Depression aber überhaupt eine Krankheit? Oder sind depressive Verstimmungen lediglich das Ergebnis belastender Lebensumstände, die Reaktion auf ein Unglück? Große Untersuchungen, die feststellen sollten, wie häufig denn Depressionen in Europa und in den Vereinigten Staaten vorkommen, fanden Zahlen, die selbst Fachleute erstaunten: Demnach soll das Risiko, zumindest einmal im Leben an einer Depression zu erkranken, weltweit etwa 10 bis 15 Prozent betragen. Das hieße, mindestens jeder zehnte Mensch erleidet wenigstens einmal im Leben eine Depression, die so schwer ist, dass er sich von allen beruflichen und sozialen Aktivitäten zurückzieht, ja sogar medizinisch behandelt werden sollte. Solche epidemiologischen Untersuchungen sind auch früher schon durchgeführt worden. Beim Vergleich der Ergebnisse drängt sich die Vermutung auf, Depressionen würden immer häufiger. Ist Depression etwa eine Modekrankheit? Oder sind die heutigen Lebensbedingungen derart, dass sie zu Depressionen führen? Weiterhin zeigten diese vergleichenden Studien, dass der Beginn der depressiven Erkrankung heute bei immer jüngeren Menschen zu beobachten ist. Sind junge Menschen den Anforderungen der heutigen Lebensform nicht gewachsen, sind sie gar verweichlicht und müsste man sich nicht einfach zusammenreißen, wenn einen die Schwermut überkommt?

All diese Fragen, die immer wieder in der Öffentlichkeit, aber auch im Familienkreis gestellt werden, spiegeln das Unverständnis wider, das wir heute immer noch psychischen Erkrankungen, insbesondere der Depression, entgegenbringen.

Eine Erkrankung so alt wie die Menschheit

Ob Depressionen heute häufiger vorkommen als früher, können wir nicht mit Sicherheit beantworten. Diese Unklarheit hat zwei Ursachen: Die epidemiologischen Untersuchungsmethoden, mit deren Hilfe psychische Erkrankungen erfasst werden, haben sich immer wieder geändert und infolgedessen auch die Zahl der Menschen, bei denen eine Depression diagnostiziert wurde. Außerdem sind die Menschen in den westlichen Industrienationen heute eher bereit, über ihre Depression zu sprechen als etwa noch vor 50 oder 100 Jahren.

Eine Erkrankung der Neuzeit ist die Depression sicher nicht: Bereits im Alten Testament finden sich im Buch Hiob, das zwischen dem 5. und 3. Jahrhundert v. Chr. entstanden ist, alle Symptome, die wir auch heute zur Diagnose einer Depression heranziehen. Hiob war ein gottesfürchtiger, rechtschaffener und zugleich reicher Mann, der ohne eigenes Verschulden Besitz und Kinder, schließlich auch seine Gesundheit verliert. Dies könnte durchaus die schwere traurige Verstimmung begründen, die er so eindrucksvoll zum Ausdruck bringt. Die lang andauernden Beschwerden und auch ihre Schwere lassen aber das Vorliegen einer Depression vermuten. Zur Beschreibung seiner Gemütslage führt er aus: Ich bin der Mann, «dessen Weg verborgen ist, dem Gott den Pfad ringsum verzäunt hat» (Hiob 3,23). Dieses Gefühl der Ausweglosigkeit – typisch für Depressive – zeigt sich auch an anderer Stelle: «Ausgelöscht sei der Tag, an dem ich geboren bin, und die Nacht, da man sprach: Ein Knabe kam zur Welt. Jener Tag soll finster sein und Gott droben frage nicht nach ihm! Kein Glanz soll über ihm scheinen» (Hiob 3,3–4). Später wendet sich Hiobs Schicksal wieder, das Verlorene wird überreichlich erstattet und sein psychisches Befinden ist wieder gut. Nach biblischer Auslegung verdankt Hiob diese Wendung seiner Einsicht und Aussöhnung mit Gott.

Derartige Schwankungen des psychischen Befindens wurden in der Antike nicht als Geisteskrankheit im modernen Sinn verstanden, sondern als «Gemütsleiden» («passiones animi»), deren Entstehung im Sinne der Humoralpathologie interpretiert wurde. Diese hat ihren Ursprung in der im 5. Jahrhundert v. Chr. erstmals berichteten Definition der vier Grundelemente – Feuer, Wasser, Luft, Erde –, denen die vier primären Qualitäten (heiß, kalt, feucht, trocken) zugeordnet wurden. In einer späthippokratischen Schrift («De natura hominis») werden die Körpersäfte auf vier begrenzt und jeder einzelne mit zwei Grundqualitäten verbunden: Blut galt so als feucht und heiß, gelbe Galle als trocken und heiß, schwarze Galle (melancholia) als kalt und trocken und Schleim (phlegma) als kalt und feucht. Eine Verschiebung des natürlichen Gleichgewichts der Körpersäfte führt nach den Vorstellungen der Humoralpathologie zu Veränderungen körperlicher und geistiger Funktionen. Deren Auslenkungen erfuhren in der Antike bis in das Mittelalter hinein keine negativen Interpretationen. So wird in der Schrift «Problemata» (XXX 1), die Aristoteles zugeschrieben wird, möglicherweise aber von Theophrast von Eresos, einem Schüler des Aristoteles, verfasst wurde, eine Frage erörtert, die wir uns heute in dieser Art nicht mehr stellen würden: weshalb alle Männer von überragender Bedeutung, sei es auf dem Gebiet der Künste, der Dichtung, der Philosophie oder der Staatskunst, ja sogar Sokrates und Platon Melancholiker gewesen seien. In dieser frühen Schrift zur Humoralpathologie finden wir eine Beschreibung, die auf dem damaligen Kenntnisstand all das abbildet, was wir mittlerweile mit den Methoden der Naturwissenschaft als gesichertes Wissen erarbeitet haben: «So kann auch die schwarze Galle – die von Natur aus, und nicht nur oberflächlich betrachtet, kalt ist –, wenn sie sich in dem beschriebenen Zustand befindet, das heißt, wenn sie im Körper das rechte Maß überschreitet, Schlagflüsse, Lähmungen, Depressionen oder Angstzustände hervorrufen. Wird sie aber übermäßig erwärmt, bewirkt sie übersteigerte Hochgefühle und Sangesfreude, Ekstase und Aufbrechen von Wunden und anderes dergleichen» (Problemata XXX, 1). Aristoteles führt im gleichen Kapitel weiter aus, dass äußere Einflüsse allein, hier speziell die Nahrung, solche Krankheitsanfälle nicht auslösen können. «Unter denjenigen aber, die von Natur ein solches Temperament besitzen, zeigt sich sogleich große Mannigfaltigkeit von Charakteren, verschieden je nach Art der Mischung der Säfte.»

Übersetzt in die heutige Sprache der Wissenschaft wird in diesem Text gesagt, dass durch äußere Einflüsse biologische Veränderungen im Körper ausgelöst werden, die bei entsprechender Veranlagung zu Depression oder Manie führen können. Letztere ist eine Krankheitsform, die sich in gewisser Weise als Gegenstück zur Depression betrachten lässt. Typische Symptome sind extreme Leichtigkeit der Gefühle und des Gedankenflusses, Selbstüberschätzung bis zum Größenwahn, stark vermindertes Schlafbedürfnis, erhöhter Rededrang, Leichtsinn im Umgang mit Geld, sexuelle Ausschweifungen, Missbrauch von Alkohol und Drogen. Ähnliches beschreibt Aristoteles: «... diejenigen aber, die übermäßig viel warme Galle besitzen, sind geneigt, in Verzückung zu geraten oder sie sind besonders talentiert oder stark erotisch veranlagt oder leicht zu Zorn oder Begierde zu erregen, einige werden schwatzhafter» (Problemata XXX, 1). Die Veränderungen der «Körpersäfte» bei Patienten mit Depression oder Manie sind heute durch biochemische Forschungsergebnisse ebenso belegt wie die von Aristoteles hervorgehobene Veranlagung. Auf der Grundlage humangenetischer Untersuchungen hat man errechnet, dass die manisch-depressive Krankheit (auch bipolare Depression genannt) eine Erblichkeit von etwa 80 Prozent besitzt.

Die Systematik aus dem Corpus Hippocraticum bestimmte das abendländische ärztliche Denken mehr als zwei Jahrtausende, das heißt von 400 v. Chr. bis etwa 1800 n. Chr., wirkte also noch in die Epoche der Aufklärung hinein. Die genannten Merkmale wurden nicht getrennt voneinander betrachtet, vielmehr korrespondierten sie untereinander. Es kam den Ärzten der Antike auf die Mischung der Substanzen als Ausdruck einer Qualität an. Daher stellte es für die Medizin der Antike auch kein Problem dar, dass eine «organische» Störung «psychische Symptome» hervorrufen und umgekehrt starke Emotionen wie Angst, Glücksgefühle oder depressive Verstimmungen körperliche Veränderungen verursachen können. In beiden Richtungen – den durch körperliche Störungen ausge-

lösten psychischen Beschwerden ebenso wie den durch seelisches
Leid verursachten körperlichen Krankheiten – wirkten die hypothe-
tischen «Körpersäfte» als Vermittler.

Die verkannte Tradition der Antike

Bei dieser Betrachtung möchte man meinen, die Humoralpathologie der Antike habe die bis in die Neuzeit reichende Leib/Seele-Dis-
kussion bereits auf den richtigen Weg gebracht. Die Grundfrage des
Leib/Seele-Problems lautet, wie sich die psychischen Zustände (der
Geist, die Seele) zu den körperlichen (dem Gehirn, dem Leib) verhalten. Handelt es sich hier um grundsätzlich Verschiedenes oder
um ein und dasselbe? Der oft recht heftig geführte Gelehrtenstreit
über die dualistische oder monistische Betrachtung der Leib/Seele-
Thematik fand seinen Anfang bereits bei Platon, der im Sinne des
Dualismus argumentierte: Wenn die Seele den Tod des Körpers
überlebt, so muss sie etwas anderes sein als reine Materie.
    Die neuzeitliche Formulierung dieser Thematik stammt aus dem
17. Jahrhundert. René Descartes, der französische Naturgelehrte
und Philosoph, konnte sich vorstellen, dass Geist ohne Materie existiere, und daher müssten Geist und Materie auch etwas Verschiedenes sein. Er unterschied zwei Substanzen – *res cogitans* und *res
extensa*. Seine Schlussfolgerung: «Aus dem Zweifel meiner Existenz
folgt, dass ich bin.» «Cogito ergo sum» – «Ich denke, also bin ich» –
ist wohl einer der berühmtesten Sätze der Philosophiegeschichte.
Da Geist und Körper aber in Wechselwirkung stehen und sich gegenseitig günstig oder ungünstig beeinflussen, muss es einen Be-
rührungsort geben. Descartes schlug vor, dass dies die Zirbeldrüse
sei. In dieser Hirnstruktur, so vermutete er, sei die nichtphysische
Seele eingeschlossen. Die Vorstellung von einem quasi mechanisch
arbeitenden Organismus, durch den der Geistesstoff wie «der Wind
durch Orgelpfeifen» zieht, erinnert an eine Metapher aus der Com-
puterwelt. Hier spricht man ja – ganz konform mit der cartesianischen
Vorstellung – von Hardware und Software als voneinander unabhängigen Systemen. Der Geist wäre in dieser Analogie das Softwarepro-

gramm, das im Körper, dem Computer, eigenständige Funktionen ausübt. Inzwischen ist akzeptiert, dass der menschliche Geist nicht aus einem körperlosen «Cogitatum» besteht, das vom Körper unabhängig wirkt. Vielmehr ist er nach Auffassung der heutigen Wissenschaft nur eine der Entfaltungsmöglichkeiten des gesamten Organismus. Das Gehirn als zentrale Schaltstation, die alle Informationen aus der Außenwelt aufgreift, arbeitet nicht körperlos, sondern ist selbst ein Teil des Körpers. Auch steht das Gehirn mit allen anderen Organen in Wechselwirkung. Besonders eindrucksvoll ist dies bei der Wahrnehmung des Schmerzes. Treten wir mit dem Fuß etwa auf einen Reißnagel, dann nehmen wir diesen Schmerz nicht im Fuß, sondern in einer Repräsentation des Fußes in unserem Gehirn wahr. Wie wir vom Phantomschmerz wissen, können wir auch dann noch Schmerz in einem Glied empfinden, wenn es abgetrennt ist.

Bei kritischer Betrachtung und unter Berücksichtigung des heutigen Wissens ist die von Descartes vertretene Spaltung von Geist und Körper gegenüber der Antike ein schwerer Rückschlag für die Erforschung der Ursachen psychischer Erkrankungen gewesen. Hiervon hat sich die Wissenschaft, aber auch die klinische Arbeit bis heute noch nicht überall vollständig erholt.

Bereits in der Antike war bekannt, dass der Übergang von einer der Kreativität förderlichen, leichten Verschiebung der Körpersäfte bis hin zu schweren Ausfallserscheinungen fließend ist. Damit sind wir bei dem Ausgangsproblem – wann ist die gehobene oder gedrückte Stimmung eine persönliche Eigenart, das Temperament, und wann muss man von einer Krankheit sprechen? Den Übergang zur Temperamentsentgleisung beschreibt Hippokrates am Beispiel einer Patientin: «Sie war ständig von Benommenheit begleitet, ferner von Appetitlosigkeit, Mutlosigkeit, Schlaflosigkeit, Anfällen von Zorn und Unbehagen» (Epidemien III, 17). An anderer Stelle führt Hippokrates aus: «Wenn Furchtgefühl und Traurigkeit lange anhalten, haben wir das Krankheitsbild ‹Melancholie› vor uns.» Bereits hier ist das wesentliche Kriterium, das wir zur Differenzierung zwischen Temperament, trauriger Verstimmung und Depression heranziehen, ausgesprochen: Es kommt auf die Zeitdauer an, über die sich eine solche Gemütsveränderung erstreckt. Nach dem schmerzlichen Verlust von Familienangehörigen, Vermögen und schließlich der Gesundheit, wie es im Buche Hiob beschrieben ist, kann es durchaus zu einer schweren Trauerreaktion kommen. Die Tiefe und inhaltliche Angemessenheit, aber vor allem ihre Dauer bilden auch heute wichtige Unterscheidungsmerkmale, die zur Diagnosestellung herangezogen werden. Dass hier immer auch die subjektive Deutung des Mediziners mit einfließt, ist eine der vielen Schwachstellen, von der sich die psychiatrische Diagnostik bis zum heutigen Tage nicht hat lösen können. Wenn den Humoralpathologen der Antike bioanalytische Messmethoden zugänglich gewesen wären, hätten sie sicher alles darangesetzt, die verschiedenen Körpersäfte hinsichtlich ihrer chemischen Beschaffenheit zu analysieren! Vor allem hätten sie ihre mengenmäßige Verteilung in den verschiedenen Gemütszuständen bestimmt und studiert, wie die vier Säfte – Blut, Schleim, Galle, Schwarzgalle – gemischt sein müssen, damit wir gesund und vor Temperamentsentgleisungen geschützt bleiben.

Der um 80 n. Chr. geborne Aretaios von Kappadokien (eine Landschaft in der heutigen Türkei) ist vor allem durch seine Beschreibung der Zuckerkrankheit bekannt geworden. Er verglich den «Durchfluss» – *diabainein* («durchfließen») – von Flüssigkeit durch den Körper, erkennbar durch den großen Durst und die Harnmenge der Erkrankten, mit einem Weinheber. Daraus wurde der Begriff Diabetes. In seinem Werk «Über Ursachen und Symptome akuter und chronischer Krankheiten» beschreibt er auch Patienten, die manisch-depressiv waren: Er grenzt zunächst die «Schwatzhaftigkeit» als Erscheinung des «kindischen Alters» vom eigentlichen «Wahnsinn» ab, der wiederum in zwei Erscheinungsformen auftritt, nämlich als Melancholie und als Manie. Besonders bemerkenswert im Werk des Aretaios ist, wie er den Begriff der Manie als Gegensatz zu dem der Depression präzisiert und auch den Wechsel zwischen depressiven und manischen Zuständen explizit formuliert. Die immerhin vor 2000 Jahren unternommene Beschreibung manischer Symptome durch Aretaios ist heute noch gültig und findet sich, in moderne Sprache übersetzt, in den Lehrbüchern: «Wenn der Wahnsinn (damit meint Aretaios die manisch-depressive Krankheit) als Hitzigkeit auftritt, lachen die Kranken, scherzen, tanzen Tag und Nacht, auch öffentlich auf dem Markt, zuweilen auch bekränzt wie Sieger nach dem Wettkampf. Diese Form ist für die Umgebung noch erträglich. Andere haben in diesem Wahnsinn aber Wutanfälle, solche haben schon Kleider gerissen, ihre Sklaven getötet ...» Ferner führt Aretaios die maßlose Völlerei sowie den Hang zur Trunkenheit als Leitsymptome der Manie auf und stellt ihnen diejenigen der Depression gegenüber.

In dieser Deutlichkeit wurde die zyklische Form der Erkrankung erst wieder vom deutschen Psychiater Wilhelm Griesinger im 19. Jahrhundert und von zwei französischen Psychiatern, Jean-Pierre Falret (1845), der von der «folie circulaire» sprach, und Jules Gabriel-François Baillarger (1854), der den Begriff «folie à doubles formes» prägte, formuliert.

Besonders eindrucksvoll ist die Art und Weise, wie der vor allem im alten Rom als Hofarzt des römischen Kaisers Marc Aurel tätige Galen im 2. Jahrhundert n. Chr. die Humoralpathologie untermauert. Für diesen aus Pergamon (heute Bergama, Türkei) stammenden Gelehrten waren Erkrankungen wie Depression solche des Gehirns: «Die Geisteskrankheit konstituiert sich im ganzen Kopf.» Galen verfügte über beachtliche Kenntnisse des Nervensystems. Basierend auf der Humoralpathologie unterschied er drei Formen der Melancholie: Aufgrund von Magenentzündungen komme es wegen des dicken Blutes und der Schwarzgalligkeit zu rauchigen Ausdünstungen, die das Gehirn beeinflussen. So entstünden vor allem hypochondrische Beschwerden und Angstsymptome. Ferner gebe es eine konstitutionelle Form, bei der eine Krankheitsneigung aufgrund von «Schwarzgalligkeit» bestünde. Liege eine solche Veranlagung vor, dann können durch äußere Einwirkungen die Krankheitssymptome sichtbar werden. Schließlich gebe es eine Form der Melancholie, bei der es sich um eine primäre Erkrankung des Gehirns handele. Dabei bleibe die Anreicherung des «melancholischen Saftes» – die «Schwarzgalligkeit» – auf das Gehirn beschränkt. Nach Galens

Hypothesen konnten der Erkrankung Melancholie also unterschiedliche Kausalmechanismen zugrunde liegen. In der Sprache der modernen Forschung bedeutet dies, dass ein und dasselbe Erscheinungsbild durch ganz unterschiedliche Mechanismen entstanden sein kann. Wie richtig diese Einsicht ist, haben Forschungsergebnisse der letzten Jahrzehnte belegt. Wir zählen die Depression zu den sogenannten komplexen Erkrankungen, denen unterschiedliche, geringfügige Veränderungen auf verschiedenen, nicht bei allen Patienten identischen Genen zugrunde liegen. Darüber hinaus kann die durch äußere Reize ausgelöste Aktivierung von Genen durch lebensgeschichtliche Ereignisse, die sich chemisch auf unserer Erbsubstanz niedergeschlagen haben, modifiziert werden. In ihrer Gesamtheit führen diese Einflüsse schließlich zu unterschiedlicher Mischung der «Säfte», die wir heute natürlich viel differenzierter durch biochemische Prozesse charakterisieren. Galen war eine die Zeiten überdauernde Autorität, sein philosophisch abgesichertes Werk, vor allem seine Fassung der Humoralpathologie, hatte als Krankheitskonzept bis in das 19. Jahrhundert Bestand. Noch heute verwenden wir seinen Namen in der Lehre von der Zubereitung der Arzneimittel, der Galenik.

Diese sehr stoffliche Sicht auf die Ursache der Gemütserkrankungen stellte eine Lehrmeinung dar, die mit den Ergebnissen der aktuellen Forschung in Einklang steht. Heute sind wir in der Lage, chemisch und molekularbiologisch zu erfassen, wie genetische und biographische Ereignisse auf die «Körpersäfte» einwirken, um «Gemütsentgleisungen» auszulösen. Das Konzept einer systemischen Betrachtung, bei der Veränderungen in unserem Körpergewebe eine Vielzahl unterschiedlicher Symptome einschließlich denen einer Depression oder einer Manie hervorrufen können, blieb nicht auf die griechisch-römische Antike beschränkt. In der Zeit der Völkerwanderung wurde die medizinische Lehre der Antike zunächst in den byzantinisch-persisch-syrischen Raum getragen. Die arabischen «Arztphilosophen» haben die Arbeiten der Griechen weiterentwickelt. Sie vertraten den Standpunkt, dass die Wissenschaft nicht im abstrakten Denken lebendig sei, sondern erst im kultivierenden

Handeln. Die Übersetzung der spätgriechischen Lehre ins Arabische gelangte über Nordafrika nach Spanien und Süditalien. Die sogenannte west-östliche Mischschule entstand im 11. Jahrhundert n. Chr. in Sizilien und Süditalien. Ihr bedeutendster Vertreter war Constantinus Africanus, dessen Monographie über Melancholie für das Abendland maßgeblich war. Gegenüber der spätgriechischen Lehre war der Ansatz dieses Gelehrten wesentlich pragmatischer. Die aus der früharabischen Medizin über Italien und Spanien rücküberlieferten Schriften legten weniger Wert auf vertieftes psychologisches Verständnis oder auf die Verfeinerung der Begriffe und ihre Differenzierung voneinander. Vielmehr ging es um ihre Anwendbarkeit. Vor allem die therapeutischen Konsequenzen wurden nun betont. Man suchte nach Medikamenten, diätetischen Maßnahmen und probierte auch das Öffnen von Blutgefäßen aus. Hinter dem Aderlass stand die Idee, dass dadurch die Neusynthese der Körpersäfte angeregt und auf diesem Weg wieder ein günstigeres Gleichgewicht zwischen ihnen hergestellt würde.

Wohl eines der faszinierendsten Werke über die Depression ist «Die Anatomie der Melancholie» von Robert Burton, einem anglikanischen Geistlichen und Gelehrten des 17. Jahrhunderts. In seinem außerordentlich umfangreichen Werk beschreibt er das Lebensgefühl Melancholie, ihre Geschichte, Ursache und Heilmöglichkeiten. Es ist ein typisches Werk der Gelehrsamkeit der späten Renaissance, das alles, was man über die Melancholie oder Depression wusste, zusammentrug. Nach seiner Wiederauflage im Jahr 2001 schrieb ein bekannter englischer Literaturhistoriker: «The book that ends all books.» In seiner Abhandlung stellt Burton fest, dass es unzählige Gründe für die Schwermut gebe, von der astrologischen Konstellation bis hin zu sämtlichen Leidenschaften. Burton ist Pessimist, die Melancholie ist ihm die «Quintessenz des menschlichen Missgeschicks». Im Vergleich zur Melancholie sei jede andere Erkrankung nur ein «Flohbiss». Für den an Depression Leidenden ist die akute Situation weitaus belastender als das Ertragen und Überwinden anderer Erkrankungen, die er früher einmal hatte – eine Ansicht, die jeder klinisch tätige Psychiater von seinen Patienten kennt. Seine negative Sicht der Dinge drückte Burton so aus: «Wir begehren mit jeder Faser unseres Herzens und werden doch einer Sache überdrüssig, kaum dass wir sie besitzen. So zerfallen uns die besten Tage, indem wir zwischen Hoffnung und Furcht hin und her pendeln ... Eher könnte man das Gewicht von Blei, die Hitze von Feuer, die Nässe von Wasser und die Leuchtkraft von der Sonne trennen, als das Elend, den Missmut, die Sorge, Not und das Gefährdetsein vom Menschen.»

Burton ging es um die Philosophie des Weltelends. Dass sein Werk eines der beliebtesten Bücher des 17. Jahrhunderts wurde, unterstreicht, wie viele Menschen sich hier angesprochen fühlten. «Ich habe über die Melancholie geschrieben, um sie mir mit dieser Unternehmung vom Leibe zu halten.» Christlicher Tradition folgend zählte er, der Geistliche, die Melancholie zu den sieben Todsünden. Vom Leibe halten konnte er sie sich nicht und erkrankte selbst daran. Er rechtfertigte die Verzweiflung als einzig vernünftige Reaktion auf die unausrottbare Unvernunft der Menschheit. Seine Philosophie gipfelte in dem Satz, dass «es das beste ist, nie geboren zu sein, und am zweitbesten, schnell wieder zu verschwinden». Da er selbst in einem Horoskop seinen Todestag vorausgesagt hatte, verstummten die Gerüchte nicht, er habe Selbstmord begangen. Wahrscheinlich litt Burton unter der manisch-depressiven Krankheit. Biographische Hinweise darauf, dass er sich vorübergehend in manischer Hochstimmung befand, in der er genügend Antrieb zur Abfassung seines äußerst umfangreichen Werkes hatte, und dann wieder in melancholische Lähmung verfiel, lassen dies vermuten.

Selbst wenn wir feststellen, dass Burton sich intensiv mit sich selbst und seiner Depression auseinandersetzte, enthält sein Werk doch Gedanken, die bis heute nicht an Gültigkeit verloren haben: So glaubte er, dass «melancholische Materie» existiere, obwohl die medizinische Lehrmeinung zu ihrer Entstehung und Zusammensetzung äußerst uneinheitlich sei. Wenngleich das wissenschaftliche Niveau heute ein anderes ist, hat sich 400 Jahre nach dieser Äußerung Robert Burtons in der Wissenschaft grundsätzlich nichts geändert. Noch immer wissen wir Forscher nicht, in welcher Beziehung die vielen Laborbefunde, die wir bei der Untersuchung depressiver Patienten erheben und die sich von denen psychisch Gesunder unterscheiden, zur Ursache der Depression stehen. Burton diskutierte, ob nur das Gehirn oder der ganze Körper betroffen sei. Diese Frage stellte er sich, da er beobachten konnte, dass Melancholiker neben ihren von ihm eindrucksvoll beschriebenen Beschwerden auch körperliche Symptome wie Magerkeit (wohl aufgrund von Appetitmangel), Ohrensausen, Schwindelgefühl, Schlafstörungen, Angsttraumen, Frösteln, Herzklopfen und Verstopfung hatten. Melancholiker wirkten auf ihn schwerfällig, träge und unkonzentriert. Im Grunde hätten sie jedoch einen «wachen Verstand», eine gute Auffassungsgabe und ihr Gedächtnis sei ebenfalls gut. Die starke Vereinnahmung des Patienten durch seine depressive Stimmung und die negative Interpretation aller Wahrnehmungen führt tatsächlich – wie Burton richtig beschreibt – zur Einschränkung der Aufmerksamkeit. Oft wird dies durch die ebenfalls von ihm beobachteten Schlafstörungen noch erheblich verstärkt.

Alles ist Biologie

Als ich mich für die psychiatrische Depressionsforschung entschied, hatte ich zunächst Mühe, den auch in den 1980er Jahren immer noch heftig geführten Streit zwischen den verschiedenen Schulen zu verstehen. Dies lag zum einen daran, dass ich als gelernter Chemiker sowieso einer recht stofflichen Sichtweise der Entstehung von Geisteskrankheiten nahestand. Wie sollte sich denn die Trennung von Geist und Körper sinnvoll aufrechterhalten lassen, wenn man den Geist mit kleinen chemischen Molekülen so nachhaltig beeinflussen kann? Letztendlich setzen die Ärzte ja Pharmaka ein, um seelische Erkrankungen zu heilen. Auch die Beeinflussung des Geistes durch chemische Substanzen, z. B. Alkohol, gab schon Aristoteles ausgiebig Anlass zu Überlegungen, wie Stoffe auf den Geist einwirken können: «Wenn in großer Menge genossen, versetzt er offensichtlich Menschen in solche Zustände, wie wir sie bei den Melancholikern finden, und ruft bei den Trinkenden die verschiedensten Charakterzüge hervor, indem er sie z.B. jähzornig, menschenfeindlich, rührselig oder draufgängerisch macht.» An anderer Stelle finden wir bei Aristoteles die Beobachtung: «denn so wie der eine in diesem Augenblick der Trunkenheit ist, so ist ein anderer von Natur: der eine geschwätzig, der andere erregbar, der dritte stets den Tränen nahe – denn auch in diesem Zustand bringt der Wein den Menschen». Dabei zitierte er den griechischen Dichter Homer: «Und sie sah, dass ich in Tränen schwimme, weil mir der Sinn vom Wein beschwert ist» (Odyssee XIX, 122).

Die Feststellung, dass Bewusstsein, geistige Fähigkeiten und auch Emotionen äußerst komplexen Prozessen unseres Gehirns entspringen, denen letzten Endes biologische Prozesse zugrunde liegen, ist bis zum heutigen Tag immerfort Gegenstand der Auseinandersetzung und der Rechtfertigung. Das Gleiche gilt für psychische Erkrankungen. Hier manifestieren sich subtile biochemische Veränderungen in den Zellen unseres Gehirns und den daraus aufgebauten Schaltkreisen als Depression, Manie, Wahnideen, Halluzinationen – kurz als Störungen, die man früher als Geisteskrankheiten bezeichnet hat. Dass all diese Auslenkungen der Gehirnfunktion durch chemische Substanzen ausgelöst werden können, hat bereits die Ärzte der Antike darin bestärkt, dass sich der Geist nicht vom Körper und seinen Organen getrennt betrachten lässt. Seit der Entdeckung von Arzneimitteln, die zur Heilung psychischer Leiden herangezogen werden können, sollte die Diskussion um den Leib/Seele-Dualismus eigentlich abgeschlossen sein. In zahlreichen alternativ-medizinischen Zirkeln allerdings leben viele wissenschaftlich unhaltbare Anschauungen weiter, und dies nicht zuletzt zum Nachteil der Patienten. Bis heute haben sich aber auch viele Mediziner von der Leib/Seele-Problematik nicht vollständig lösen können. So findet man nicht selten bei Störungen einzelner Körperfunktionen wie denen des Magen-Darm-Traktes, des Gleichgewichtsorgans, aber auch bei Asthma und Herzbeschwerden als Ursachenerklärung den Hinweis, sie seien *psychogen*. Dies ist vor allem immer dann der Fall, wenn sich mit den heute zugänglichen Untersuchungsmethoden im Labor keine objektiv belegbaren Krankheitszeichen finden lassen. Nicht immer herrscht Klarheit darüber, dass psychogen eben auch nur organisch, d. h. biologisch sein kann, allerdings so verborgen, dass wir es mit unseren heutigen Mitteln nicht erkennen können. Ein besonders eindrucksvolles Beispiel hierfür ist das Magengeschwür, das lange Zeit als klassische psychosomatische Erkrankung galt. Typischerweise, so die tiefenpsychologische Deutung, hatte der Patient «seine Probleme in sich hineingefressen», anstatt sich offen mit ihnen auseinanderzusetzen. Hierdurch und darüber hinaus noch durch Stress verstärkt, käme es zur Übersäuerung und Geschwürbildung. Heute weiß man, dass abgesehen von einigen die Magenschleimhaut angreifenden Medikamenten diese Krankheit von einem Bakterium, dem Helicobacter pylori, verursacht wird. Die beiden australischen Forscher Barry Marshall und Robin Warren wiesen nämlich nach, dass hierdurch 80 Prozent aller Magengeschwüre hervorgerufen werden und sie durch gezielte Antibiotikabehandlung geheilt werden können. Im Jahr 2005 erhielten sie für diese Entdeckung den Nobelpreis für Medizin und Physiologie. Kein gutes Jahr für die Psychoanalyse!

Noch heute muss ich immer mal wieder meine jungen Mitarbeiter daran erinnern, im Rahmen der Untersuchung eines Patienten mit Depression oder anderen psychischen Erkrankungen doch bitte Formulierungen wie «organisch hat der Patient nichts» zu vermeiden. Obligatorisch muss sich die Kollegin oder der Kollege dann die Frage gefallen lassen, ob denn das Gehirn, der Sitz der Depression, kein Organ sei. Zum Vorwurf kann ich ihnen die Unterscheidung *psychogen* versus *organisch* nicht machen, wird doch diese Trennung nach wie vor in der Universitätsmedizin gelehrt. Dabei hat sich bereits im 19. Jahrhundert der Widerspruch zwischen «Psychikern» und «Somatikern» aufgelöst, als Wilhelm Griesinger, einer der Begründer der modernen wissenschaftlichen Psychiatrie, um 1850 feststellte, Geisteskrankheiten seien Gehirnerkrankungen. Griesinger forderte, psychisch Kranke wie andere Kranke anzusehen und ärztlich zu behandeln. Zur Begründung diente ihm das Argument, Geisteskrankheiten seien «hirnbedingt».

Ein typisches Beispiel, wie sehr zu Beginn meiner Psychiaterlaufbahn die dualistische «Körper/Geist»- oder «Leib/Seele»-Betrachtung den klinischen Alltag prägte, waren die beiden Hauptdiagnosen für Depression, bei der man die neurotische von der endogenen Depression unterschied. Bei der neurotischen Form der Depression hatte ein in früherer Jugend stattgefundenes oder aber auch ein noch nicht so lange zurückliegendes, besonders belastendes Ereignis, das unverarbeitet geblieben war, zu einer Veränderung von Befinden und Verhalten geführt. Zu den typischen Merkmalen dieser Erkrankung gehören traurige Verstimmung, fehlender Antrieb, die Abwesenheit von positiven Zielen und Selbstvorwürfe. Typisch für Patienten mit depressiver Neurose ist außerdem übermäßiges Streben nach Zuneigung. Bleiben diese Zuwendungen vorenthalten, reagieren diese Patienten gekränkt und ihre depressive Symptomatik verschlechtert sich. Menschen, die an einer solchen Erkrankung leiden, so die damalige Lehrmeinung, sollten mit Psychotherapie, zumeist einer Psychoanalyse, behandelt werden. Die sogenannte endogene («von innen kommende») Depression dagegen entstehe zumeist durch erblich bedingte Stoffwechselprozesse im Gehirn, sei also im Gegensatz zur psychologisch erklärbaren Neurose auf biologische Prozesse zurückzuführen. Diese Form der Depression sei nun, weil biologisch oder stofflich verursacht, nicht mit psychologischen, sondern mit biologischen Methoden zu behandeln. Hierzu zählen in erster Linie Medikamente vom Typ der sogenannten Antidepressiva.

Von einer Diagnose erwartet man in der Medizin eine Entscheidungshilfe für die Wahl der geeigneten Behandlungsform und für die Abschätzung des Krankheitsverlaufs, die Prognose. Nachdem sich in großen Studien die Zweiteilung in neurotische und endogene Depression weder für die Therapie noch für die Prognose als sinnvoll erwiesen hatte, ist diese Aufteilung aufgegeben worden. Es gab fortan viele Initiativen in Europa und den Vereinigten Staaten, den diagnostischen Prozess zu vereinheitlichen. Eine Verbesserung der Diagnosen ist dadurch weder durch die Schulen in Europa und den USA noch durch die Mustervorgaben der Weltgesundheitsorganisation erreicht worden. Ihr einziges Verdienst ist die durch standardisierte Interviews erfolgende Befunderhebung, durch die sichergestellt wird, dass die an verschiedenen Kliniken untersuchten Patienten miteinander vergleichbar sind. Aber die Identität psychischer Symptome in noch so vielen Details garantiert keinesfalls eine Identität der zugrunde liegenden Mechanismen.

Wegen der Unkenntnis der Erkrankungsursachen und weil uns objektive Labormethoden fehlen, steht die Diagnose – dieses so wichtige Ordnungsprinzip der Medizin – in der Psychiatrie auf tönernen Füßen. Die Mechanismen, die zur Entstehung psychischer Erkrankungen führen, sind derart kompliziert, dass wir erst seit kurzem hoffen dürfen, mit modernen Methoden der Biologie und anderer Naturwissenschaften ihre Entstehung zu entdecken. Dennoch sind die Forschungsergebnisse der vergangenen Jahre, vor allem in der Genetik, aber auch in standardisierten Laboruntersuchungen, durchaus vielversprechend. Es wird aber noch lange dauern, bis diese neuen Erkenntnisse den Weg aus der klinischen Forschung in die klinische Praxis und vor allem in die offiziellen Diagnostik-Handbücher gefunden haben. In unserem Gehirn befinden sich Milliarden unterschiedlicher Zellen; diese in ihrer Funktion sowohl im Zellinneren als auch in ihrer Wechselwirkung untereinander zu begreifen, ist eine Aufgabe, der gegenüber das Verständnis des Weltalls auch nicht schwerer zu sein scheint.

Kurzer Exkurs über die Komplexität unseres Gehirns

Das Gehirn, in dem psychisches Befinden, unser Verhalten, ja alle Körperfunktionen gesteuert werden, macht mit seinen gerade 1,3 kg Gewicht nur etwa 1,5 Prozent unseres gesamten Körpergewichts aus; dennoch müssen etwa 20 Prozent unseres gesamten Blutvolumens, das je nach Körpergröße 4 bis 6 Liter beträgt, also etwa 0,8 bis 1,2 Liter pro Minute, durch die feinen Gefäße unseres Gehirns fließen, damit genügend Sauerstoff zur Verfügung gestellt werden kann. Dabei konsumiert das Gehirn fast die Hälfte der in das Blut freigesetzten Glukose, den Blutzucker. Das Gehirn selbst kann keine Energievorräte anlegen, deswegen ist es gegenüber Sauerstoff- oder Blutzuckermangel ganz besonders empfindlich. Das menschliche Gehirn ist dasjenige Organ, in dem bereits bei diskreten biochemischen

Veränderungen auch psychische Erkrankungen auftreten können. Mittlerweile hat man einige Hirnareale identifiziert, die für Störungen im Befinden und Verhalten, etwa der Depression, besonders wichtig erscheinen. Dies darf uns aber nicht darüber hinwegtäuschen, dass es vor allem zahlreiche, die einzelnen Hirnareale überschreitende Netzwerke sind, in denen sich die Aktivität vieler Millionen Nervenzellen ausbreitet. Wenn diese Signalwirkungen zwischen und innerhalb der Gehirnzellen fehlgesteuert sind, kommt es zu Störungen in diesen Nervenzellkreisläufen und infolgedessen zu psychischen Symptomen.

Ein paar Zahlen können erläutern, wie komplex diese Schaltkreise aufgebaut sind: Man schätzt heute, das Gehirn besteht aus rund 1000 Milliarden (d. h. 1 Billion) Nervenzellen, von deren Zellkörper, auch Soma genannt, viele kleine Fasern, die sogenannten Dendriten, ausgehen. Sie können mit hunderttausend anderen Fasern benachbarter Nervenzellen in Kontakt stehen und Signale wie eine Antenne aufnehmen. Von der Nervenzelle entspringen auch Fasern, die länger als die Dendriten sind und denen bei der Signalweiterleitung eine besonders wichtige Rolle zukommt. Sie heißen Axone und münden in Synapsen. So nennt man das Ende dieser mit besonderen Funktionen ausgestatteten Nervenfasern. Der synaptischen Endigung der einen Nervenzelle steht in sehr geringem Abstand von nur 20 Nanometern die entsprechende synaptische Endigung an einem Dendriten der benachbarten Nervenzelle gegenüber. Man stelle sich vor, wie klein der Abstand ist: ein Nanometer ist das Millionstel eines Millimeters.

Die Aufgabe, das Signal aus der einen Nervenzelle an die benachbarte weiterzugeben, übernehmen chemische Boten, sogenannte Neurotransmitter. Das geschieht so: Aus der synaptischen Endigung einer Nervenzelle wird z. B. der Neurotransmitter Serotonin in den synaptischen Spalt freigesetzt. Ist der Neurotransmitter in diesem etwa 20 Nanometer breiten Spalt angekommen, hat er zwei Möglichkeiten: Entweder er verschwindet wieder dorthin, wo er hergekommen ist, nämlich in die synaptische Endigung des Axons, aus dem er herauskam, oder er durchquert den synaptischen Spalt

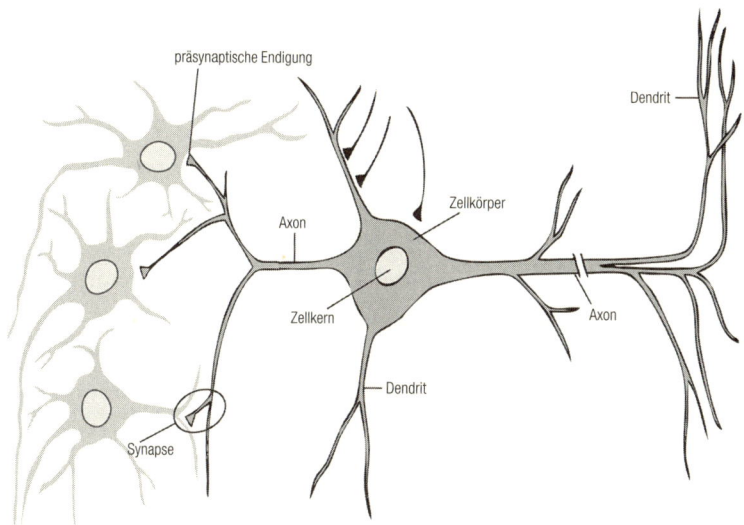

präsynaptische Endigung

Dendrit

Axon

Zellkörper

Zellkern

Axon

Dendrit

Synapse

Schema einer Nervenzelle, in der Information in Form elektrischer Ladungsunterschiede von den Dendriten (Nervenzellfortsätzen) aufgenommen, über die Axone jener Zellkörper weitergeleitet und von dort via Axon und Synapsen an die benachbarten Zellen weitergegeben wird. Zur Weiterleitung der Information von einer Nervenzelle zur nächsten werden chemische Botenstoffe, sogenannte Neurotransmitter, benötigt, die aus der präsynaptischen Endigung freigesetzt werden und an den postsynaptischen Endigungen an Proteine (Eiweiße), sogenannte Rezeptoren, binden. Durch diese Bindung werden chemische und elektrische Signale an die Nachbarzelle weitergegeben.

und bindet an einer hierfür spezialisierten Struktur der benachbarten synaptischen Endigung. Diese Strukturen, die in hochspezialisierter Weise Neurotransmitter binden können, heißen Rezeptoren. Werden diese durch einen Neurotransmitter, z. B. Serotonin, aktiviert, setzen sie in der Nervenzelle eine ganze Kaskade von biochemischen Prozessen in Gang. Hierdurch werden im Zellkern Gene aktiviert und neue Eiweißmoleküle und andere Substanzen synthetisiert. Diese Substanzen wandern dann entlang dem Axon wieder in die dazugehörige Synapse, um den gleichen Vorgang, allerdings eine Nervenzelle weiter, zu wiederholen. Bedenken wir, dass jede der geschätzten 1000 Milliarden Nervenzellen ihrerseits durch etwa 1000 Synapsen mit anderen Nervenzellen verknüpft ist, haben wir

es mit 1000 Billionen Synapsen zu tun, die Signale weiterleiten können. In einem Kubikmillimeter unseres Gehirns befinden sich schätzungsweise 100 Millionen Synapsen. Es kommt hinzu, dass nicht
nur Nervenzellen für die Signalweiterleitung und die Aufrechterhaltung der gerade für die Gedächtnisbildung so wichtigen Plastizität
unseres Gehirns zuständig sind, sondern auch die sogenannten Gliazellen. Man schätzt heute, dass dieser Zelltyp etwa 70–80 Prozent
aller Hirnzellen repräsentiert und damit wesentlich häufiger vorzu-
finden ist als die Nervenzellen. Diese Gliazellen sind nicht nur für
die Ernährung der Nervenzellen zuständig, sondern es kommt ihnen auch eine wichtige Rolle bei der Aufrechterhaltung von neuro-
nalen Schaltkreisen zu. Außerdem sind sie von zentraler Bedeutung
für die Blut-Hirn-Schranke und vielleicht auch für die Depressionsentstehung. Aber hiervon später.

Enorme Unterstützung hat die Hirnforschung durch die sogenannten bildgebenden Verfahren erhalten. An erster Stelle ist hier
eine Methode zu nennen, die es gestattet, auf dem Umweg über den
Glukoseverbrauch, das heißt den Verbrauch von Zucker, Einblick in
die Hirnaktivität zu gewinnen. Das Gehirn deckt seinen Energiebe-
darf ausschließlich, indem es den vielen winzig kleinen Blutgefäßen,
die durch das Gehirn transportiert werden, Glukose entnimmt. Der
Glukoseverbrauch kann in einem sogenannten Magnetresonanz-
tomographen, im Klinikjargon «Kernspin» genannt, gemessen werden. Und da eine so große Menge Blut in kurzer Zeit durch das
Gehirn transportiert wird, erstaunt es nicht, dass sich selbst kleine
Veränderungen im Glukoseverbrauch rasch nachweisen lassen.

Es gibt eine außerordentlich große Zahl ganz unterschiedlicher
Versuche, die zeigen, wie bestimmte Hirnregionen durch positive und
wieder andere durch negative Emotionen aktiviert oder deaktiviert
werden. Dies wird jeweils durch die Messung des regionalen Gluko-
severbrauchs sichtbar. Kein anderes Fachgebiet der Hirnforschung
hat in den letzten Jahren eine solche Aufmerksamkeit nicht nur in
Fachkreisen, sondern auch in den öffentlichen Medien erreicht wie
diese Messmethodik. Fast jeden Monat findet sich in einem wissenschaftlichen Spitzenjournal eine Arbeit, die über Aktivitätsänderungen

bestimmter Hirnregionen bei der Lösung einer geistigen Aufgabe oder bei experimentell hervorgerufenen Emotionen berichtet. Die große Begeisterung über derartige Versuchsergebnisse ist verständlich. Sie widerlegen auf eindrucksvolle Weise, wie wenig sinnvoll, der Hirnforschung geradezu abträglich der Leib/Seele-Dualismus ist. Die bildgebenden Verfahren zeigen, wie Denkvorgänge, etwa das Lösen einer Rechenaufgabe, Erinnerungen an ein zurückliegendes Ereignis oder auch die Art, wie wir aktuell eine Entscheidung fällen, mit räumlich und zeitlich definierten Aktivitätsänderungen in Hirnarealen einhergehen. Wie wir von unseren Patienten mit Depression wissen, erscheint ihnen oftmals das ganze Leben wie hinter einem dunklen Schleier, sie interpretieren die Welt und ihre Ereignisse negativ, können sich nicht mehr freuen, und ihre Fähigkeit, sich an zurückliegende Ereignisse zu erinnern, ist eingeschränkt. So ist es auch nicht erstaunlich zu beobachten, wie sehr sich die Aktivierbarkeit bestimmter Hirnregionen bei Patienten mit Depression von der gesunder Versuchspersonen unterscheidet. Auch Patienten, die ohne großen Anlass Angstattacken verspüren, durch die sie oft minutenlang völlig absorbiert werden, ja z. B. glauben, sie müssten sterben, zeigen bei diesen Messungen Unterschiede zu normalen Personen. In ihrem Fall wird die Amygdala, eine Hirnregion, die zur Verarbeitung von Angstzuständen dient, durch emotionsgeladene Bilder besonders leicht aktiviert.

Das Dilemma mit der Diagnose

Jeder in der Psychiatrie Tätige, egal ob praktizierender Arzt oder Wissenschaftler, muss sich im kleineren Kreise, aber auch in der öffentlichen Diskussion oft gegen die Behauptung verteidigen, psychische Erkrankungen seien lediglich Ausdruck einer seelischen Not, hervorgerufen durch belastende Erlebnisse, die zu Verhaltensweisen oder Gefühlsäußerungen führen, die von der Gesellschaft nicht akzeptiert werden. So gibt es Stimmen, die Psychiater beschuldigen, ihren Patienten Krankheiten einzureden, die gar nicht existierten. Besonderes Aufsehen erregte mit solchen Aussagen der amerikanische Filmschauspieler Tom Cruise, der seiner Kollegin Brooke Shields Vorwürfe machte, weil sie in einem Buch ihre erstmals im Wochenbett aufgetretene Depression beschrieb und darin berichtete, wie sie ihre Krankheit mit Hilfe eines Antidepressivums überwinden konnte. Gäbe es eine konkrete Laboruntersuchung, mit der sich die Depression von Brooke Shields hätte belegen lassen – so wie ein Kardiologe einen Herzinfarkt mit einem Elektrokardiogramm nachweisen kann –, wäre die Argumentation von Tom Cruise leicht zu entkräften gewesen und Brooke Shields manche Beleidigung erspart geblieben.

Der Mangel an objektiven Daten zur Absicherung psychischer Erkrankungen führt aber auch zu anderen unguten Entwicklungen. So wird von der Amerikanischen Psychiatrischen Vereinigung (American Psychiatric Association, APA) etwa alle fünf Jahre das «Diagnostische und Statistische Handbuch Psychischer Störungen» herausgegeben, in dem die neuesten diagnostischen Kategorien und die ihnen zugrunde liegenden psychischen Symptome aufgelistet sind. In diesem Handbuch ist seit seinem ersten Erscheinen im Jahr 1952 die Anzahl der Diagnosen um das Vierfache angestiegen. Die Patienten selbst und die biologischen Mechanismen, die zu ihrer Erkrankung geführt haben, sind grundsätzlich wohl die Gleichen geblieben. Wir haben es hier mit einer Entwicklung zu tun, die von den Medien gerne aufgegriffen wird und die Glaubwürdigkeit der Psychiatrie belastet. Mangels konkreter Laborwerte werden das Vorhandensein eines Symptoms und sein Schweregrad immer nur mit hohem Fehlerrisiko dokumentiert. Da erstaunt es nicht, wenn ich immer wieder von Journalisten gefragt werde, ob denn die Depression eine Volkskrankheit sei, die sich wie ein Flächenbrand ausbreitet. «Jeder Fünfte depressiv» – so hieß es in einer Boulevardzeitung. Das ist natürlich falsch. Wir unterscheiden, wie viele Patienten in einer Stichprobe, zum Beispiel der deutschen Bevölkerung, zum jetzigen Zeitpunkt an einer schweren Depression erkrankt sind, und kommen bei vorsichtiger Einschätzung auf etwa fünf Prozent; das sind immerhin vier Millionen Mitbürger.

Wie wichtig es ist, mit psychiatrischen Diagnosen behutsam und verantwortungsvoll umzugehen, zeigt das Beispiel der Diagnose Sozialphobie, worunter man die dauerhafte Angst vor sozialen Begegnungen versteht. Hiervon Betroffene haben große Furcht vor gesellschaftlichen Zusammenkünften, sind in Sorge, an sie gerichtete Erwartungen nicht erfüllen zu können, und leiden in derartigen Situationen unter Schweißausbrüchen, Herzklopfen und Erröten. Aus Angst vor solchen Zuständen vermeiden Menschen mit Sozialphobie gesellschaftliche Kontakte, ziehen sich zurück und werden nicht selten depressiv. In schwerer Ausprägung mag eine solche Symptomatik durchaus belastend sein. Andererseits muss man sich fragen, ob mit diesen Diagnosekriterien nicht auch viele Menschen als Sozialphobiker diagnostiziert werden, die in Wirklichkeit einfach nur schüchtern sind. Angeblich sollen allein in den USA fünfzehn Millionen unter dieser Krankheit leiden, aber wie viele von ihnen sind wirklich krank?

Zur Behandlung der Sozialphobie werden verschiedene Therapien, auch Medikamente, angeboten. Ohne objektive Laborbefunde lässt sich durch epidemiologische Forschungsergebnisse, bei denen sehr «weiche» Kriterien angewandt werden, ein lukrativer Markt schaffen. Wie sehr die psychiatrische Pathologisierung schon fortgeschritten ist, zeigt eine ganz andere Zahl: Die heute rein auf dem Vorhandensein psychischer Symptome aufgebauten Diagnoseschemata weisen der Hälfte aller Amerikaner zumindest einmal im Leben eine psychiatrische Diagnose zu. Würde man eine Erhebung bei uns in Deutschland machen, käme man wohl auf die gleiche Zahl. Der großen Leistung, derer es seit den Zeiten des Psychiaters Emil Kraepelin bedurfte, psychische Krankheitsbilder zu ordnen, gebührt aller Respekt. Kraepelin, der Gründer des heute von mir geleiteten Max-Planck-Instituts, hat seinerzeit das Fundament der noch heute gültigen Diagnosen geschaffen. Inzwischen hingegen müssen wir die Tendenz der Diagnoseinflation im Auge behalten, der sich mit den Methoden der Genetik und Biochemie entgegenwirken lässt. Dabei liegt es mir fern, die Bedeutung einzelner psychischer Symptome gering zu bewerten. Schließlich sind diese es ja, unter denen die Patienten leiden und wegen derer sie den

Arzt aufsuchen. Mein Ziel ist es vielmehr, den Ursachen der Depression jedes Einzelnen auf die Spur zu kommen und die für ihn geeignete individuelle Therapie zu entwickeln. Auch um dies zu erreichen, brauchen wir einmal mehr die richtige Mischung aus Leib und Seele – in diesem Falle von Laborwerten und psychischen Beschwerden.

Die Ursachen der Depression sind bis zum heutigen Tag ebenso unbekannt wie die Entstehung einer anderen häufigen Erkrankung des Gehirns, der Multiplen Sklerose, einer Erkrankung, die zur Veränderung von Hirnnervenfasern und im fortgeschrittenen Stadium zu schweren Bewegungsstörungen führen kann. Obwohl wir also bis heute bei beiden Hirnerkrankungen nicht wissen, woher sie kommen, finden wir in gebildeten Laienkreisen viele Experten, die eine klare Meinung haben, was oder wer an der Depression einer bestimmten Person schuld sei. Wissenschaftler, die sich der Erforschung der Multiplen Sklerose zugewandt haben, bleiben von diesem Expertentum und damit der Leib/Seele-Diskussion verschont. Eine psychologische Verursachung dieser Erkrankung wird gar nicht diskutiert. Aber auch in Ärztekreisen gibt es leider die typische Formulierung: «Wir haben für seine Beschwerden keine körperliche Ursache gefunden, da muss etwas Psychisches dahinterstecken.» Wie sehr dieses dualistische Denken die Psychiatrie noch heute durchdringt, erkennt man an der alten Bezeichnung Geisteskrankheiten oder dem modernen Begriff «seelische Gesundheit». Auch der heute wieder populäre Begriff Psychosomatik knüpft an den Dualismus, wie er von René Descartes formuliert wurde, an.

Sein Argument war: Alles, was man sich klar und deutlich vorstellen kann, ist prinzipiell auch möglich. Da er sich klar und deutlich vorstellen könne, Geistiges existiere auch ohne Materie, müssten Geist und Materie etwas Verschiedenes sein. Die von ihm getroffene Aufteilung in ein mechanistisches Lebewesen, dem der Geist – oder die Seele – innewohnt, macht den Menschen zu etwas Besonderem: Nur der Mensch hat eine von Gott gegebene Seele.

Auch die katholische Kirche stützt diese Auffassung. Zwar wird die Entwicklung körperlicher Merkmale des Menschen als Ergebnis des Evolutionsprozesses akzeptiert, nicht aber die des Geistes und der Seele. Noch im Jahr 1996 stellte Papst Johannes Paul II. fest, die Entwicklung des Geistes als Ergebnis materieller Prozesse stehe nicht mit der «Wahrheit über den Menschen im Einklang». Die Forschung indessen hat keine Hinweise für einen grundsätzlichen Unterschied zwischen verschiedenen Lebewesen gefunden. In letzter Konsequenz hieße dies, auch andere Lebewesen als der Mensch besitzen das, was aus religiöser Sicht nur dem Menschen von Gott gegeben ist, nämlich eine Seele. Aber wo «beginnt» die Seele? Wie können wir sie definieren? Hat eine Fruchtfliege oder ein Wurm eine Seele, oder beginnt dieses Merkmal erst beim Haustier? Wenn unser Geist aber das Ergebnis der Evolution ist, dann müssen wir uns natürlich auch fragen, ob der Geist oder die Seele doch nicht «nur» Biologie sind.

Diese Diskussion ist vor kurzem durch die Medien wieder entfacht worden, als die amerikanische Forscherin Helen Mayberg einigen Patienten, die über Jahre an sehr schwerer chronischer Depression litten, Elektroden in besonders ausgewählte Areale des Gehirns einführte. Nach Aktivierung der Elektroden floss ein schwacher Strom und vermochte, was jahrelang andauernde medikamentöse Therapie nicht geschafft hatte: Die Patienten waren mit einem Schlage nicht mehr depressiv. Es ist schwer zu akzeptieren – und da nehme ich mich selbst nicht aus –, dass ein kurzer Stromstoß in unserem Hirn ausreicht, um «die Seele umzukrempeln».

Die Leib/Seele-Diskussion erinnert mich an mein Chemiestudium und an meine Diplomarbeit, bei der ich ein wissenschaftliches Problem zu bearbeiten hatte, das eine recht gründliche Auseinandersetzung mit der Quantenphysik erforderte. Der Streit zwischen «Psychikern» und «Somatikern» über Leib und Seele schien mir damals in der Physik sein Äquivalent zu haben, in der Diskussion um die Frage, ob das Licht aus Teilchen oder aus Wellen bestehe. Im 17. Jahrhundert entwickelte Isaac Newton die geometrische Optik unter der Annahme, das Licht bestehe aus Teilchen. Viele Experimente im 19. Jahrhundert widerlegten die Hypothese Newtons und bewiesen die Wellennatur des Lichts. Forschungsergebnisse von Max Planck und Albert Einstein wiederum wiesen nach, dass Licht aus «Photonen», also einzelnen Lichtquanten, besteht. Später fand der Physiker Louis-Victor de Broglie, dass in Bewegung befindliche Masseteilchen auch Wellencharakter haben. Viele physikalische Befunde lassen sich nur dadurch erklären, dass jede Form von Strahlungsenergie sowohl Wellen- als auch Teilchencharakter besitzt und man je nach Art des Experiments die eine oder andere physikalische Eigenschaft messen kann. Eine dualistische Betrachtung ist in der Quantenphysik daher ebenso wenig sinnvoll wie eine entweder nur körperliche oder nur psychische Ursachen- und Therapieforschung bei Erkrankungen des Gehirns. Die Geschichte der Physik weist hier viele Parallelen mit derjenigen der Psychiatrie auf.

In diesem seit Platon über Descartes bis in unsere Zeit hinein von Philosophen, Medizinern und Naturwissenschaftlern heftig geführten Streit könnte die Psychologie eine wichtige Mittlerrolle einnehmen. Die Psychologie befasst sich mit den Bedingungen für Erleben und Verhalten und ist daher eine Wissenschaft, die sich mit der Beschreibung all derjenigen Prozesse auseinandersetzt, die sich zwischen vielen Milliarden Nervenzellen abspielen. Während der Zellbiologe der Entstehung krankheitsverursachender Mechanismen durch Analyse von Vorgängen an der Oberfläche und im Innern einer Zelle nachspürt, versucht der Psychologe dies auf einer Ebene, in der alle diese biochemischen Ereignisse in Milliarden unterschiedlichster Zellvorgänge zusammenfließen. Wichtig ist, zu erkennen, dass sich Molekular- und Zellbiologen, Biochemiker, Genetiker, Elektrophysiologen und Psychologen auf einem Kontinuum bewegen – Hirnforscher sind sie aber alle und Abgrenzungsversuche sind völlig kontraproduktiv. Wie bei vielen anderen Phänomenen des Lebens kommt es auch beim Verständnis von psychischen Erkrankungen auf die richtige Mischung, hier die Mischung aus den verschiedenen Disziplinen der Hirnforschung, an.

Blicken wir auf die Geschichte der Melancholie – oder – wie man heute sagt – der Depression, dann wird eines deutlich: Es hat diese Erkrankung gegeben, seit es die Menschheit gibt. In unterschiedlichen Zeiten und Kulturen haben sich die Menschen auf ganz verschiedene Art und Weise mit diesem Leiden auseinandergesetzt und tun es heute noch. Wie der Welle/Teilchen-Dualismus die Physik in Aufruhr brachte, ist auch der Leib/Seele-Konflikt in Psychiatrie und Psychologie Gegenstand intensiver Kontroversen gewesen. Produktiv waren die Auseinandersetzungen nur, wenn sie im Ringen zu einer Lösung führten. Das war und ist nicht immer der Fall. Wie verschlungen aber die Wege unterschiedlicher Kulturen auch gewesen sein mögen, zwei Entwicklungen lassen uns hoffen: Die gesellschaftliche Akzeptanz psychischer Erkrankungen wird immer besser und die Erfolge der Forschung haben in den letzten zehn bis zwanzig Jahren unser Wissen über die Entstehung der Depression und anderer psychischer Erkrankungen auf ein bisher ungeahntes Niveau katapultiert. Wir können daher mit Recht erwarten, die Krankheitsursachen bald zu verstehen und gezielte Therapien zu entwickeln. Die Menschheit hat darauf Tausende von Jahren gewartet.

3 Antidepressiva – woher sie kommen und was sie tun

Bis zum heutigen Tag wird über die Ursache und Behandlung von psychischen Erkrankungen gestritten. Dass sich in diesem Zusammenhang Körper und Seele nicht voneinander trennen lassen, hatten wir bereits festgestellt. Das Problem für die psychiatrische Forschung liegt aber noch tiefer, nämlich in der Subtilität der zugrunde liegenden Kausalmechanismen. Es ist eben nicht wie beim Schlaganfall, wo durch ein erkranktes Blutgefäß plötzlich benachbarte Hirnareale nicht mehr mit lebenswichtigem Sauerstoff oder Glukose versorgt werden. Selbst mit bildgebenden Verfahren ist es bei Depressiven nicht möglich, eindeutige Befunde zu erheben wie etwa im Fall der Multiplen Sklerose. Hier finden sich auf dem durch Magnetresonanztomographie gewonnenen Bild im Gehirn, oft auch im Rückenmark, entzündete und vernarbte Gewebebereiche. Selbst in der Flüssigkeit, die das Gehirn im Kopf umgibt, treten bei Multipler Sklerose recht spezifische Veränderungen auf, die labortechnisch zur Diagnose herangezogen werden können, obwohl die Ursache der Erkrankung nicht bekannt ist. Auch Hirntumoren lassen sich mit bildgebenden Verfahren eindeutig diagnostizieren. Geradezu neidisch könnte ein Psychiater bei der Parkinson'schen Krankheit werden. Hier werden die bekannten Symptome wie Muskelstarre, Zittern, verlangsamte Bewegungen und der kleinschrittige Gang durch das Absterben von Nervenzellen in einem Areal des Mittelhirns verursacht. Diese Nervenzellen sind darauf spezialisiert, den Neurotransmitter Dopamin herzustellen. Zwischen dem Niedergang der Dopamin synthetisierenden Zellen und den Symptomen der Parkinson'schen Erkrankung besteht ein direkter Zusammenhang: Gibt man nämlich ein Medikament, das dieses Defizit an Dopamin pharmakologisch korrigiert, gehen die Symptome der Parkinson'schen Erkrankung zurück, die Patienten bewegen sich nach kurzer Therapiedauer wieder besser und gehen normal. So einfach ist dies bei Erkrankungen, um die sich die Psychiater kümmern, bei weitem nicht. Weder die Depression noch schizophrene Psychosen, Angsterkrankungen oder Demenzen lassen sich auf einen Kausalmechanismus zurückführen, dessen Folgen durch einen einzigen Medikamententypus ausgeglichen werden könnten. Fast scheint es, als hätten sich Psychiater und Neurologen die Erkrankungen des Gehirns nach den Möglichkeiten ihrer Diagnostizierbarkeit aufgeteilt. Die Diagnose einer Multiplen Sklerose oder einer Parkinson'schen Erkrankung z. B. gelingt durch eine Reihe von Laboruntersuchungen recht zuverlässig. Die Psychiater dagegen können nicht auf labortechnisch objektivierbare Krankheiten zurückgreifen; sobald Diagnoseverfahren für eine Erkrankung entdeckt werden, wechselt die Zuständigkeit vom Psychiater zum Neurologen.

Ein typisches Beispiel dafür ist die lange Zeit von Psychiatern behandelte Epilepsie, eine Erkrankung, bei der es zu Krämpfen kommt, die in ihrer vollen Ausprägung den gesamten Körper erfassen können. Die Epilepsie zählt zu den häufigsten chronischen Erkrankungen; etwa 0,5 bis 1 Prozent der Bevölkerung sind von ihr betroffen. Da der Krampfanfall bei Epilepsie, umgangssprachlich oft «Fallsucht» genannt, auch auf der Straße, in Gesellschaft, im Geschäft oder am Arbeitsplatz erfolgen kann, galt ihr seit der ägyptischen Antike große Aufmerksamkeit. Die Griechen nannten sie die «heilige Krankheit». Obwohl die Liste der von Epilepsie betroffenen Menschen auch große Persönlichkeiten wie Julius Cäsar, Molière, Napoléon Bonaparte, Alfred Nobel und Papst Pius IX. enthält, ist diese Erkrankung oft als Strafe Gottes oder «dämonische Besessenheit» interpretiert worden. Die Zeit des Nationalsozialismus in Deutschland brachte für epilepsiekranke Menschen stark belastende Ausgrenzungen bis hin zur zwangsweisen Sterilisierung. Weil die Epilepsie immer auch mit dem Flair des Besessenseins behaftet ist und mit zahlreichen psychischen Symptomen einhergeht, aber auch psychische Erkrankungen zu Krampfanfällen führen können, waren früher vor allem Psychiater für diese Patienten zuständig. Nun aber, da man durch Messung der Hirnstromtätigkeit die für Epilepsien charakteristischen Veränderungen nachweisen kann, gehört die Diagnostik und Behandlung dieser Krankheit zum Aufgabengebiet der Neurologie. Wo immer ein neuroanatomisches Substrat, etwas Greifbares, Körperliches, und nicht etwas «Psychisches» als Ursache festgestellt wird, wird die betreffende Erkrankung der Neurologie zugerechnet. Wie wenig sinnvoll sich diese Differenzierung auf der Arbeitsebene darstellt, mögen zwei Behandlungsverfahren psychischer Erkrankungen zeigen.

Schwere Depressionen, bei denen Medikamente nicht wirken, aber auch besonders ungünstig verlaufende Fälle von Schizophrenie werden noch heute mit Elektrokrampf behandelt. Bei diesem Therapieverfahren wird an beiden Schläfen des Patienten eine Elektrode angelegt und durch einen kurzen Wechselstrom ein Krampfanfall ausgelöst. Von der ganzen Prozedur merkt der Patient natürlich nichts, denn im Gegensatz zu früher werden die Patienten heute vor der Elektrokrampfbehandlung in eine Narkose, d. h. in einen kontrollierten Zustand der Bewusstlosigkeit, versetzt. Die beiden italienischen Psychiater Lucino Bini und Ugo Cerletti machten in den 1930er Jahren bei einigen Patienten, die unter Psychosen litten, eine wegweisende Beobachtung: Erlitten diese Patienten einen Krampfanfall, dann bildete sich die psychische Symptomatik nahezu schlagartig zurück. Außerdem war man damals der Meinung, dass bei epilepsiekranken Menschen Psychosen seltener auftreten als in der Normalbevölkerung. Wenn durch einen Krampfanfall bei einem Patienten mit Epilepsie die Psychose verschwindet, so dachten die beiden Psychiater, könnte man nachhelfen und einen Krampfanfall künstlich hervorrufen. Die Anwendung eines kurzen Wechselstroms, der das Hirngewebe durchflutet und auf diese Weise einen «Heilkrampf» hervorruft, war die Lösung. Obwohl diese Therapieform auch heute noch verbreitet ist, ja sogar infolge des Kostendrucks im

Gesundheitswesen wieder häufiger angewandt wird, ist dieses Verfahren mit vielen negativen Vorurteilen belastet und steht exemplarisch für unmenschliche Anstaltspsychiatrie. Seine Anwendung als Disziplinarmaßnahme, wie sie in dem Film «Einer flog über das Kuckucksnest» dargestellt wird, ist nur ein Beispiel hierfür. Es fehlt natürlich auch nicht an berechtigter substantieller Kritik. So weiß man über die Langzeiteffekte auf die Feinstruktur des Gehirns viel zu wenig. Auch ist unklar, ob die im Rahmen einer Elektrokrampftherapie auftretenden Gedächtnisstörungen nicht auch ungünstige Wirkungen auf die geistige Leistungsfähigkeit lange nach der Behandlung haben könnten. Ernest Hemingway, der wegen seiner schweren Depression mit Elektrokrampf behandelt wurde, beklagte die Einschränkung seiner geistigen Leistungskraft und machte diese Therapieform dafür verantwortlich. Auch ich stehe der Elektrokrampftherapie kritisch gegenüber, vor allem weil völlig unklar ist und wohl auch bleiben muss, was in all den aberhundert Millionen Gehirnzellen vor sich geht, wenn ein von außen angelegter Wechselstrom hindurchgeleitet wird. Selbst wenn wir mit den modernen Methoden der Hirnpathologie als Folge von Elektrokrämpfen keine auffälligen Veränderungen in Hirnstrukturen nachweisen können, besteht doch ein erhebliches Risiko, dass molekulare Prozesse in den Zellen des Gehirns und in der Signalweiterleitung zwischen diesen Zellen für immer verändert werden. Kurt Schneider, einer meiner Vorgänger als Institutsleiter, hat in der «Einleitung eines Gesprächs über Schocktherapie» das fehlende Problembewusstsein einiger seiner Kollegen, die von dieser Therapie begeistert waren, mit dem Hinweis auf den Ausspruch Goethes kritisiert, nichts sei «schrecklicher als tätige Unwissenheit».

Eine andere Verknüpfung zwischen der Epilepsie und psychischen Erkrankungen ist deren medikamentöse Therapie. Die zur Behandlung der Epilepsie verbreiteten Medikamente Carbamazepin, das ursprünglich als Antidepressivum intendiert war, und Lamotrigin sind heute beide fester Bestandteil medikamentöser Vorbeugung depressiver und manischer Erkrankungsepisoden. Der Wirkmechanismus dieser beiden Substanzen bei der Epilepsie ist weitgehend geklärt. Bei regelmäßiger Einnahme des Medikaments wird die extreme «elektrische» Übererregung von Gehirnschaltkreisen, die bei Patienten zum epileptischen Anfall führt, durch Blockierung der Erregbarkeit der Nervenzellen verhindert. Weil man diesen Zusammenhang zwischen Übererregung vieler Nervenzellen in bestimmten Hirnregionen und den Symptomen des Krampfanfalls kannte, konnten antiepileptisch wirksame Medikamente gezielt entwickelt werden. Weshalb diese Medikamente auch neue Erkrankungsepisoden bei Depression oder bei manisch-depressiver Krankheit verhindern können, ist bis heute nicht vollständig geklärt.

Nicht viel anders verhält es sich mit den Antidepressiva, einer Medikamentenklasse, auf die ich seit vielen Jahren mein ganz besonderes Engagement gerichtet habe. Die Geschichte ihrer Entdeckung ist ein besonders eindrucksvolles Beispiel dafür, wie Erkenntnisprozesse in der Wissenschaft tatsächlich ablaufen.

Wie das erste Antidepressivum entdeckt wurde

In ihren Anfängen, gegen Ende des 19. Jahrhunderts, war die industrielle Arzneimittelentwicklung weder das Ergebnis der Krankheitslehre, noch entstand sie aus der damaligen Pharmazie. Die entscheidenden Impulse gingen vielmehr von der Einführung der Straßenbeleuchtung mit Hilfe von Leuchtgas aus. Bei der Leuchtgasproduktion fiel nämlich Steinkohlenteer in hohen Mengen als Abfall an. Bald fand man darin eine Vielzahl äußerst interessanter Moleküle, vor allem Farbstoffe, die man industriell nutzen wollte. In Basel, in Frankfurt, in Mannheim und Ludwigshafen entstanden, begünstigt durch ihre Lage an Flüssen, große chemische Fabriken zur industriellen Aufarbeitung des Steinkohlenteers. Der Fluss selbst wurde zum Gütertransport genutzt. In Basel wurden die Firmen Geigy, Sandoz, Ciba und Hoffman la Roche, in Frankfurt und Umgebung die Farbwerke Hoechst, in Ludwigshafen die Badische Anilin und Sodafabrik gegründet, später kamen E. Merck in Darmstadt, die Bayerwerke, heute in Leverkusen, und Schering in Berlin dazu. Hier wurden aber nicht nur Farbstoffe hergestellt, sondern man gebrauchte dieses Rohmaterial bald auch zur Entwicklung von Arzneimitteln. Die aufblühenden organisch-chemischen Laboratorien nutzten Naturprodukte aller Art, um Arzneimittelspezialitäten zu entwickeln. So entstanden in dieser Zeit auch heute noch so wichtige Medikamente wie Aspirin zur Schmerzlinderung sowie das fiebersenkende Phenacetin. Der deutsch-schweizerische Raum wurde bald zur «Weltapotheke».

Nachdem in den 1870er Jahren der deutsche Physiologe Emil Du Bois-Reymond vorgeschlagen hatte, kleine chemische Moleküle müssten die Weitergabe «nervaler Aktion» vollziehen, war es nur noch ein kleiner Schritt zum bis heute wichtigsten pharmakologischen Prinzip: Die kleinen chemischen Moleküle, die wir heute Botenstoffe oder Neurotransmitter nennen, müssen an Zellstrukturen binden, die für die Aufgabe der Signalweiterleitung, also der Informationsvermittlung in das Zellinnere, spezialisiert sind. Diese Strukturen nennen wir Rezeptoren; sie passen zum Botenstoff wie ein Schloss zum Schlüssel. Dabei können die Rezeptoren sowohl in der Außenhülle der Zelle, der Zellmembran, sitzen als auch sich im Innern der Zelle aufhalten. Im letzteren Fall ist es für den Botenstoff etwas schwerer, seinen Rezeptor zu finden: Er muss sich nämlich einen Weg durch die Zellmembran bahnen. Das Botenstoff-Rezeptor-Konzept wurde unter anderem mit dem Neurotransmitter Histamin experimentell vertieft. Histamin ist vielen Menschen bekannt, weil es unter anderem für den Juckreiz auf der Haut oder den Schnupfen bei allergischen Reaktionen verantwortlich ist. Es wird sowohl in Nervenzellen als auch in Blutzellen synthetisiert. Wenn wir mit einer Substanz in Berührung kommen, auf die wir allergisch sind, schütten die Zellen Histamin aus, die Haut wird rot und juckt. Die Anwesenheit von Histamin in Nervenzellen des Gehirns deutet auch auf eine psychische Wirkung hin. Tatsächlich beeinflusst Histamin auch unseren Schlaf-Wach-Rhythmus. Die französische Arzneimittelfirma Rhône-Poulenc griff Experimente auf, wonach sich die Wirkung dieses Botenstoffs prinzipiell durch die Blockade von Rezeptoren aufheben ließ. Die ersten Medikamente, die aus dieser Forschung hervorgingen, haben tatsächlich die Wirkung von Histamin am Histaminrezeptor blockieren können. Allerdings hatte ihr Einfluss im Gehirn auch ungünstige Folgen auf den Schlaf-Wach-Rhythmus. Die Patienten litten zwar kaum noch unter der Allergie, der starke Juckreiz war verschwunden, sie waren aber auch außerordentlich müde. Dies ist bei den heute verfügbaren Medikamenten dieser Art zwar besser, aber jeder, der solche Mittel gegen Allergie einnehmen muss, kennt diese Nebenwirkung. Auch ein anderes, zunächst zur Behandlung von Malaria und Wurmbefall gedachtes Präparat dieser Firma war ein Histaminblocker und hatte ebenfalls deutlich sedierende, d. h. müde machende Eigenschaften. Dies veranlasste die Wissenschaftler dazu, diese Medikamente nicht mehr mit dem Ziel der Bekämpfung von Allergie und Parasitenbefall, sondern zur Optimierung der Narkose weiterzuentwickeln. Der Gedanke, dass es sich um einen Grundbaustein zur Behandlung von Psychosen handeln könnte, kam zu diesem Zeitpunkt noch niemandem. Der französische Militärchirurg Henri Laborit wollte Präparate aus dieser Substanzklasse – ihre chemische Bezeichnung ist Phenothiazine – zur Vertiefung der Narkose einsetzen, um mit ihrer Hilfe eine Art «künstlichen Winterschlaf» erzeugen zu können. Dies sollte den Patienten helfen, besonders schmerzhafte chirurgische Eingriffe zu tolerieren. Aus der von ihm veranlassten Syntheserie ging eine Substanz hervor, die Chlorpromazin genannt wurde und den Erwartungen Laborits entsprach. Die beiden Pariser Psychiater Jean Delay und Paul Deniker waren der Ansicht, die bisher zur Behandlung von Manie und Psychose verwendeten Beruhigungsmittel, zu denen in der Zwischenzeit auch die Barbiturate zählten, hätten gravierende Nachteile, weil sie zur Gewöhnung und Abhängigkeit führen würden. Sie wollten das von Laborit häufig zur Narkosevertiefung angewandte Chlorpromazin bei Patienten mit Manie und Psychosen testen – immer noch ganz dem Denkstil der «Heilung durch Beruhigung» verpflichtet. Dabei stellten sich völlig unerwartete Behandlungserfolge ein, Chlorpromazin wurde rasch zur Therapie der ersten Wahl in den meisten psychiatrischen Anstalten, es verdrängte die Elektrokrampftherapie und den Insulinschock.

Die Bemühungen in Frankreich, Histaminblocker mit sogar

noch verstärkter sedierender Wirkung herzustellen, um Manie und Psychosen zu behandeln, blieben der Basler Pharmaindustrie nicht verborgen. Die Firma Geigy, heute mit den Firmen Ciba und Sandoz im Pharmakonzern Novartis zusammengeführt, sann nun ihrerseits darauf, stark sedierende Antihistaminika zu produzieren. Aus patentrechtlichen Gründen griff die Firma auf eine seit fast 50 Jahren bekannte Substanzklasse, die sogenannten Benzapine, zurück. Diese unterscheiden sich vom Chlorpromazin ausreichend, um Patentstreitigkeiten zu vermeiden. Im Rahmen der Synthesearbeiten stießen Pharmakologen der Firma Geigy auf eine Substanz, die sie Imipramin nannten und von der man hoffte, sie habe Wirkungen, die denen des Chlorpromazins entsprachen. Der Schweizer Psychiater Roland Kuhn forderte von der heimischen Industrie eine solche Entwicklung in besonderem Maße, nicht zuletzt auch deshalb, weil das französische Präparat Chlorpromazin, dessen Einsatz bei Psychosen dringend indiziert war, einen sehr hohen Preis hatte. Schließlich bekam Kuhn als erster die Prüfsubstanz Imipramin und war tief enttäuscht: Eine antipsychotische Wirkung, wie sie das vermeintliche Analogpräparat Chlorpromazin auszeichnete, war bei Imipramin nicht vorhanden. Klugerweise ließ sich Kuhn hinsichtlich seiner Therapieentscheidung nicht allzu sehr von strengen Ein- und Ausschlusskriterien und diagnostischen Zuordnungen beeinflussen. Daher erhielt auch eine Patientin, die wohl nicht primär an einer schizophrenen Psychose erkrankt war, sondern im Rahmen einer schweren Depression auch schizophrenieähnliche Symptome entwickelt hatte, das Prüfpräparat. Die zuständige Ärztin und die Stationsschwester beobachteten bei dieser Patientin nach relativ kurzer Behandlungsdauer eine Verbesserung der depressiven Symptome. Nach Kuhns eigenen Angaben dauerte es Monate, bis er sich vom gängigen Denkstil der «Heilung durch Beruhigung» zu verabschieden begann und bereit war, sich mit der Möglichkeit auseinanderzusetzen, dass durch dieses Präparat ein spezifischer antidepressiver Mechanismus in Gang gesetzt worden sei. Systematische Studien zur klinischen Wirkung von Imipramin bei Depression, die von Kuhn selbst, aber auch am Zürcher Burghölzli durch Jules Angst vorgenommen wurden, sicherten die Entdeckung des ersten Antidepressivums in den 1950er Jahren ab. Kuhns Beobachtung fand indessen wenig Anklang: Psychoanalytisch orientierte Psychiater meinten seinerzeit, die Anwendung solcher Stoffe sei nicht sinnvoll, man wisse ja, dass depressive Symptome «psychogen» verursacht seien, deswegen könne ein solcher chemischer Stoff, ein Medikament zur Überwindung der Depression, gar nicht existieren. Als Kuhn seine Beobachtung beim Weltkongress für Psychiatrie 1957 in Zürich vortrug, fand er vor einer kleinen Zuhörerschaft nur mäßiges Interesse. Dass dieses Medikament und alle sich davon ableitenden Antidepressiva 50 Jahre später einen jährlichen Umsatz von 20 Milliarden Euro erzielen würden, ahnte damals noch niemand.

Häufig wird im Zusammenhang mit dieser Entdeckung von einem Zufallsfund gesprochen. Dies ist ein großes Missverständnis; der im Englischen gebräuchliche Begriff «Serendipity» beschreibt den Entdeckungsprozess viel treffender. Die Verwendung des aus dem Persischen stammenden Wortes «Serendipity» geht auf einen indischen Poeten des 13. Jahrhunderts zurück. Dieser schildert die Erlebnisse der «Drei Prinzen von Serendip» und beschreibt, wie deren märchenhafte Abenteuer jeweils trotz einiger Widrigkeiten glücklich endeten. Dies aber nicht aus Zufall, sondern weil sie aufgrund ihrer Klugheit und Weltläufigkeit immer wieder überraschende günstige Wendungen für scheinbar ausweglose Situationen fanden. Auf die Wissenschaft übertragen, ereignen sich «Serendipities» – überraschend günstige Wendungen – immer dann, wenn ein Wissenschaftler das Talent besitzt, alle sich ihm bietenden Kenntnisse und Techniken zielführend zu verknüpfen. Hier ist die Berücksichtigung der historisch gewachsenen Rahmenbedingungen ebenso wichtig wie ein über das Spezialgebiet hinausgehendes Fach- und Allgemeinwissen. Oder, um im Jargon unserer Zeit zu bleiben, wir benötigen ein gutes Netzwerkdenken, Spezialkenntnisse, aber auch die Fähigkeit, gut und rasch Zusammenhänge zu erkennen und unbeirrt für die Umsetzung der neu gewonnenen Einsichten zu kämpfen. Hätte Kuhn darauf beharrt, nur weiter nach sedierenden Mitteln zur Behandlung von Schizophrenie und Manie zu suchen, wären die

Antidepressiva vielleicht erst sehr viel später entdeckt worden. Nahezu alle Produkte der heutigen Psychopharmakologie sind zu einem erheblichen Teil Ergebnisse von «Serendipity» – nachvollziehbares Ergebnis des Zusammenwirkens verschiedenartiger Entwicklungen, die immer vor dem Hintergrund der zu ihrer Entstehungszeit herrschenden Bedingungen verstanden werden müssen. Nachdem Imipramin in den klinischen Alltag eingeführt war, traten diese Substanz und nachfolgende Präparate einen ungeahnten Siegeszug an. Parallel zu dieser Entwicklung stellte sich aber die Frage, welchem Mechanismus die antidepressive Wirkung von Imipramin zu verdanken sei. Die histaminblockierende Wirkung konnte es ja nicht sein, dafür waren die müde machenden Effekte viel zu gering. Die Frage, welche Aktivitäten von Imipramin im Gehirn ausgelöst würden, war nicht nur Forschungsgegenstand vieler Laboratorien in Europa, auch in den Vereinigten Staaten wurde daran mit großer Intensität gearbeitet. Und dies nicht nur, um den Wirkmechanismus des Antidepressivums Imipramin zu verstehen, sondern auch, weil man hoffte, auf diesem Wege etwas über die Entstehung der Depression zu erfahren. Es fanden sich zunächst Hinweise darauf, dass bei Tieren, die mit Imipramin behandelt wurden, auch Veränderungen der Konzentration und des Stoffwechsels von Noradrenalin, einem weit verbreiteten Botenstoff, nachweisbar seien.

Der aus Polen stammende amerikanische Pharmakologe Julius Axelrod machte hierzu eine bahnbrechende Entdeckung. Es war bekannt, dass ein Neurotransmitter, der von einer Nervenendigung freigesetzt worden ist, im Prinzip drei Schicksale erleiden kann: Entweder er überquert den winzigen Spalt, der ihn von der benachbarten Nervenendigung trennt, um das Signal über Rezeptoren weiterzuleiten, oder er wird im Spalt mit Hilfe verschiedener Enzyme abgebaut. Die dritte Möglichkeit ist die Rückkehr des Neurotransmitters in diejenige Nervenendigung, aus der er freigesetzt wurde. Hierzu sitzt in der Membran der Nervenzelle ein Eiweißmolekül, dessen Zweck darin besteht, einmal freigesetzte Neurotransmitter rasch wieder zurück in die Zelle zu transportieren. Gemeinsam mit dem brillanten, aus Prag stammenden Pharmakologen Georg Hert-

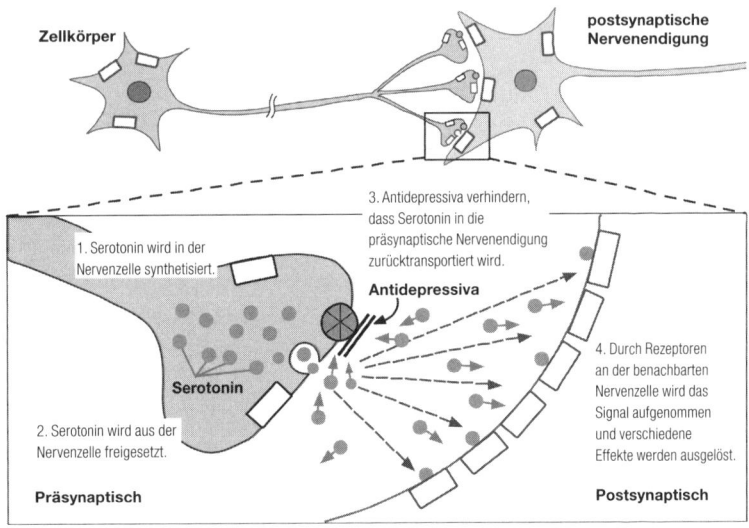

Signalübertragung durch den Neurotransmitter Serotonin, der aus der präsynaptischen Nervenendigung in den synaptischen Spalt freigesetzt wird und an der postsynaptischen Membran der Nervenzelle an die verschiedenen Serotoninrezeptoren binden kann. Auf der einzelnen Nervenzelle befinden sich 10 000 – 20 000 postsynaptische Strukturen, auf denen bisher etwa 300 unterschiedliche Rezeptoren gefunden werden können. Die Gesamtzahl der Nervenzellen des menschlichen Gehirns wird auf 1000 Milliarden geschätzt. Diese Zahlen illustrieren die unvorstellbar vielen Möglichkeiten, die unser Gehirn besitzt, um auf innere oder äußere Einflüsse zu reagieren.

ting entdeckte Julius Axelrod, dass Imipramin diesen Wiederaufnahmemechanismus hemmt, indem es das Eiweißmolekül, mit dem der Transport vonstatten geht, blockiert. Hiermit war das Prinzip der Wiederaufnahmehemmung als Basismechanismus für die Wirkung von Antidepressiva entdeckt. Einige Jahre später wurde die Veränderung des Haushalts von Serotonin, einem anderen für die Hirnfunktion äußerst wichtigen Botenstoff, durch Imipramin nachgewiesen; als Erster konnte der schwedische Pharmakologe Arvid Carlsson die Wiederaufnahmehemmung von Serotonin durch Imipramin zeigen. Damit waren die beiden Neurotransmitter Serotonin und Noradrenalin als Hauptakteure der Wirkung von Imipramin, dem ersten Antidepressivum, erkannt. Beide Forscher, Julius

Axelrod und Arvid Carlsson, wurden für ihre Arbeiten mit Nobelpreisen geehrt.

«Domino Day» im Gehirn

Die Schlüsselfrage blieb aber unbeantwortet: Wenn durch ein Antidepressivum Noradrenalin und Serotonin erhöht werden und auf diesem Weg die Signalweiterleitung von einer Nervenzelle zur nächsten aktiviert wird, dann liegt es doch nahe, anzunehmen, die Depression entstehe durch ein Defizit irgendwo auf den Signalwegen, die von diesen Neurotransmittern stimuliert werden. Zahlreiche Studien an Tiermodellen, aber auch Untersuchungen an Patienten, vor allem bei der Gabe von Medikamenten, die zur Absenkung dieser Neurotransmitter im Gehirn führen, stützen die Plausibilität dieser Hypothese. Erst in neuester Zeit hat man jedoch die Frage, ob die beiden im Mittelpunkt des Interesses stehenden Neurotransmitter Noradrenalin und Serotonin überhaupt eine kausale Rolle bei der Depressionsentstehung spielen, mit Nachdruck behandelt und dabei sind etliche Zweifel aufgekommen:

Wissenschaftler in den Vereinigten Staaten haben im Rahmen einer Experimentalreihe bei gesunden Versuchspersonen für eine kurze Zeit die Ernährung in einer Weise modifiziert, die es dem Körper unmöglich machen sollte, Serotonin zu synthetisieren. Trotz des dadurch entstandenen Serotonindefizits wurden die Versuchspersonen nicht depressiv. Wiederholte man dieses Experiment allerdings bei Patienten mit Depression, die auf einen Serotonin-Wiederaufnahmehemmer gut angesprochen hatten, dann führte die künstlich herbeigeführte Serotoninabsenkung zu einer erneuten Depression. Analoge Ergebnisse fanden sich auch nach experimenteller Reduktion des Noradrenalinspiegels. Weshalb werden solche Experimente überhaupt durchgeführt? Schließlich wäre es doch naheliegend gewesen, aus den Ergebnissen der Forschergruppen um Axelrod und Carlsson den Schluss zu ziehen, durch die Wiederaufnahmehemmung würden die Neurotransmitter erhöht und damit ein krankheitsbedingtes Defizit ausgeglichen.

Ein wichtiges Gegenargument ergibt sich aus dem Zeitraum, der zwischen der pharmakologischen Aktion der Antidepressiva im Gehirn und ihrer klinischen Wirkung liegt. Nach der Einnahme des Medikaments bis zur Erhöhung von Serotonin und Noradrenalin vergeht keine Stunde, die Aufhellung der depressiven Symptomatik bei einem Patienten dauert aber mindestens zwei bis drei Wochen, leider oft sehr viel länger. Es scheint sich also zwischen der Wiederaufnahmehemmung an der Zellmembran durch Antidepressiva und der klinischen Wirkung vieles in unserem Gehirn abzuspielen, was erst noch erkannt werden muss. Der logische nächste Schritt war, zu erforschen, wie das erhöhte Neurotransmitterangebot auf die Rezeptoren und die nachgeschalteten Signalketten wirkt. Nun darf man sich das Wechselspiel zwischen einem Rezeptor an einer Zellmembran, also der Außenhaut einer Zelle, und einem Botenstoff, der sich dort anheften kann, nicht als einen starren Mechanismus vorstellen: Ist nur wenig Botenstoff vorhanden, weniger als nötig ist, um alle Funktionen im biologischen Gleichgewicht zu halten, dann stellt die Zelle mehr Rezeptoren her und transportiert sie in die Zellmembran, damit nur ja kein Signal verloren geht. Ist aber sehr viel Botenstoff vorhanden, dann schützt sich die Zelle vor den Folgen dieses Überangebots, indem sie die Rezeptoren aus der Membran in das Innere der Zelle zurückholt und deren Empfindlichkeit gegenüber dem Transmitter vermindert. In Tierexperimenten, zumeist mit Ratten und Mäusen, gelang es tatsächlich nachzuweisen, wie durch Antidepressiva infolge der Erhöhung von Serotonin und Noradrenalin die korrespondierenden Rezeptoren unterempfindlich werden. Aber auch das erklärt nicht den Wirkmechanismus der Antidepressiva, sondern illustriert die Flexibilität des Systems.

Eine wichtige Erkenntnis lieferten diese sich über Jahrzehnte hinziehenden Forschungsarbeiten dennoch: Die auch in der Öffentlichkeit mittlerweile unter der Abkürzung SSRI (Selective-Serotonin-Reuptake-Inhibitor, selektiver Serotonin-Wiederaufnahmehemmer) bekannte Mechanismus ist nur indirekt für die klinische Wirkung der Antidepressiva verantwortlich. Ist die akute Erhöhung der Neurotransmitter erst einmal erfolgt, verändern sich zunächst die Rezeptorempfindlichkeiten. Dann aber geht es erst richtig los in unseren Gehirnzellen – denn die Rezeptoren stehen ihrerseits erst am Anfang einer ausgeklügelten Signalkette, die sich quer durch die Zellen bis zum Zellkern fortpflanzt. Dort werden als Antwort auf die von außen auf der Zelle angekommenen Signale Gene aktiviert oder «stumm geschaltet». Welche Gene an- oder abgeschaltet werden, hängt ganz wesentlich von der Art der Zelle, aber auch von den Rezeptoren ab, die von den Botenstoffen aktiviert wurden. Als Ergebnis der Stimulation werden aus Aminosäuren, die in der Zelle vorhanden sind, Eiweißmoleküle, sogenannte Peptide, hergestellt. Mit Hilfe dieser Peptide werden auch andere für die Zelle wichtige Moleküle, z. B. auch Neurotransmitter, synthetisiert. Diese werden durch die langen Nervenfasern bis hin zu den Nervenendigungen transportiert und bei Zellaktivierung freigesetzt. Sind sie einmal freigesetzt, beginnt der gleiche Mechanismus von vorn, nur eine Zelle weiter. Es gibt auch Eiweißmoleküle, die selbst, ähnlich wie ein Neurotransmitter, als Signalgeber in dem Spalt zwischen Nervenzellen freigesetzt werden. Für diese Peptide existieren ebenfalls spezialisierte Rezeptoren in unserem Gehirn. Das komplizierte Geschehen ist auch für Spezialisten schwer begreifbar.

Um zu verstehen, wie Antidepressiva wirken, habe ich mir immer vorgestellt, diese Medikamente würden in unserem Gehirn etwas anstoßen, das eine ganze Kaskade von Ereignissen auslöst, an deren Ende, vielleicht auch nur auf einer Zwischenstation, die klinische Wirkung und die Besserung depressiver Symptome stehen. In Vorträgen über dieses Thema vergleiche ich die Aktion mit einem riesigen Dominospiel. Am jährlich in den Niederlanden stattfindenden «Domino Day» treten Mannschaften gegeneinander an, die rechteckige, etwa acht Gramm schwere und fünf Zentimeter lange Steine so hintereinander aufstellen, dass nach Anstoßen des ersten Steins dieser umfällt, dabei den nächsten antippt und so eine Kettenreaktion umfallender Dominosteine auslöst. Der Weltrekord wurde 2006 aufgestellt und liegt derzeit bei sage und schreibe vier Millionen Dominosteinen, die nacheinander umfielen, nachdem der erste von der Rocksängerin Kim Wilde angestoßen worden war. Übrigens: Kim

Wilde litt selbst unter Depressionen und berichtete darüber. Die Analogie zu den Wirkmechanismen der Antidepressiva liegt nahe: Durch das Medikament wird einem Mechanismus zufolge, über den wir sehr viel wissen – die Hemmung der Wiederaufnahme des Botenstoffs, z. B. Serotonin, zurück in die Nervenzelle, aus der er gerade freigesetzt wurde –, eine Kettenreaktion ausgelöst, an denen eine riesengroße Zahl unterschiedlicher Mechanismen beteiligt ist, von denen wir nur wenig wissen. An einer ganz bestimmten, noch unbekannten Stelle dieser Kaskade werden auch diejenigen Prozesse angestoßen, denen wir die klinische Wirkung dieser Medikamente verdanken.

Stellen wir uns die ganze Reaktionskette einmal vor, die ein solches Medikament auslösen muss, erscheint die Analogie zu den vier Millionen Dominosteinen gar nicht mehr übertrieben: Zunächst nehmen wir die Tablette oder die Pille mit etwas Flüssigkeit zu uns, schlucken sie hinunter und nun muss sie erst einmal dem sauren Milieu unseres Magens widerstehen, bevor sie möglichst unverändert im Darm landet. Auch hier darf das chemische Molekül nicht angegriffen werden, sondern soll möglichst rasch auf der etwa 400 bis 500 Quadratmeter großen Darmoberfläche ihren Weg durch die Schleimhaut in die Blutbahn finden. Dort droht vor allem von der Leber erhebliche Gefahr, denn diese Drüse ist nicht nur die größte chemische Fabrik des Körpers, die unter anderem Glukose, Cholesterin und viele Bluteiweiße synthetisiert. Die Leber ist auch eine Entgiftungszentrale und baut vieles ab, was der Körper nicht mehr benötigt, z. B. verbrauchte rote Blutkörperchen, aus denen in der Leber das gelbe Bilirubin entsteht. Die Leber produziert auch das Eiweißmolekül Albumin, das Bilirubin bindet und der Verdauung zuführt. Funktioniert dieser Vorgang wegen einer Leberkrankheit nicht mehr, bleibt der gelbe Farbstoff im Blut und die Haut färbt sich gelb. Wir kennen diese Krankheit als «Gelbsucht». Die Leber hält aber auch solche chemischen Moleküle für unerwünschte Fremdstoffe, die aus medizinischer Sicht nützlich sind. Deswegen besteht für viele Medikamente das Risiko, ähnlich wie das Bilirubin in der Leber inaktiviert zu werden, bevor es am Zielort, in unserem Falle dem Gehirn, angekommen ist.

Wenn auch diese Hürde genommen ist, muss das Medikament durch die Blutgefäße dringen, die unser Gehirn mit Sauerstoff und Glukose versorgen. Hier ist noch ein weiteres, oft sehr großes Problem zu lösen: Das Gehirn ist ja unser kostbarstes, aber auch unser am meisten gefährdetes Organ. Die Natur hat besondere Vorkehrungen getroffen, damit nichts in dieses Gewebe eindringen kann, was nicht hineingehört. Dies trifft in besonderem Maße auf körperfremde Substanzen zu, die nicht fettlöslich sind und zu denen auch Medikamente zählen. Als Schutzmechanismus besteht zwischen dem Gehirn und dem Blutkreislauf eine Barriere, die sogenannte Blut-Hirn-Schranke. Dort befinden sich Eiweißmoleküle, die viele Medikamente als Fremdkörper identifizieren und sie am Übertritt ins Gehirn hindern. Oft lässt sich diese Barriere erst dadurch überwinden, dass die Dosierung des Medikaments erheblich erhöht wird. Dann müssen wir aber mit Nebenwirkungen in unserem Körper rechnen, z. B. im Magen-Darm-Bereich oder dem Herz-Kreislauf-System. Hat das Medikament all diese Hindernisse überwunden und ist in das Nervengewebe eingedrungen, kann es zum Effekt der Wiederaufnahmehemmung von Botenstoffen und dadurch deren Erhöhung und der Verstärkung der Signalweiterleitung kommen.

Wie kompliziert die Mechanismen in der Zelle sind, habe ich schon beschrieben; welche der «Dominosteine» für die antidepressive Wirkung letztendlich verantwortlich sind, wissen wir noch immer nicht. Einige sehr interessante Vorgänge, die von den Antidepressiva im Zellinnern angestoßen werden, konnten wir bereits beobachten, wir wissen aber nicht, ob die Mechanismen der Medikamente, die nach und nach entschlüsselt werden, auch diejenigen sind, durch die depressive Symptome geheilt werden. Letztendlich denkt sich der Forscher eine Versuchsanordnung aus, mit deren Hilfe er die Wirkung einer Substanz, hier eines Antidepressivums, auf die Prozesse innerhalb einer Zelle, zwischen Zellen oder auch im gesamten Organismus studieren kann. Irgendetwas verändert sich auf den verschiedenen Beobachtungsebenen immer: In der Zelle werden unterschiedliche chemische Reaktionen ausgelöst und viele kleine und große Eiweißmoleküle verändert, Gene werden reguliert und neue Substanzen in der Zelle synthetisiert. Nachdem ein Botenstoff sein Signal über den Rezeptor an die Nachbarzelle weitergeleitet hat, ist diese Zelle nicht mehr dieselbe; als Folge der Veränderung in der Zelle hat sich auch die Ausbreitung von Signalen zwischen unzähligen Nervenzellen verändert. Man fasst dies auch unter dem Begriff neuronale Aktivität zusammen. Für jede Zelle in unserem Gehirn gilt der berühmte Satz Heraklits: «Man kann nicht zweimal in denselben Fluss steigen.» Die Aktivitätsausbreitung in großen Gesellschaftskreisen erfolgt nach einem durch den Augenblick vorgegebenen, strengen Muster.

Hippokampus unter Stress

Unser Gehirn besitzt eine höchst raffinierte Architektur. Einzelne, genau definierte Hirnregionen haben ganz spezielle Aufgaben. Diese verschiedenen Areale sind mit langen Nervenfasersträngen durchzogen, die eine ordnungsgemäße Kommunikation im Gehirn sicherstellen sollen. Wie ausgeklügelt dieses Netzwerk in unserem Gehirn ist, lässt sich auch daran erkennen, dass die Hälfte der Gene, die wir in unserem Erbgut tragen, allein der Konstruktion und dem Funktionieren unseres Nervensystems dient.

Zu Beginn des 19. Jahrhunderts versuchte der aus dem Badischen stammende Arzt Franz Joseph Gall verschiedenen Arealen des Gehirns ganz besondere Aufgaben und Qualitäten zuzuschreiben. Die von Gall definierten Regionen – er nannte sie Organe des Gehirns – waren Sitz einer bestimmten, für das betreffende «Organ» charakteristischen Leistungsfähigkeit. Diese im Vergleich zu vielen Diskussionen unserer Zeit sehr materialistische Denkweise führte dazu, dass man aus der Größe und Form einzelner Hirnregionen auf die jeweilige Begabung für diese spezielle Hirnleistung schließen konnte. Persönlichkeit, Charakter und Talent eines Menschen – so die Gall'sche Lehre – seien durch die Proportionen der verschiedenen Hirnregionen zueinander vorgegeben. Bildgebende Verfahren wie den «Kernspin» gab es noch nicht, und an einem lebenden Menschen konnte man die Größe der Gehirnorgane natürlich nicht vermessen.

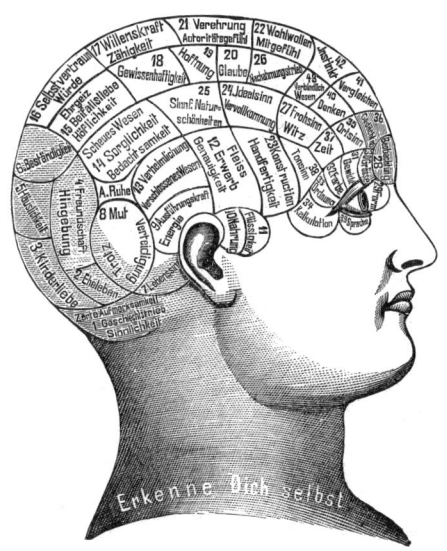

Franz Joseph Gall postulierte über dreißig Teilorgane des Gehirns, in denen bestimmte menschliche Eigenschaften repräsentiert seien. Charakter, Gemüt und letztlich alle geistigen Fähigkeiten werden Galls Modellvorstellung zufolge über die Größe dieser Teilorgane des Gehirns und deren Zusammenspiel bestimmt.

Daher versuchte man, aus der Außenform des Schädels Hinweise auf die Größenverhältnisse der einzelnen «Gehirnorgane» zu gewinnen.

Es hat in unserem Fach nur wenige Lehren gegeben, die eine solche Faszination auf die Menschen ausgeübt haben wie Galls Lehre von der «Phrenologie» – abgeleitet vom griechischen Wort *phrenos*, Geist. Überall in Europa entstanden wissenschaftliche Gesellschaften, die glaubten, durch Vermessung der Schädeloberfläche auf Charakter und Verstandesgaben schließen zu können. Obwohl experimentelle Daten völlig fehlten, ging man schnell dazu über, Apparaturen zu entwickeln, die den Schädel nach standardisierten Verfahren vermessen konnten, um bei Kindern besonders förderungswürdige Begabungen zu entdecken oder für Kriminelle mit einer Vergrößerung des «Trieborgans» Strafmilderung zu beanspruchen. Denken wir an die Irrationalität, mit der noch heute verschiedene Therapieverfahren bei schweren psychischen Erkrankungen, vom Urschrei bis zur Verabreichung von Kräuterextrakten, ohne jede wissenschaftliche Grundlage angewandt werden, dann steht es uns nicht an, die Phrenologie des badischen Arztes und Ana-

tomen Franz Joseph Gall als Kuriosum zu belächeln. Selbst heute
noch sind Tabletten, die nichts anderes als gewisse Kräuterextrakte
enthalten, deren Wirkung bei schweren Depressionen zweifelhaft
ist, die in Deutschland meistverkauften Antidepressiva. In seiner
Zeit war Gall ein Vorreiter; es dauerte nicht lange, bis der französische Hirnforscher Paul Broca und sein deutscher Kollege Karl
Wernicke im späteren 19. Jahrhundert tatsächlich Gehirnareale entdeckten, die für die Sprachbildung und ihr Verständnis eine entscheidende Rolle spielen.

Schließlich ist dem aus einem kleinen Dorf in Baden-Württem-
berg stammenden Korbinian Brodmann die detaillierte Aufteilung
der Hirnrinde in 52 Areale zu verdanken. Diese «Brodmann-Areale» unterscheiden sich nicht nur hinsichtlich ihrer Feinstruktur,
wie man sie unter dem Mikroskop erkennt, ihnen kommen auch
spezielle Aufgaben für das Funktionieren des gesamten Organismus
zu. So gibt es Brodmann-Areale für das Hören, das Sehen, die Bewegungen und viele andere Aktionen des Körpers. Zunächst war
Korbinian Brodmann, der Sohn eines Landwirts, entschlossen, seinen Beruf als Psychiater auszuüben. In Frankfurt traf er dann seinen
Kollegen Alois Alzheimer, der zwar selbst zeitlebens als Psychiater
tätig war, sich aber wissenschaftlich immer mehr der Grundlagenforschung, insbesondere pathologischen Veränderungen bei Hirnerkrankungen, zuwandte. Alzheimer ermutigte Brodmann, sich ebenfalls in dieser Richtung zu engagieren. Brodmann befolgte diesen
Rat und schuf mit seiner räumlichen Aufteilung der Hirnrinde ein
Werk, das bis heute gültig ist. Die uns jetzt zur Verfügung stehenden
bildgebenden Verfahren haben Brodmanns Lehre bestätigt. Gerade
darin liegt die Faszination der neuen Methode der bildgebenden
Verfahren: Sie bestätigen nicht nur lange bestehende Konzepte, sondern zeigen auch, dass bei Denken, Fühlen und Wollen in unserem
Gehirn tatsächlich materielle Prozesse ablaufen. So war ein Artikel
der *New York Times* im Januar 2007 auch mit der erstaunten Frage
überschrieben: «Can Brain Scans See Depression?» («Kann man im
Kernspin die Depression sehen?») Gegen Ende seiner Laufbahn
nahm Brodmann einen Ruf an die von Kraepelin gegründete Deut-

sche Forschungsanstalt für Psychiatrie, das heutige Max-Planck-Institut für Psychiatrie, an.

Eine der Hirnregionen, die in enger räumlicher und funktionaler Beziehung zu den von Brodmann definierten Arealen der Hirnrinde steht, ist der Hippokampus. Diese Hirnstruktur befindet sich im sogenannten Schläfenlappen. Dieser Teil des menschlichen Gehirns liegt seitlich über den Schläfen. Der Name der für die psychiatrische Forschung so immens wichtigen Hirnstruktur leitet sich von einem Meeresungeheuer aus der griechischen Mythologie ab. Dieses Fabelwesen ist halb Pferd *(hippos)* und halb Wurm *(kampos)* und wurde wegen seiner Ähnlichkeit zur äußeren Form dieser Hirnstruktur zu deren Namensgeber. Das herausragende Interesse am Hippokampus – das darf in aller Ehrlichkeit gesagt werden – hat auch damit zu tun, dass man diese Hirnstruktur besonders gut mit den zur Verfügung stehenden Messmethoden untersuchen konnte. Das erinnert an die Anekdote des betrunkenen Mannes, der den nächtens irgendwo verlorenen Hausschlüssel unter einer Straßenlaterne sucht, weil man dort am besten sieht. Indessen wäre es ungerecht, in den experimentellen Vorzügen, also dem Licht der Straßenlaterne, den einzigen Grund für die Sonderstellung des Hippokampus in der psychiatrischen Grundlagenforschung zu sehen. Diese Region ist unter anderem eng mit der Großhirnrinde, vor allem dem bei uns Menschen besonders stark entwickelten Bereich auf der Stirnseite des Gehirns, sowie den Mandelkernen und dem Hypothalamus verschaltet. Die Mandelkerne, von Hirnanatomen auch Amygdalae genannt, sind eine Ansammlung kleiner Kerngebiete, die beim Menschen mit nahezu allen Hirngebieten verbunden sind. Sie werden manchmal auch mit einer Alarmanlage verglichen; denn dort wird alles, was wir mit unseren Sinnesorganen, den Augen, den Ohren und der Nase, aber auch der Schmerzempfindung wahrnehmen, rasch bewertet, die davon ausgehende Gefahr abgeschätzt und eine Abwehrreaktion eingeleitet, noch bevor wir uns gedanklich der Gefahr bewusst sind. Es ist leicht nachvollziehbar, dass wir bei Menschen, die an Depression erkrankt sind, denen alles bedrohlich und negativ eingefärbt erscheint, eine Veränderung der Aktivität in den Amygdalakernen vermuten.

Die andere für unsere Forschung besonders wichtige Hirnstruktur, die eng mit dem Hippokampus verschaltet ist, wird Hypothalamus genannt. Diese Hirnregion, nur 15 g schwer und nicht viel größer als ein 5-Centstück, sitzt gewissermaßen auf dem Boden unseres Gehirns und ist so etwas wie eine Relaisstation, die alle Aktionen unseres Gehirns in Aufträge an alle anderen peripheren Körperfunktionen übersetzt. Die betreffenden Signale leitet der Hypothalamus in Form kleiner Eiweißmoleküle weiter, die zunächst von der Hypophyse empfangen werden. Die Hypophyse ist eine kleine Drüse in der Nachbarschaft des Hypothalamus, aber bereits außerhalb des Gehirns und hat daher direkten Zugang zum Blutkreislaufsystem der Peripherie. Die Eiweißmoleküle, Peptide genannt, die von Nervenzellen des Hypothalamus zur Hypophyse gesendet werden, produzieren in dieser Drüse Hormone. Diese von der Hypophyse in die Blutbahn entlassenen Hormone steuern unsere Schilddrüse, die Geschlechtsdrüsen, das Wachstum, aber auch Durst und Hunger. Neben der Steuerung der Hormone ist die kleine Hirnregion, der Hypothalamus, auch für unseren Schlaf-Wach-Rhythmus verantwortlich.

Sehr vereinfacht können wir festhalten: Es besteht ein enger anatomischer und funktioneller Zusammenhang zwischen unserer Hirnrinde, vor allem deren Stirnseite (präfrontaler Kortex), dem Hippokampus, den benachbarten Mandelkernen, dem Hypothalamus und der Hypophyse. Dabei werden Sinneseindrücke, die wir mit Augen, Ohren und der Nase aufnehmen, in Nervenzellaktivität umgewandelt, im präfrontalen Kortex mit abgespeicherten Gedächtnisinhalten konfrontiert, und je nach Ergebnis der Bewertung wird eine angemessene Reaktion in Gang gesetzt. Man kann den präfrontalen Kortex als oberstes Kontrollzentrum für die Handlungssteuerung ansehen. Diese Hirnregion wird bei allen Lebewesen erst spät entwickelt und ist beim Menschen im Vergleich zu anderen Lebewesen besonders stark ausgeprägt. Ihre enge Verknüpfung mit den Mandelkernen stellt die Regulation unserer emotionalen Beteiligung bei der Bewertung der aufgenommenen Informationen und ihrer Umsetzung in Handlungsabläufe sicher. Der Hippokampus spielt dabei eine besonders wichtige Rolle, weil bei ihm viele Informationen zusammenlaufen und von ihm in verschiedenen Gedächtnisspeichern der Hirnrinde abgelegt werden. Durch seine Verbindungen zum Hypothalamus ist er in der Lage, mit Hilfe von Hormonen die Korrespondenz zwischen Hirn und restlichem Körper aufrechtzuerhalten. Der Hippokampus ist also nicht nur für die Gedächtnisbildung und infolgedessen für unsere Fähigkeit wichtig, uns an etwas zu erinnern, also auf abgespeicherte Informationen zurückzugreifen, sondern er sorgt auch für die Koordination der Anpassung aller anderen Körperfunktionen an eine aktuelle Situation. Vor allem bei diesem letztgenannten Schritt übernehmen die Hormone eine besonders wichtige Aufgabe. Die Entschlüsselung dieses Organisationsplans auf molekularer, biochemischer, aber auch auf funktionaler Ebene ist für die gegenwärtige Arbeit über die Entstehungsweise der Depression und die Erforschung der Wirkmechanismen von Antidepressiva von zentraler Bedeutung. Mit Hilfe bildgebender Verfahren hat man nämlich bei depressiven Patienten eine Verkleinerung des Hippokampusvolumens entdeckt und daraufhin zahlreiche Forschungsprojekte durchgeführt mit dem Ziel, herauszufinden, ob diese Volumenverkleinerung Ursache oder Folge der Depression ist und welcher Mechanismus dies verursacht haben könnte. Dabei halfen den Forschern wieder einmal tierexperimentelle Untersuchungen, vor allem an Ratten und Mäusen, die in stressvollen Situationen gehalten wurden. In den Gehirnen dieser Tiere fanden sich ebenfalls Verkleinerungen des Hippokampus.

Der amerikanische Biologe Robert Sapolsky ging noch einen Schritt weiter: Er beobachtete in einem Naturpark der Serengeti in Kenia eine Kolonie von Pavianen, bei denen eine streng hierarchische Ordnung herrscht. Bei denjenigen Pavianmännchen, die in der Rangordnung ganz unten stehen, bei der Nahrungsverteilung benachteiligt werden und sich auch den Weibchen nicht nähern dürfen, ohne von den dominanten «Alphatieren» angegriffen zu werden, konnte er ebenfalls eine Verkleinerung des Hippokampus beobachten. Was ist hier Ursache und was Wirkung? Ist diese für die

Organisation von Gedächtnis und Erinnerung, für unsere Emotionen und die Stresshormone so wichtige Hirnregion von Natur aus bei den Unterlegenen kleiner, ja sind sie unterlegen, weil der Hippokampus kleiner ist? Oder ist die tägliche Erfahrung, in der Rangordnung ganz unten zu stehen, von der Futterstelle und den Weibchen weggebissen zu werden, derart emotional belastend, dass in der so empfindlichen Hippokampusstruktur Zellen untergehen? Untersuchungen an Ratten unterstützen die zweite Hypothese, wonach durch Stress der Hippokampus kleiner wird. Besonders interessant sind Untersuchungen, die der Göttinger Wissenschaftler Eberhard Fuchs an kleinen Spitzhörnchen, den ursprünglich in Südostasien beheimateten Tupaias, anstellte. Diese Tiere sind Einzelgänger. Dringt ein anderer Tupaia in ihr Revier ein, kommt es zum Kampf, bis der Unterlegene flieht. Verbaut man dem Tier die Fluchtmöglichkeit, ist dies ein Dauerstress. Nach längerer Zeit entwickeln diese an der Flucht gehinderten, unterlegenen Tiere Verhaltensweisen, die an die Symptome einer Depression des Menschen erinnern. Sie klettern nicht mehr munter im Käfig herum, sondern bewegen sich nur noch wenig, wirken apathisch, sie schlafen schlecht, essen kaum, und ihre Stresshormone sind stark erhöht. Bei diesen Tieren fanden die Göttinger Forscher ebenfalls eine Verkleinerung des Hippokampus. Bei experimentell gestressten Tieren ist man nicht wie beim Menschen auf indirekte Volumenmessung mittels bildgebender Verfahren angewiesen, sondern kann alle Hirnareale sehr genau mit dem Mikroskop und mit biochemischen Methoden untersuchen. Man fand hier eine plausible Erklärung für die Veränderung des Hippokampusvolumens: Durch chronischen psychosozialen Stress wird im Hippokampus dieser Spitzhörnchen die feine Verästelung einer speziellen Nervenzellsorte vermindert. Ob dies auch die Ursache für die von vielen, wenn auch nicht von allen klinischen Forschern berichtete Hippokampusverkleinerung beim Menschen mit Depression ist, lässt sich nicht sagen. Besonders spannend ist aber eine Beobachtung, die sowohl an den Spitzhörnchen als auch an Ratten und Mäusen gemacht wurde: Wird den Versuchstieren kurze Zeit nachdem sie psychischem Stress ausgesetzt waren, ein Antidepressivum gegeben, so schreitet die Schrumpfung des Hippokampus trotz psychosozialem Stress nicht weiter fort. Über die Frage, wie Antidepressiva der Schrumpfung dieser Hirnstruktur vorbeugen, lässt sich bis heute nur spekulieren. Eine gängige Hypothese basiert auf der Beobachtung, wonach an einigen Stellen des Hippokampus aus Stammzellen neue Nervenzellen entstehen können. Für die Genese neuer Nervenzellen – auch Neurogenese genannt – ist ein Eiweißmolekül besonders wichtig. Es trägt den etwas umständlichen Namen «Brain Derived Neurotrophic Factor», abkürzt BDNF. Ein Schweizer Wissenschaftler hat diese Substanz am Max-Planck-Institut für Psychiatrie aus einer riesengroßen Zahl von Kälberhirnen isoliert und entdeckt, dass dieser Faktor für die Neurogenese unerlässlich ist. Durch andauernden Stress wird BDNF unterdrückt und möglicherweise wird dadurch auch die Bildung neuer Nervenzellen verhindert. Durch Antidepressiva wird die Konzentration von BDNF aber wieder erhöht. Protagonisten einer derzeit populären Hypothese meinen, Antidepressiva würden zunächst die Serotonin- und Noradrenalinrezeptoren an der Zellmembran stimulieren; dadurch werden in der Zelle viele Prozesse angestoßen, die auch zur Aktivierung der BDNF-Synthese in der Zelle führen. Verlässt BDNF die Zelle, kann es sich an der Neusynthese von Nervenzellen beteiligen. Die Zellvermehrung hätte demnach nicht nur die unter Antidepressiva beobachtete Volumenvergrößerung des während der Depression geschrumpften Hippokampus zur Folge. Sie würde auch die Eigenschaften der Nervenzellen, vor allem hinsichtlich ihrer Fähigkeit, Signale weiterzuleiten, günstig beeinflussen. Diese Hypothese ist aus zweierlei Gründen attraktiv: Einmal könnte sie erklären, warum bei Patienten mit Depression der Hippokampus ein verkleinertes Volumen besitzt, das sich nach erfolgreicher Therapie wieder normalisiert. Zum anderen wird dadurch plausibel, weshalb zwischen dem Beginn der antidepressiven Therapie und dem Ansprechen auf das Antidepressivum so viel Zeit verstreicht; denn es ist klar, dass dieser Prozess viele hochkomplizierte, zeitraubende Stufen durchläuft.

Wie so oft bei Forschungsarbeiten, die sich derart komplexen

Themen zuwenden, basieren zunächst alle Erklärungsweisen auf Korrelationen, also der Beziehung verschiedener Variablen zueinander. Ob ein ursächlicher Zusammenhang zwischen den hier beschriebenen Beobachtungen, der Neurogenese und der Antidepressiva-Wirkung besteht, ist dabei noch völlig unklar. Vor allem weiß niemand, ob die bei Stress unterdrückte Neusynthese von Nervenzellen irgendetwas mit der Entstehung depressiver Symptome zu tun hat. Es ist auch nicht klar, ob die mit Unterstützung der Antidepressiva neu gebildeten Nervenzellen überhaupt in die bestehenden Schaltkreise des Gehirns integriert werden. Und schließlich ist die Zahl der Zellen, die maximal neu gebildet werden, viel zu gering, um die Volumenänderung, die wir unter Therapie beobachten, zu erklären.

Bei aller Bewunderung für die vielen raffiniert ausgedachten Experimente, deren sorgfältige Durchführung und die kluge Analyse der gewonnenen Daten müssen wir in Bescheidenheit anerkennen, dass auch der hier beschriebene Weg nicht zu weitreichenden Erkenntnissen geführt hat, die uns die Entstehung der Depression und die Wirkungsweise der Antidepressiva erklären könnten.

Antidepressiva in der Kritik

Trotz des großen Segens, den Antidepressiva für Menschen, die an Depressionen leiden, gebracht haben, wird diese Medikamentensorte immer wieder in der Öffentlichkeit angegriffen. Bedenkt man, wie viele Menschen täglich Antidepressiva einnehmen, sei es, um ihre akuten Symptome zu überwinden, oder aber, um einem Rückfall vorzubeugen, kann man sich leicht vorstellen, wie schockierend es für sie sein muss, wenn sie auf der ersten Seite ihrer Tageszeitung lesen müssen: «Antidepressiva sind unwirksam». Solche Aussagen stammen – meines Wissens – ausschließlich von Autoren, die selbst nicht Fachärzte für Psychiatrie sind, oft nicht einmal Mediziner. In einem in der Öffentlichkeit besonders bekannt gewordenen Fall ist der Autor einer solchen Arbeit ein Psychologe und leidenschaftlicher Befürworter von Hypnose als Therapie psychischer Leiden. Was steht nun hinter diesen Angriffen auf antidepressiv wirkende

Medikamente? Ausgangspunkt der Kritik sind sogenannte Metaanalysen. In diesen führt man eine möglichst große Zahl klinischer Studien zusammen, bildet also gewissermaßen einen «Mittelwert» über die Gesamtheit all dieser Untersuchungen. Tatsächlich ist bei einigen derartigen Analysen keine Überlegenheit der Antidepressiva gegenüber der Einnahme von Scheinpräparaten, sogenannten Placebos, nachweisbar. Irreführend ist aber, dass in solchen Analysen Studien in «einen Topf» geworfen werden, die vollkommen verschieden sind. Das betrifft nicht nur die Qualität der verschiedenen Studien, sondern auch deren Zielsetzung. Oft geht es in kontrollierten Arzneimittelprüfungen darum, herauszufinden, ob ein Medikament Nebenwirkungen hat, z. B. zu erhöhter Müdigkeit, Mundtrockenheit, Gewichtszunahme, sexuellen Störungen und ähnlichen, oft sehr unangenehmen Effekten führt. Auch Veränderungen von Laborwerten werden hierbei erfasst. Unter dem Begriff «kontrollierte Studie» versteht man, dass weder der Patient noch der Arzt weiß, ob in der Tablette das Prüfpräparat oder eine völlig neutrale Substanz, z. B. Milchzucker, enthalten ist. So objektiv und neutral eine solche Versuchsanordnung auf den ersten Blick erscheint, steckt sie doch voller Tücken: Die Patienten, an denen man neue Medikamente prüft, werden oft über Zeitungsanzeigen von Spezialfirmen angeworben. Diese Firmen arbeiten im Auftrag der Pharmaunternehmen und verpflichten sich, eine kontrollierte Studie in einem vertraglich festgelegten Zeitraum durchzuführen. Zu einer solchen Studie werden nur Patienten aufgenommen, die vorgegebene Kriterien erfüllen. Dazu gehört natürlich die Diagnose einer Depression, wenn es um die Prüfung eines Antidepressivums geht. Aber auch der Schweregrad der Depression ist ein wichtiges Kriterium. Gerade hier besteht aber eine erhebliche Grauzone, denn der Schweregrad lässt sich gar nicht objektiv messen, im Gegenteil, seine Bewertung unterliegt immer der subjektiven Einschätzung durch den Untersucher. Dieser ist jedoch versucht, um die Studie in der vorgegebenen Frist durchzuführen, bei der Einschätzung des Schweregrads eher zu hoch zu liegen, damit der Patient auch für die Aufnahme in die Studie geeignet ist. Die Gefahr, die sich daraus ergibt, ist offensichtlich: Werden allzu viele Leichterkrankte in die Prüfung einbezogen, wird die Wirksamkeit eines Medikaments gegenüber einem Scheinpräparat, dem Placebo, keine große Rolle mehr spielen. Wie aber soll die Wirkung des jeweiligen Medikaments gegen Symptome der Depression deutlich werden, wenn diese Symptome nur sehr schwach ausgeprägt sind? Ein Medikament gegen Fieber würde man ja auch nicht bei Menschen testen, die nur eine ganz leichte Erhöhung ihrer Körpertemperatur aufweisen. Obwohl sich mit dem Thermometer die Temperatur objektiv messen lässt, würde es niemanden wundern, wenn man sich bei sehr leichtem Fieber schwer täte, den Vorteil eines Medikaments gegenüber einem Placebo nachzuweisen. Die Temperatur kann durch das Medikament ja nur auf den Normalwert zurückgeführt werden. Auch das beste fiebersenkende Medikament wird nicht zur weiteren Abkühlung des Patienten unter die Marke von 37 °C führen. Bei der Depression ist die Situation nicht anders. Erschwerend kommt allerdings hinzu, dass auch Patienten mit Depression ihre Bereitschaft zur Teilnahme an der Studie in Form einer Einwilligungserklärung abgeben müssen. Das ist unter ethischen und juristischen Gesichtspunkten vollkommen richtig. Aber gerade sehr schwer Kranke sind zu einer solchen Entscheidung gar nicht in der Lage. Schließlich ist das Ansprechen auf ein Scheinmedikament, das bei Leichterkrankten nicht selten gute Wirksamkeit zeigt, ein Phänomen, das wir in der gesamten Medizin finden und für das wir noch keine befriedigende Erklärung haben. Eine naheliegende Deutung ist die hohe Zuwendung, die allen Patienten in solchen kontrollierten Medikamentenprüfungen zuteil wird. Die Patienten werden nicht selten mehrmals in der Woche sehr gründlich untersucht, nach ihren Symptomen befragt, ob es ihnen schon besser gehe oder ob Nebenwirkungen aufgetreten seien. Diese Fürsorge ist für viele Menschen gerade in der schwierigen Zeit einer depressiven Episode eine große Erleichterung und somit von hohem psychotherapeutischem Wert und kann auch zur Verringerung der subjektiv wahrgenommenen Schwere der Symptome führen. Diese Wirkung ist natürlich unabhängig davon, ob der Patient das Prüfmedikament oder eine Scheinsubstanz bekommt. Zudem werden die betreffenden Studien zumeist an ambulanten Patienten durchgeführt und man weiß oft nicht, ob sie nicht zusätzlich irgendwelche Beruhigungsmittel oder Substanzen zu sich nehmen, deren Wirkung sich mit den Prüfmedikationen überlagern. Es bestehen also sehr viele Möglichkeiten, aus derartigen Studien den Schluss zu ziehen, Antidepressiva wirkten wie Scheinmedikamente. Daher haben sich die Zulassungsbehörden in den USA, aber auch in Europa, darauf verständigt, Analysen, die alle Studien über einen Kamm scheren, nicht für die Entscheidung, ob ein Medikament auf den Markt kommt, zu berücksichtigen. Vielmehr achten die Behörden in erster Linie auf die Ergebnisse einzelner, besonders sorgfältig durchgeführter Studien.

Ein weiteres Beispiel für die Irrationalität öffentlicher Diskussionen über Antidepressiva ist der in regelmäßigen Abständen neu aufflackernde Streit über den Zusammenhang zwischen Suizidgedanken und Antidepressiva, vor allem solchen, die zur Klasse der Serotonin-Wiederaufnahmehemmer zählen. Die Beobachtung, es komme während der Behandlung mit Antidepressiva zu Suizidgedanken, ja auch Suizidhandlungen, ist alt. Kurz nach Einführung dieser Medikamente in den 1950er Jahren hat man gelegentlich bei sehr schwer kranken Menschen, die wegen ihrer Depression auch ihres Lebens überdrüssig geworden waren, erlebt, wie unter dem Medikament zunächst ihr Antrieb verstärkt wurde. Hatte sich, was glücklicherweise selten der Fall war, die Schwere der depressiven Symptome, vor allem der Lebensüberdruss, nicht gleichzeitig verringert, dann konnte der gesteigerte Antrieb tatsächlich die Umsetzung des Gedankens an Suizid erleichtern. Gerade dieses Beispiel illustriert, wie enorm wichtig es ist, Depressionstherapien erfahrenen Spezialisten zu überlassen. Wegen der Befürchtung, durch Serotonin-Wiederaufnahmehemmer, wie z. B. Prozac® oder in Europa Fluctin®, könnten Suizidgedanken bei Jugendlichen hervorgerufen werden, wurde von den Gesundheitsbehörden angeordnet, auf den Tablettenpackungen eine entsprechende Warnung anzubringen. Ähnlich wie auf Zigarettenpackungen auf die tödliche Wirkung des Rauchens hingewiesen wird, warnt man nun auf Antidepressiva-

Packungen vor Suizidgedanken, die bei jugendlichen Patienten durch das Medikament hervorgerufen werden können. Wie Untersuchungen in den USA und den Niederlanden zeigten, war die Folge dieser Maßnahme ein starker Rückgang der Behandlung depressiver Jugendlicher mit Antidepressiva und parallel hierzu eine deutliche Zunahme an Suiziden und Suizidversuchen bei diesen jungen Patienten.

Vor einigen Jahren hat man annähernd 2000 Personen, die in New York City an Suizid verstorben waren, Blutproben entnommen und das Blut daraufhin analysiert, ob sie Antidepressiva eingenommen hatten. Tatsächlich fanden sich nur bei einem Viertel der Suizidopfer überhaupt Spuren von Antidepressiva im Blut. Man kann daraus wirklich nicht schließen, diese Medikamente würden Suizide provozieren. Im Gegenteil: In Zürich hat Jules Angst eine Langzeitbeobachtung über mehrere Jahrzehnte an vielen Patienten durchgeführt und verglichen, ob bei fortdauernder Einnahme von Antidepressiva das Suizidrisiko kleiner oder größer ist. Die Ergebnisse dieser und zahlreicher anderer sorgfältig durchgeführter Studien lassen keinen Zweifel an der akuten und auch vorbeugenden Wirkung dieser Medikamente. Diese Feststellung ist aber leider nur statistischer Natur. Das heißt, auf den einzelnen Patienten muss diese positive Aussage über antidepressiv wirkende Pharmaka nicht zutreffen. Genau auf diese Problematik haben wir die Forschung an unserem Institut ausgerichtet: Wir wollen alle Möglichkeiten nutzen, um herauszufinden, welche Therapie für den einzelnen Patienten als Individuum die beste ist.

4 Nachkriegskind

Wissenschaftler sind, so ein beliebtes Klischee, ganz auf ihre Arbeit konzentriert und verbringen zumeist ein langweiliges Leben. Auf sie scheint das Bonmot des Hollywood-Filmproduzenten Samuel Goldwyn, wonach man Autobiographien niemals vor dem Tode schreiben sollte, in besonderem Maße zuzutreffen. Der Kreis derer, die sich an diesen Ratschlag nicht halten, beschränkt sich aber nicht auf Wissenschaftler, sondern umfasst viele Persönlichkeiten des öffentlichen Lebens – bedauerlicherweise, wie man in vielen Fällen meinen möchte.

Wenn ich hier trotzdem einige Seiten meinem Leben, der Vergangenheit meiner Familie und Begegnungen, die für mich prägend waren, widme, dann tue ich dies aus verschiedenen Gründen. Einmal, weil ich selbst neugierig bin, herauszufinden, woran ich mich noch erinnere und wie objektiv ich die Begebenheiten darstellen kann und will. Auch, weil es für mich Zeit ist, Bilanz zu ziehen und herauszufinden, was noch zu tun ist. Ein ganz anderer Grund aber ist mir besonders wichtig: Ich will jungen Menschen zeigen, dass auch ein unkonventioneller Lebensweg eine produktive Wissenschaftlerlaufbahn nicht behindern muss. Im Gegenteil. Vielleicht war die Herkunft aus einem unorthodoxen Umfeld für meinen Lebensweg eher günstig. Ich war im Grunde ein «artiges» Kind und auch als Heranwachsender nicht gerade ein – wie man damals sagte – «Revoluzzer». Wäre ich in einer gut geordneten bürgerlichen Akademikerfamilie aufgewachsen, wäre es mir sicherlich nicht so leicht gefallen, mich über bestehende Dogmen hinwegzusetzen. Manches habe ich allein deswegen anders gemacht, als es den bestehenden Regeln entsprach, weil ich diese nicht kannte. Ich entschied sozusagen «frisch von der Leber weg».

Schauspieler- und Straßenkind

Als meine Mutter bemerkte, dass die Wehen einsetzten, ich also im Begriff stand, das Licht der Welt zu erblicken, waren seit der Kapitulation der Wehrmacht keine drei Wochen vergangen. Ende Mai 1945 rollten durch München Panzer und andere Militärfahrzeuge. Auf Anordnung der amerikanischen Stadtkommandanten herrschte Ausgangsverbot. Als meine Mutter loslief, um eine Hebamme aufzusuchen, wurde sie von einem amerikanischen Soldaten zu ihrem eigenen Schutz, wie er befand, wieder in das Wohnhaus zurückgedrängt. Mein Vater war nicht in der Lage, ihr beizustehen, da er sich gerade in einem anderen Stadtviertel aufhielt und wegen der Absperrungen nicht zu ihr konnte. Schließlich half ihr ein französischer Soldat, der sie in einem Jeep über die holprigen Straßen des zerbombten Münchens zu einer notdürftig eingerichteten Entbindungsstation in Schwabing brachte. Dort kam ich zur Welt, meine Mutter wog nur noch knapp über 40 kg, so stark war sie in den letzten Kriegsjahren abgemagert. In dem feuchten Keller, der notdürftig als Krankensaal eingerichtet war, bekam ich – kaum auf der Welt – eine Lungenentzündung. Obwohl es weder Medikamente noch ärztliche Hilfe gab, überstand ich diese Krankheit. Ich habe noch heute große Bewunderung für die Menschen, die nach den Entbehrungen eines sechsjährigen Kriegs, nach Hunger, Angst vor Bombenangriffen und vor dem Verlust ihnen nahestehender Menschen die Kraft zum Durchhalten und zum Neuanfang hatten. Es gab ja keine funktionierende Infrastruktur mehr, Lebensmittel waren nur auf dem Schwarzmarkt erhältlich, medizinische Versorgung, die viele so bitter nötig gehabt hätten, fehlte. Neben den Bedrängnissen des Alltags erschütterten die Bilder aus den Konzentrationslagern die Menschen tief. Meine Mutter erzählte mir oft, wie deprimiert sie angesichts des kaum zu fassenden Leids war, das das Nazi-Regime den jüdischen Menschen und den Regimegegnern angetan hatte.

Umso mehr war sie bestrebt, ihrem Kind dem Elend zum Trotz eine friedvolle und glückliche Kindheit zu bereiten.

Ein Erlebnis, das meine Eltern immer wieder erzählten, ist kennzeichnend dafür, wie auch ein kleines Kind den herrschenden Mangel durchaus wahrnimmt, obwohl es ja keine Vergleichsmöglichkeiten hat: Mein Vater war Schweizer Staatsbürger, über eine Verbindung, von der ich später noch erzählen werde. Diese Staatsangehörigkeit gestattete es ihm, kurz nachdem es wieder eine funktionierende Konsulatsvertretung in München gab, mir einen Ferienaufenthalt in einem Schweizer Kinderheim zu ermöglichen. Die Stiftung «Pro Juventute» hatte sich zum Ziel gesetzt, durch Kriegsumstände benachteiligten Schweizer Kindern zu helfen, und finanzierte solche Ferien. Ich wurde in ein Kinderheim am Ägerisee im Kanton Zug in der Innerschweiz gebracht, mit dem Ziel, mich «aufzupäppeln». Als mich meine Eltern nach drei Wochen aus dem Kinderheim abholen wollten, gerieten sie in größte Sorge. So sehr sie auch suchten, sie konnten mich nicht finden. Zunächst vermuteten sie, ich hätte mich versteckt, um in Oberägeri bleiben zu können. Dies war aber gar nicht der Fall, ich war vielmehr in dem Kinderheim so dick geworden, dass mich die Eltern nicht wiedererkannten. Die Kinderschwestern berichteten dann auch, dass ich nur schwer aus der Großküche herauszulocken gewesen sei und Nahrungsmittel in Unmengen, vor allem Süßigkeiten, vertilgt habe. Versuche ich herauszufinden, wie weit mein Gedächtnis zurückreicht, dann fällt mir immer wieder die wohlig-warme, wundervoll duftende Großküche in Oberägeri ein. Jedenfalls waren meine Eltern glücklich, ihren Sprössling so liebevoll gepflegt und bestens erholt zurückzubekommen. Noch größer wurde die Freude, als meine Eltern die Mengen an neuer Wäsche und Bekleidung in meinem Koffer vorfanden – insbesondere neue Schuhe, denn solche «Luxusartikel» gab es für Kinder in den Nachkriegsjahren nicht. Ich kann also aus diesem Selbstversuch bestätigen, dass die emotionale Beteiligung, die ein Ereignis begleitet, eine wesentliche Funktion bei der Gedächtnisbildung hat – eine Erkenntnis, der die moderne Neuropsychologie heute viel Aufmerksamkeit schenkt.

Die Schweiz ist mir jedenfalls in bester Erinnerung geblieben und ich bin den fürsorglichen Menschen in Oberägeri bis heute dankbar, nicht nur der Süßigkeiten wegen, sondern auch wegen der für Außenstehende schwer verständlichen Auffassung, wie in der Schweiz Staat und Bürger miteinander umgehen. Meinem Vater war stets sehr daran gelegen, mir dies immer wieder begreiflich zu machen, zu sehr hatte er unter den politischen Verhältnissen gelitten, in denen der Bürger dem Staat gehörte, was die Schranken für die Exzesse der Nationalsozialisten erheblich herabgesetzt hatte. In der Schweiz gehört der Staat den Bürgern, sie lenken und die Politiker haben sich dem Bürgerwillen zu beugen. Beide Eltern waren Schauspieler in München, und ich habe als Jugendlicher meinen Vater oft gefragt, warum er in der Nazi-Zeit in Deutschland geblieben sei, anstatt in die Schweiz zu gehen. Sein Hauptgrund, so erklärte er mir, war, dass er als junger Mann in den 1930er Jahren Intendant einer städtischen Bühne, des Münchner Volkstheaters, wurde und das Gefühl hatte, durch seine Arbeit den Menschen helfen zu können, das Elend um sie herum wenigstens für kurze Zeit zu vergessen. Außerdem, so ergänzte er bei solchen Gesprächen verschmitzt, hätte er sonst meine Mutter nicht kennen gelernt. Damit war das Thema abgeschlossen. In den letzten Kriegsjahren fiel «sein» Theater einem Bombenangriff zum Opfer, die Familie war mithin ohne Einkommen. Nach dem Krieg ging mein Vater in die Schweiz und arbeitete am Zürcher Schauspielhaus als Darsteller. Ich besitze noch viele Fotografien aus dieser Zeit; es hat wohl selten eine deutschsprachige Bühne gegeben, an der gleichzeitig so viele bekannte Schauspieler gearbeitet haben. Die ganze Schweiz, vor allem Zürich und das Tessin, war vor und während des Krieges zur Zufluchtsstätte für Verfolgte geworden.

Einige Jahre nach Kriegsende begannen in Deutschland die Theater wieder ihren Spielbetrieb aufzunehmen und die Filmindustrie entstand neu. Eine der Schlüsselfiguren war Günther Stapenhorst, der bereits Anfang der 1930er Jahre als Produktionsleiter der UFA in Berlin tätig gewesen war und Filme mit Schauspielern wie Renate Müller und Hans Albers gestaltet hatte, die bei ihm ihre ersten Film-

rollen erhielten. 1931 verpflichtete er als Regisseur für den Film
«Emil und die Detektive» die spätere Hollywood-Größe Billy
Wilder. Vier Jahre später wurde Günther Stapenhorst in die Reichskanzlei gebeten und von Adolf Hitler und Joseph Goebbels auf-
gefordert, die UFA inhaltlich, aber auch personell auf die Linie der
Nationalsozialisten zu bringen. Er beschloss, dies nicht zu tun, gab
seine leitende Position bei der UFA auf und emigrierte in die
Schweiz. Diese Entscheidung ist ihm sicher nicht leichtgefallen,
hatte er doch schon einmal seinen Beruf und seine Stellung verloren.
Er war im Ersten Weltkrieg Offizier zur See gewesen, hatte im Ad-
miralstab gedient und als Kapitän an der Seeschlacht am Skagerrak
teilgenommen. Nach Kriegsende musste die deutsche Marine abge-
rüstet werden, eine Aufgabe, die er, wenn auch nur ungern, mit übernahm. Günther Stapenhorst begann zunächst in der Handelsschiff-
fahrt tätig zu werden, bis er sich der Filmbranche zuwandte. Ihr blieb
er auch im Schweizer Exil treu, kehrte 1948 nach Deutschland zurück, gründete verschiedene Firmen und begann Filme zu produzieren. Dabei entwickelte er einen Stil, der für die Unterhaltungsindus-
trie der Nachkriegszeit prägend werden sollte. Kurz hintereinander
entstanden «Das doppelte Lottchen», «Eine Frau, die weiß, was sie
will», «Das weiße Abenteuer», «Im weißen Rössl», «Die Förster-
christl» und «Alraune», ein Film, in dem Hildegard Knef ihre erste
Filmrolle erhielt.

In einigen dieser Filme wirkte auch meine Mutter Margot Rupp
mit, die sich in den Produzenten Günther Stapenhorst verliebte.
Beide gingen von 1950 an eine ungewöhnliche Lebensgemeinschaft
ein, die bis zum Tode von Günther Stapenhorst 1976 Bestand hatte.
Mein Vater, und Ehemann meiner Mutter, duldete diese Situation,
und es entwickelte sich zwischen beiden Männern eine Freundschaft, die auch berufliche Auswirkungen hatte. So produzierte Günther Stapenhorst einen Film über Karl Valentin und Liesl Karlstadt,
in dem mein Vater Regie führte. Diese doch recht konfuse Situation
blieb nicht ohne Auswirkungen auf mein Leben als Kind. Da war
das vergleichsweise glamouröse Flair des Filmproduzenten, der in
Bogenhausen mit meiner Mutter in einer eleganten Wohnung lebte,

in der auch ich ein eigenes Zimmer hatte – in den frühen 1950er Jahren ein besonderer Luxus angesichts der schwierigen Wohnungssituation. Allerdings wurde diese Freude am eigenen Zimmer durch den Umstand relativiert, dass es eigentlich der Raum war, den Günther Stapenhorsts Ehefrau, eine vornehme Adelige, bewohnte. Da sie sich jedoch die überwiegende Zeit des Jahres in der Schweiz oder in Tirol aufhielt, kam es bezüglich der «Doppelnutzung» nie zu Konflikten. Nur zu Stippvisiten besuchte Frau Stapenhorst München. Kündigte sie einen Kurzbesuch an, so wurde mit Hilfe der Fachleute der Filmstudios von Günther Stapenhorst das Kinderzimmer in das Gemach einer geborenen Gräfin umdekoriert. Diese Leute verstanden ihr Geschäft, der Bühnenbildwechsel flog nie auf.

War meine Mutter beruflich oder als Begleitung von Günther Stapenhorst unterwegs, wohnte ich bei meinem Vater, dort hatte ich auch ein kleines Kinderzimmer. Oft wurde ich auch «in Pension» gegeben, wie man damals sagte. Man verstand darunter, dass man das Kind gegen entsprechende Bezahlung einer möglichst vertrauenswürdigen Familie überließ. Solche «Pensionsaufenthalte» konnten sich schon über Wochen, manchmal Monate hinziehen. Als Kind lernte ich schnell, mich mit diesen jeweils neuen Situationen zu arrangieren. Es kam aber auch zu Pannen: Als ich einmal erheblich zu spät zur Schule kam, antwortete ich auf die Frage nach dem Grund wahrheitsgemäß, ich hätte den Weg nicht gefunden und mich verlaufen, was natürlich erhebliches Gelächter auslöste. Ich habe mich oft gefragt – und mein gegenwärtiger Beruf legt dies besonders nahe –, ob diese komplizierten Verhältnisse, mit zwei Vätern und stets wechselnden Aufenthaltsorten innerhalb der gleichen Stadt, nicht zu Persönlichkeitszügen geführt haben könnten, die meinen Lebensweg wesentlich geprägt haben. Das mag schon sein, andererseits glaube ich aber, dass in dieser Zeit höchst verworrene Lebensverhältnisse und unklare Bezugssysteme irgendwie normal waren. Das Wesentliche ist in solchen Situationen immer, dass sich das Kind der Liebe seiner Mutter und seines Vaters, in meinem Falle sogar zweier Väter, sicher sein kann. Ich hatte stets das Gefühl, mich auf meine Eltern verlassen zu können; auch wenn sie lange Zeit abwe-

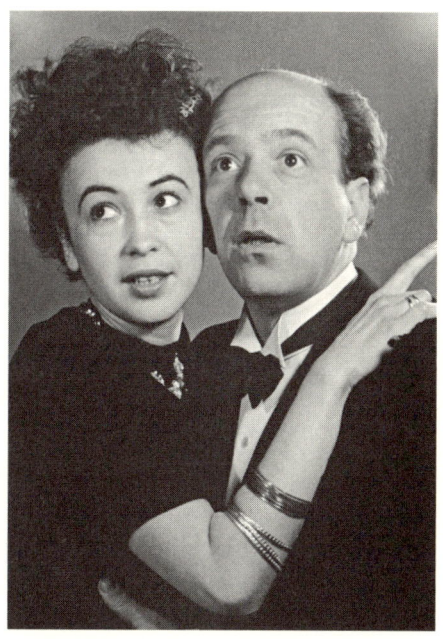

Meine Eltern Margot Rupp und Willem Holsboer in einer auf der Bühne des Münchner Volkstheaters aufgeführten Komödie.

send waren, wusste ich doch stets, dass sie wiederkommen würden und auch aus der Ferne über mich wachten.

Eine andere Komponente war viel bedrohlicher, und das war die «Straße». Es gab ja keine Spielplätze oder Kindergärten und für uns Buben war die Straße das pure Abenteuer. Wir kletterten durch Ruinen, die nur notdürftig vom größten Schutt und ungezündeten Bomben, «Blindgängern», wie man sagte, befreit waren; niemals wurde uns bewusst, in welch großer Gefahr wir spielten, bis eines Tages ein Spielkamerad von einem herabstürzenden Balken erschlagen wurde. Unsere Eltern hatten uns zwar immer wieder eingebläut, nicht in die Ruinen zu gehen, die Verlockung war aber einfach zu groß. Trotz des schrecklichen Unfalls hörten wir nicht auf, dort zu spielen, waren allerdings bei Weitem nicht mehr so unbeschwert wie vorher. Im Gegenteil, wir durchzogen nun die Ruinen mit höchster Aufmerksamkeit, schätzten ab, ob die Decken über uns halten würden, ob eventuell «Blindgänger» herumlägen, und taten jeden einzelnen Schritt mit Bedacht. Auf alle Fälle lernten wir in sehr frühen Jahren den Umgang mit der Gefahr und entwickelten den damals so dringend nötigen Überlebensinstinkt, ein Talent, das mir heute noch nachgesagt wird.

Ähnlich verhielt es sich mit unseren «Beschaffungsfahrten» in die Gegenden, in denen der Schwarzmarkt blühte. Die Älteren von uns postierten sich mit Unschuldsmiene an der Möhlstraße im Stadtteil Bogenhausen in der Nähe der Stände, an denen schwer erhältliche Ware, vornehmlich aus den Läden der Besatzungsmacht, «verschachert» wurde, etwa eine Stange Zigaretten der Marke Lucky Strike gegen ein Goldarmband. Die Jüngeren unter uns – und ich war einer der Jüngsten – stellten sich hingegen an der Straßenzufahrt auf. Denjenigen, die einen Roller besaßen, wozu ich mich – der Schweiz sei gedankt – zählen durfte, fiel eine besonders wichtige Aufgabe zu: Immer wenn die sehr deutlich sichtbaren schweren amerikanischen Straßenkreuzer der Militärpolizei einbogen, fuhren wir mit dem Roller in Sichtweite der Posten und gaben ein Zeichen. Denn sobald die Schwarzmarkthändler die Militärpolizei sahen, versteckten sie rasch die Ware unter Tüchern oder warfen sie hinter die Hütten, wo sie dann leichte Beute unserer «Beschaffer» wurde.

Viele Jahre später habe ich noch einmal über die bewegte Geschichte der Möhlstraße nachgelesen, in der ich als kleiner Bub mit dem rauen Leben konfrontiert war. Zunächst wohnte hier in einer der Villen von 1941 bis 1945 Heinrich Himmler, der als Reichsführer-SS maßgeblich den Terror des «Dritten Reichs» organisierte und für die Vertreibung und Ermordung von Millionen von Menschen mitverantwortlich war. Nach Himmlers Selbstmord wurde sein Haus von der US-Armee beschlagnahmt und später dem Land Bayern übereignet. Neuer Mieter wurde schließlich das «Zentralkomitee der befreiten Juden in Bayern». Dieser Benutzerwechsel steht für die Entschlossenheit, mit der die jüdische Organisation ihr Terrain in der Möhlstraße wieder zurückerhalten wollte. Zu Beginn der 1930er Jahre hatten in der Möhlstraße so angesehene jüdische Persönlichkeiten wie z. B. Richard Willstätter gewohnt, der 1915 für seine Forschungsergebnisse mit dem Chemie-Nobelpreis ausgezeichnet worden war. In der Nachkriegszeit entwickelte sich hier ein erstes Zentrum jüdischen Lebens in München, mit einer kleinen Synagoge, der Verteilungszentrale der UNRRHA (Hilfsorganisation der Vereinten Nationen für die KZ-Überlebenden) und einer Vielzahl von Läden und Verkaufsständen.

Die Erfahrungen, die wir bei unseren Abenteuern auf der Straße sammeln konnten, haben gewiss einige meiner Persönlichkeitszüge geprägt, und das gilt nicht nur für die Erlebnisse auf dem Schwarzmarkt, sondern auch für die erschütternden Anblicke verstümmelter Soldaten, die bettelnd auf den Straßen saßen, sowie die sich rasch entwickelnden Kontraste zwischen Arm und Reich. Wie ich aber noch genauer ausführen werde, wird der Mensch zu jedem Zeitpunkt seines Lebens durch seine genetische Veranlagung ebenso wie durch seine Lebenserfahrung geprägt. Kein Mensch befindet sich zu einem bestimmten Augenblick in dem gleichen Zustand, in dem er kurz vor diesem Augenblick war oder kurz danach sein wird; bildhaft gesprochen «fliegt» jeder von uns wie ein Pfeil durch die Zeiträume.

Der Begründer des Zauberbergs

Als ich auf die Welt kam, hatte die Mutter meines Vaters Zweifel daran geäußert, ob ihr Sohn denn wirklich mein Vater sei. Als Schwäbin aus bürgerlichem Hause hatte sie wohl Vorstellungen von der Künstlerbourgeoisie, die angesichts der Verhältnisse in den letzten Kriegsjahren recht unrealistisch waren. Als ich sie dann aus dem Säuglingsbett anstrahlte, soll sie, so erzählte mir meine Mutter, schwäbelnd resigniert haben: «Es isch doch a Holsboer.» Heute hat man raffinierte Gentests, um die Vaterschaft zu bestätigen. Klar ist aber, dass ich später neugierig war, zu erfahren, was denn meine Großeltern für Lebensläufe hatten und ob ich etwas an mir entdeckte, das ich von ihnen geerbt haben könnte.

Über meinen Großvater väterlicherseits konnte ich wenig in Erfahrung bringen; meine Großmutter durfte man darauf nicht ansprechen und mein Vater wusste auch nicht viel zu berichten. Soweit ich herausfand, war er, Florian Johann Holsboer, der Sohn einer wohlhabenden Hoteliersfamilie, der mit schicken Sportautos Europa bereiste und in höchsten Kreisen verkehrte. Bei einem Besuch am württembergischen Hof fand er an der Tochter eines Hofkochs so großes Gefallen, dass er mit ihr eine Liebesbeziehung einging, der mein Vater entsprang. Kurze Zeit später verließ er die bürgerliche Idylle und soll im Alter von 26 Jahren bei einem Autounfall ums Leben gekommen sein. Er erfüllte wohl alle Kriterien, mit denen man später einen Playboy definierte. Jedenfalls war es für mich stets befremdlich, mir meinen Großvater als einen 26 Jahre jungen Lebemann vorzustellen. Er war wohl das «schwarze Schaf» einer Familie, die sich in der Schweiz große Verdienste erworben hatte.

Mein Urgroßvater, der wie mein Vater Willem Jan Holsboer hieß, stammte aus der niederländischen Provinz Geldern, verließ als Vierzehnjähriger das Elternhaus, fuhr zur See, wurde Kapitän und bereiste schließlich als Handelsmann die Weltmeere. Später wurde er Bankier und heiratete eine junge Engländerin, die bald an Tuberkulose erkrankte. Ihr behandelnder Arzt machte Holsboer auf Berichte aufmerksam, wonach ein längerer Aufenthalt im Davoser Hochtal auch bei fortgeschrittener Lungenerkrankung noch erstaunliche Heilwirkungen hervorbringen würde. Holsboer zögerte nicht, die damals sehr beschwerliche Reise durch die Bergwelt Graubündens anzutreten, und ließ seine Frau von dem in Davos tätigen angesehenen Arzt Alexander Spengler behandeln.

Der Gesundheitszustand der ersten Frau meines Urgroßvaters besserte sich nicht. Es gab damals noch keine Medikamente gegen Tuberkulose und trotz intensiver Pflege, bei der ihn die Gesellschafterin Marie Büsch unterstützte, verstarb sie im Alter von nur 20 Jahren. Holsboer kehrte dennoch nicht nach Holland zurück, sondern entschied sich, zu bleiben und Davos als Kurort für Lungenkranke zu entwickeln. Trotz des tragischen persönlichen Schicksals glaubte er nämlich fest an die Heilkraft des Davoser Klimas. In dieser Ansicht wurde er von Alexander Spengler bestärkt, der sich als Landschaftsarzt – so nannte man in der Schweiz örtliche Versorgungsärzte – auf die Behandlung der Tuberkulose spezialisiert hatte. Das erste wichtige Projekt war die «Kuranstalt Spengler-Holsboer», die rasch florierte und wiederholt erweitert werden musste. Nach nur wenigen

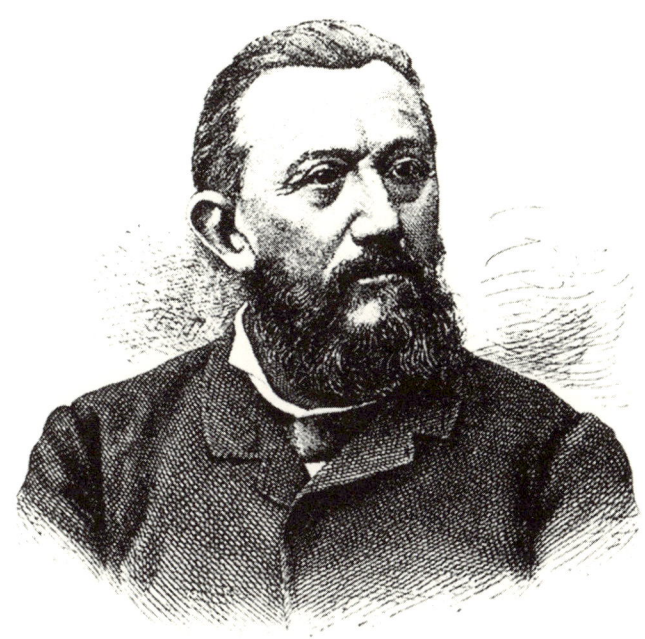

Willem Jan Holsboer (1834–1898) hat Davos als Luftkurort erschlossen und ist Begründer der Rhätischen Bahn.

Jahren wurde die erste Kuranstalt in Davos ein Opfer der Flammen und völlig zerstört. Auch dies brachte Holsboer nicht von seinem Plan ab. Er gründete eine Aktiengesellschaft und fand in dem Basler Bankier Riggenbach einen Investor, der ihm die Mittel verschaffte, die in ihrer Zeit in ganz Europa berühmte «Kuranstalt W. J. Holsboer» zu bauen. Sie war der Kristallisationspunkt für andere Heileinrichtungen und Hotels, wodurch Davos zum internationalen Zentrum zur Behandlung von Lungenerkrankungen wurde. Auch Thomas Manns Roman «Der Zauberberg» wurde von der Atmosphäre dieser Heilanstalten inspiriert, Manns Ehefrau Katia hatte sich hier zur Erholung aufgehalten. Der Erfolg der Kuranstalt war gefolgt vom Bau zahlreicher weiterer Hotels durch Holsboer, die stets ausgebucht waren. Vor allem deutsche und später englische Kurgäste verhalfen Davos zu enormem Aufschwung; in Monographien über Davos wird W. J. Holsboer als dessen wirtschaftlicher Gründer genannt. Schon bei seiner ersten Reise, die er gemeinsam mit seiner lungenkranken Frau angetreten hatte, wurde Holsboer klar, dass die Anreise, die überwiegend mit der Postkutsche erfolgen musste und vom Bündner Rheintal aus fast sieben Stunden dauerte, ein entscheidender Hinderungsgrund für den geplanten Aufschwung des Kurorts war, und er beschloss, dies zu ändern. Als praktisch denkender Holländer erschien es ihm naheliegend, eine Eisenbahnstrecke einzurichten. Die örtlichen Gemeinden kommentierten diese Idee mit Hohn, «schließlich sei man hier nicht im niederländischen Flachland, sondern in den Alpen, in denen man nicht einfach mit der Eisenbahn herumfahren könne.» Offenbar war W. J. Holsboer nicht jemand, der sich seine Visionen leicht ausreden ließ. Er brachte es tatsächlich fertig, die Bahnlinie Landquart-Davos als Schmalspurstrecke in eigener Regie zu bauen und die Finanzierung durch ein Kuratorium zu sichern. Diese Gebirgsbahn, die Rhätische Bahn genannt, sowie ihr späterer Ausbau bis nach St. Moritz, Dissentis und Scuol war für die wirtschaftlich erfolgreiche Erschließung Graubündens entscheidend. Ich vermute, dass die Realisierung dieses Projekts nicht nur eine unternehmerische Glanztat war, sondern auch großes diplomatisches Geschick und Durchhaltevermögen erforderte. So wurde auch in der Festschrift des Schweizerischen Ingenieur- und Architektenvereins zum vierzigjährigen Bestehen der Rhätischen Bahn im Jahr 1903 betont: «Nur wer die Schwierigkeiten kennt, bündnerische Gemeinden unter einen Hut zu bringen, weiß, das von Holsboer vollbrachte Kunststück voll zu würdigen.» Im Jahr 2008 wurde diese weltberühmte Bahn, die hinsichtlich Bautechnik und Linienführung als Paradestück der Bahnpionierzeit gilt, von der UNESCO zum Welterbe der Kultur ernannt.

W. J. Holsboer folgte sein Sohn Willem Alexander als Verwalter des elterlichen Erbes nach; sein zweiter Sohn Max wurde ein erfolgreicher Sportler, er war Mannschaftskapitän eines damals bekannten deutschen Eishockeyvereins, des Berliner Schlittschuhclubs, Filmschauspieler und studierte später Chemie, ohne diesen Beruf je auszuüben. Sein dritter Sohn Florian starb, wie erwähnt, nach einer Kaufmannsausbildung als junger Mann. Nach seinem Tode wurde meine Großmutter ausbezahlt, das kleine Vermögen zerrann als Folge zweier Weltkriege; Kontakte zur Davoser Nachkommenschaft der Holsboers existieren derzeit kaum. Es hätte vielleicht ganz anders kommen können und am Ende wäre ich nicht Chemiker und Psychiater, sondern Hotelier geworden.

Die Frage, ob ich an mir Eigenschaften feststelle, die jenen ähneln, die ich an meinem Urgroßvater entdeckt habe, vermag ich nicht mit Sicherheit zu beantworten. Während Charakter, Aussehen und körperliche Konstitution von Erbfaktoren abhängig sind, unterscheiden sich die äußeren Umstände, unter denen mein Urgroßvater sein Leben verbracht hat, erheblich von denen, die ich erlebte. Dass meine Bereitschaft, Neues zu wagen und Veränderungen, die mir nötig erscheinen, hartnäckig durchzusetzen, Eigenschaften sind, die ich von meinem Urgroßvater geerbt habe, könnte die unter Laien ja weidlich gepflegte Interpretation von Erbmerkmalen nahelegen. Genauso häufig werden Charaktereigenschaften aber auch durch äußere Einflüsse lebenslang festgelegt. Insofern ist eine Prägung durch meinen Stiefvater Günther Stapenhorst ebenfalls eine Erklärungsmöglichkeit, die auch deutlich werden ließe, weshalb ich mich von meinen leiblichen Eltern hinsichtlich zahlreicher, für meine wissenschaftliche Laufbahn wichtiger Eigenschaften so stark unterscheide.

Schulzeit

Mein Vater war durch und durch Künstler. Seine fundierten Kenntnisse der Theaterliteratur, seine schauspielerische Begabung, aber auch seine Fähigkeit, Kollegen und Regisseure zu begeistern, führten dazu, dass er in für damalige Verhältnisse außerordentlich jungen Jahren zum Theaterintendanten berufen wurde. Die administrativen Seiten dieses Amts hingegen interessierten ihn, wie ich gehört habe, gar nicht. Die Stadt München, die Träger des Theaters war, musste ihm einmal in der Woche einen Verwaltungsbeamten ins Büro schicken, um seinen Schreibtisch «zu erledigen». Auch meiner Mutter lag «Papierkram» nicht. Zu Hause herrschte ein freundliches Durcheinander, stets suchte jemand irgendetwas. Die erste Wohnung, an die ich mich erinnere, war ohnehin recht verwinkelt und die Mitbewohnerzahl variierte stark, was damit zu tun hatte, dass im München der Nachkriegsjahre große Wohnungsnot herrschte und man Unterkunftssuchende aufnehmen musste. Eines Tages stand vor unserer Wohnungstür an der Cuvilliésstraße ein bis auf die Knochen abgemagerter Mann in einer halbaufgelösten Offiziersuniform, der aus russischer Kriegsgefangenschaft zurückgekehrt war. Er zog bei uns ein – allerdings nicht als Fremder; vielmehr war er, wie ich später erfuhr, der frühere Liebhaber meiner Großmutter mütterlicherseits, die ebenfalls bei uns wohnte, nachdem sie sich von meinem Großvater getrennt hatte. Als zunächst meine Mutter meistens nicht mehr zu Hause wohnte und ich später ebenfalls zwischen meinen «Vätern» pendelte, war in der Wohnung meines Vaters immer wieder für Kurz- und Langzeitaufenthalte Platz. So richtig Übersicht hatte bis in die frühen 1950er Jahre wohl niemand.

Anfang der 1950er Jahre änderte sich der Lebensstil in München nachhaltig, das «deutsche Wirtschaftswunder» begann langsam spürbar zu werden. Es bestand nun wieder ein brauchbares Straßennetz und es gab regelmäßig zu essen. Für mich gab es nun leider auch regelmäßig Lebertran, der so unsäglich schlecht schmeckte. Ich glaube, dass die gesamte Generation von Nachkriegskindern darunter gelitten hat – mehr noch als an der schier unvermeidlichen Lederhose, die meine Generation etwa sechs Monate im Jahr tagtäglich trug.

Da meiner Mutter eine Rolle in einem Film angetragen wurde, in der sie eislaufen sollte, bekam auch ich Schlittschuhe und lernte ebenfalls, mich auf glattem Eis zu bewegen. Ich hatte an diesem Sport bald sehr viel Freude und bekam sogar Eislaufunterricht. Später brachte ich es als Fünfzehnjähriger zu dem Titel eines deutschen Jugendmeisters im Eiskunstlaufen, obwohl ich, objektiv betrachtet, für diesen Sport nicht allzu viel Talent besaß. Die großen Zeitgenossen im Eiskunstlauf jener Jahre waren das deutsche «Traumpaar» Marika Kilius

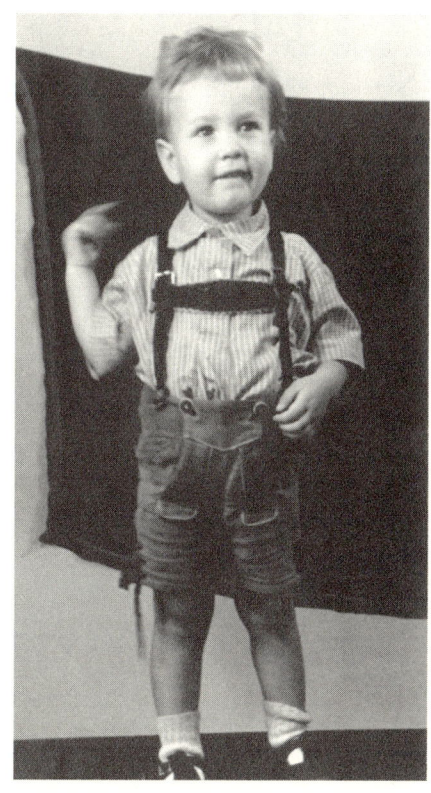

Das Nachkriegskind in der
typischen Lederhose

und Hans-Jürgen Bäumler sowie Manfred Schnelldorfer, die Olym-
piasieger und Weltmeister wurden. An solche sportlichen Erfolge zu
denken, lag mir fern und wäre auch äußerst unrealistisch gewesen.

Anfang der 1950er Jahre profitierten wir nicht nur vom wirtschaftlichen Aufschwung; ich lernte auch eine weitere Schattenseite
des Lebens kennen, denn ich musste zur Schule gehen, was ich ins-
tinktiv als weniger erfreulich empfand. Wenn ich meine Fotos von
der Einschulung betrachte, so ist leicht zu erkennen, dass ich trotz
Schultüte mürrisch dreinschaute und auf die Schule keinerlei Lust
hatte. Vielmehr genoss ich es, nun statt in den Ruinen auf den vielen
neuen Baustellen herumzuklettern, und wollte unbedingt sofort
Maurer werden. In der damaligen Volksschule zu fehlen oder zu
«schwänzen», wie man sagte, war nicht weiter tragisch. Die Zahl der

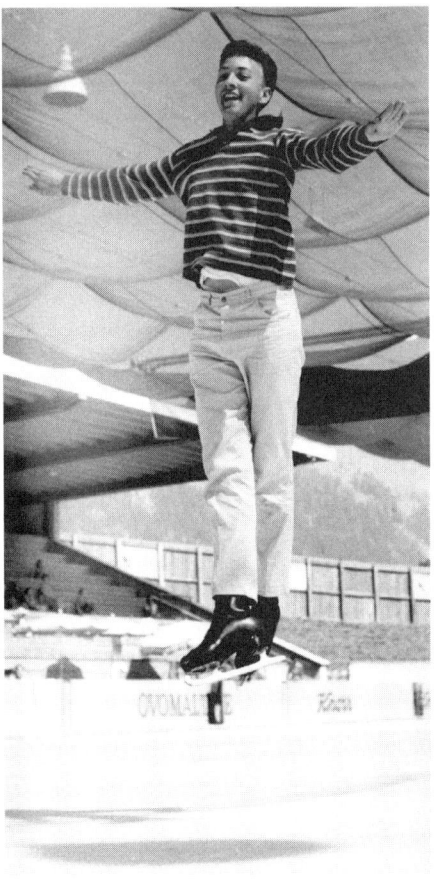

Eiskunstlauf in Davos

Schüler pro Klasse war auf 100 begrenzt, aber wenn alle kamen, war das Klassenzimmer überfüllt, und es war keineswegs für alle Platz. Da ich allerdings sehr häufig fehlte, muss die zuständige Lehrerin dies dann doch bemerkt haben. Sie bestellte jedenfalls meine Eltern ein und empfahl ihnen, mich von der Schule zu nehmen und im nächsten Jahr neu einzuschulen. So kam ich auf die Münchner Rudolf-Steiner-Schule, eine damals notdürftig in Baracken in der Amalienstraße untergebrachte Einrichtung, die der anthroposophischen Weltanschauung anhing. Damals hatte dies aber, soweit ich es rückblickend beurteilen kann, auf die Kinder keine spürbaren

Auswirkungen. Erst viel später las ich in den Schriften von Rudolf Steiner und war erschrocken über die darin vertretenen Positionen. In den frühen Jahren Nachkriegsdeutschlands war wohl der Druck, sich der Alltagspragmatik zu unterwerfen, größer als das Bestreben, «astrale» Denkweisen der Anthroposophie zu kultivieren. Einzig die Eurythmie, eine Art Gymnastik, die aber weniger sportliche als vielmehr spirituelle Züge trug, wollte mir nicht gefallen.

In der Steiner-Schule hatte ich die ersten Freundschaften, die über die oft nur flüchtigen Begegnungen der Straße hinausgingen. Eine davon war die mit Rainer Werner Fassbinder. Als wir uns kennen lernten, verstanden wir uns spontan sehr gut, obwohl wir ein ganz verschiedenes Naturell hatten. Ich war oft bei ihm zu Hause, er wohnte bei seiner Mutter in der Nähe der Zenettistraße, an einer Trambahnhaltestelle, die wir allerdings nur selten gemeinsam erreichten. Damals saß in jedem Trambahnwagen ein Schaffner, bei dem man das Billett lösen musste. Rainer war ungehalten, wenn ihm etwas nicht gefiel, er provozierte Fahrgäste und natürlich auch den Schaffner mit frechen Sprüchen. Mir war das stets peinlich und ich versuchte, ihn zu bremsen, was nie gelang. Die Schaffner verlangten daraufhin jedes Mal, dass er die Tram verließ, oft tat er dies aber auch unaufgefordert. Ich musste dann allein weiterfahren; mit ihm auszusteigen, kam wegen des bereits entrichteten Fahrgelds nicht in Frage. Bei seiner Mutter angekommen, bat er mich, den Zwischenfall nicht zu erwähnen, was ich als Freund auch befolgte. Ich glaube, er hatte bei all dem, was er anstellte, nicht wirklich im Sinn, andere Menschen zu ärgern oder einfach nur launenhaft und böse zu sein. Rückblickend kommt es mir so vor, als habe er schon als Kind mit sozialen Reaktionen experimentiert. Er wollte wissen, wie Menschen, wenn sie aus dem Gleichgewicht gebracht werden, reagierten. Die Situation einer auf engem Raum zusammengedrängten Gruppe fremder Menschen war für ihn wohl einfach eine Versuchsanordnung, an der er ausprobieren wollte, was passiert, wenn die Balance gestört wird. Wenn ich mit ihm allein war, wir spielten oder Hausaufgaben erledigten, war er der freundlichste Mensch. Wenn er aber auf etwas beharrte, sollte man, das hatte ich schnell gelernt, nicht versuchen, ihn

umzustimmen. Eines Tages kam Rainer nicht mehr zur Schule, wir
erfuhren erst später, was geschehen war. Seine Mutter war an Tuberkulose verstorben und er musste in ein Heim. Ich habe erst viel später
wieder von ihm gehört, als er in München sein Theater gegründet
hatte, das er Anti-Theater nannte, und später zu einem der größten
Filmregisseure der Nachkriegszeit avancierte. Eine persönliche Begegnung gab es nie mehr. Oft hatte ich gedacht, ich sollte mich einfach einmal bei ihm melden. Vielleicht hatte ich Angst, er würde sich
an mich nicht erinnern, und schob den Versuch hinaus. Auf einmal
war es dann zu spät, Rainer starb 1982 im Alter von nur 37 Jahren
und hinterließ ein Lebenswerk, das andere Künstler, auch wenn sie
doppelt so alt werden, nicht vorweisen können.

Das Leben zwischen zwei Vätern änderte sich abrupt, als mein
leiblicher Vater für immer in die Schweiz ging, schließlich so schwer
erkrankte, dass er zwei Jahre lang die meiste Zeit im Bett verbringen
musste, bis er 1959 bei München starb. Da war ich gerade 14 Jahre
alt geworden und hatte insistiert, die Steiner-Schule verlassen zu
dürfen, um auf einem Gymnasium das Abitur machen zu können.
Das war gar nicht so einfach, denn die Gymnasien waren überfüllt
und der schulische Kenntnisstand eines Steiner-Schülers lag deutlich
unter dem eines gleichaltrigen Gymnasiasten. Die einzige Alterna-
tive, die sich bot, war die Luitpold-Oberrealschule, die eine naturwissenschaftliche Schwerpunktsetzung hatte, aber gerade eine Lateinklasse, gewissermaßen als humanistisches «Beiwerk», etablieren
wollte, um als Gymnasium anerkannt zu werden. Diese Lateinklasse
fand bei den Eltern anderer Schüler wenig Anklang; nur deswegen
war ich zur «Auffüllung» willkommen. Als ich in die Luitpold-Oberrealschule kam, wurde mir klar, dass hier ein anderer «Wind wehte».
Ich war dieses Tempo von der Steiner-Schule her nicht gewohnt und
benötigte Nachhilfeunterricht, um mithalten zu können. Eine völlig
neue Situation entstand, als zwei Jahre nach dem Schulwechsel der
Chemieunterricht begann. In diesem Fach hatte ich die gleichen
Startchancen wie meine Mitschüler und empfand gleichzeitig zum
ersten Mal eine geradezu befreiende Freude an einem Schulfach.
Anders als in den Fächern, in denen ich als Quereinsteiger immer et-

was kämpfen musste, fiel mir Chemie besonders leicht. Wenn ich mich recht erinnere, hatte ich bis zum Abitur immer die bestmögliche Note. Dabei kam mir zugute, dass meine Begeisterung von meinem «Stiefvater» Günther Stapenhorst sehr gefördert wurde. Im Keller der Wohnung in Bogenhausen, in der er nach dem Tod seiner Ehefrau nun fest mit meiner Mutter und mir zusammenlebte, durfte ich ein kleines Chemielabor einrichten, um Experimente durchzuführen, die aus heutiger Sicht unter gesundheitlichen und ökologischen Aspekten völlig unzulässig waren. Mir war auch bald klar, was ich einmal werden wollte: natürlich Chemiker. So machte ich 1965 das Abitur, erreichte dank Chemie-, Biologie-, Religions- und Deutschnoten knapp den Numerus clausus und freute mich auf die Freiheit des Studentenlebens.

5 Chemiestudium

Die ersten Semester des Chemiestudiums waren im Vergleich zur Schule die reine Freude. In der Schule war ich immer nur Mittelmaß gewesen, hatte mich so durchgewurstelt, um das Abitur mit dem für das Chemiestudium erforderlichen Notendurchschnitt zu schaffen. An der Universität war alles ganz anders. Die Möglichkeit, sich in die Chemie zu vertiefen, die mir schon in der Schule so große Freude bereitet hatte, war genau das Richtige für mich. Meine Begeisterung galt aber nicht, wie man das bei meinem späteren Berufsweg vermuten könnte, der Biochemie, sondern der physikalischen Chemie und hier speziell der Anwendung quantenmechanischer Methodik auf die Chemie.

Zu dieser Zeit war die Chemie insofern im Wandel begriffen, als die zu Beginn des 20. Jahrhunderts gewonnenen Erkenntnisse der Atomphysik auf komplexe Systeme anwendbar wurden. Die Erkenntnis des deutschen Physikers Max Planck, wonach Energie nur in Form unteilbarer Energieelemente, der Quanten, abgegeben werden könnte, führte zur Quantenphysik. Zwischen den beiden Weltkriegen wurde diese weiterentwickelt; Namen wie Werner Heisenberg, Max Born und Niels Bohr stehen für die vielen herausragenden europäischen Physiker, die diese später Quantenmechanik genannte Wissenschaft zu einer neuen, die Physik revolutionierenden Richtung entwickelten. Diese Methode erlaubte die präzise Berechnung physikalischer Eigenschaften sehr kleiner Systeme wie der Elektronenwolken rund um Atome. Auf chemische Probleme angewandt, erlaubte die Quantenmechanik sogar, Eigenschaften kleiner chemi-

scher Moleküle näherungsweise zu berechnen. Ich beschäftigte mich
während des Studiums genauer mit Physik und höherer Mathematik,
weil ich früh den Plan hegte, die Quantenmechanik zur Vorhersage
chemischer Reaktionen zu nutzen. Kühn meinte ich schließlich, die
chemischen Syntheseverfahren, die ja im Wesentlichen empirisch
entwickelt wurden, durch quantenmechanische Voraussagen opti-
mieren zu können. Natürlich musste ich mich, wie jeder andere Student, zunächst durch das sehr arbeitsintensive Studium kämpfen.
Nach den Vorlesungen am Vormittag verbrachte man fast den ganzen
Nachmittag im Labor und erledigte die umfangreichen Analysen
und Syntheseaufgaben, um die Praktikumsscheine zu erhalten. Tatsächlich machte mir das «Kochen» im Labor großen Spaß und die
meisten Experimente gelangen auf Anhieb. Der Gedanke, chemische Reaktionsverläufe durch quantenmechanische Berechnungen
vorhersagen zu können, ließ mich dennoch nicht mehr los. Zwei
Bücher haben mich darin sehr bestärkt, das eine war von Charles
A. Coulson, einem englischen theoretischen Chemiker, der die quantenmechanische Methodik in didaktisch hervorragender Weise zur
Erklärung chemischer Bindungen in Molekülen heranzog. Der Verfasser des zweiten Buchs war Heinz Staab, ein Chemiker, der Ther-
modynamik und Quantenmechanik auf die organische Chemie, also
die Lehre vom Aufbau und von den Eigenschaften der Kohlenstoff-
verbindungen, anwandte, um Reaktionsabläufe zu beschreiben und
auch vorauszusagen. Das Buch von Staab wurde zu einer Art Che-
miebibel. Ich konnte damals nicht ahnen, dass ich diesem großen
Chemiker etwa 20 Jahre später in einer Situation gegenübersitzen
würde, die für meine berufliche Laufbahn entscheidend sein sollte.

Oxford

Am Ende des Studiums ermöglichte mir mein späterer Doktorvater,
Wolfgang Beck, einen Studienaufenthalt bei Professor Coulson in
Oxford. Das war meine erste selbstständige Auslandsreise und ich war
entsprechend aufgeregt. Als ich in Oxford ankam und im Wadham
College einquartiert wurde, fühlte ich mich wie in einer anderen

Welt. In München hatte ich in dieser Zeit, wenn ich nicht gerade «außer Haus» war, mein «Hauptquartier» noch bei meiner Mutter und Günther Stapenhorst. In Oxford bezog ich ein spartanisch eingerichtetes Zimmer mit einem schmalen, harten Bett, irgendwie war alles ein wenig feucht. Es gab auch einen Schreibtisch und einen unbequemen Stuhl. Immer, wenn ich den Füllfederhalter oder Bleistift weglegte, begann er herabzurollen, so schief war der Boden in dem über 350 Jahre alten College. Als ich mich nach der Ankunft gerade einzurichten begann, klopfte es an meiner Zimmertür und Charles A. Coulson stand vor mir. Ein großer, hagerer Mann mit humorvollen Augen hieß mich im Wadham College willkommen. Zumindest vermutete ich dies, denn sein Akzent war so ungewohnt – vornehmstes Britisch, wie ich später erfuhr –, dass ich so gut wie nichts verstand. Für einen von bayerischen Englischlehrern unterrichteten Münchner, der ansonsten den amerikanischen Slang gewohnt war, wie wir ihn täglich aus dem Sender für die in Europa stationierten US-Streitkräfte, dem American Forces Network, hörten, sprach Coulson eine mir nahezu unbekannte Fremdsprache. Mir schwante in diesem Augenblick noch nicht, dass hier ein größeres Problem für mein Studium entstehen könnte. Ich war ja eigentlich nach Oxford gekommen, um quantenmechanische Rechenverfahren zu lernen, was mich meinem Ziel, Reaktionsabläufe vorhersagen zu können, näher bringen sollte. Am Erlernen der in Oxford gebräuchlichen Variante des britischen Englisch hingegen hatte ich wenig Interesse. Zum Glück waren andere ausländische Studenten ähnlich ratlos, bis wir eine Lösung fanden. Wir gingen die Vorlesungsverzeichnisse durch und fanden, dass eine ganze Reihe von Kursen zur Quantenchemie von Dozenten angeboten wurden, die fremdländische Namen trugen. Probeweise setzten wir uns auch in deren Vorlesungen und fanden gute Kompromisse zwischen einem Englisch, das mit spanischem, israelischem oder schwedischem Akzent gesprochen wurde, und den Lehrinhalten zu den uns interessierenden Themen.

Zugegebenermaßen konnte ich mich auf den Stoff nicht gut konzentrieren, konkurrierten die Lehrveranstaltungen in Oxford doch mit London, der europäischen Metropole der «Swinging Sixties», die mit dem Zug nur eine Stunde entfernt war. Ein guter Schulfreund, Peter Vollhardt, der sein in München begonnenes Chemiestudium in London abschloss, lebte dort in einer Studentenbude, die er mit mir teilte, wenn es mich von Oxford nach London zog. Dort trugen die Mädchen die von Mary Quant erfundenen Miniröcke, und rund um die legendäre Carnaby Street schufen sich die jungen Leute eine eigene kulturelle Welt. Überall tönte die Musik der Beatles, der Rolling Stones und von The Doors. Wir probierten Haschisch aus, das mir nicht bekam, und kauften uns bunte Hemden mit aufgedruckten Blumen, Palmen oder Papageien. Nur eine Mode wollte mir nicht gefallen: Die jungen und später auch die älteren Männer ließen sich die Haare immer länger wachsen, mir dagegen gingen sie in dieser Zeit büschelweise aus. Meine beginnende Glatze, eine Erbanlage meines Vaters, hatte, zumindest meiner Selbstwahrnehmung nach, einen sehr ungünstigen Einfluss auf meine Chancen bei jungen Frauen. Aber nicht nur, um Enttäuschungen zu vermeiden, hielt ich mich von Diskos und Rockkonzerten fern, ich hatte auch ein Problem mit der in Mode gekommenen enormen Lautstärke. Am schlimmsten war ein Konzert von Jimi Hendrix, der Kultfigur dieser Zeit und einem der besten Elektrogitarristen, die es gab. Als er auftrat, wurde mir wegen der Lautstärke so übel, dass ich das Konzert verlassen musste, was mich auch deswegen reute, weil ich mir das Geld für die Eintrittskarte zusammengespart hatte. Noch Tage danach sausten mir die Ohren; fortan mied ich Popkonzerte und war so gut wie nie in Diskotheken. Dass die Überempfindlichkeit meiner Ohren später einmal berufliche Entscheidungen beeinflussen könnte, ahnte ich nicht.

Viel stärker als dies heute bei oft verklärten Rückschauen auf die 1960er Jahre deutlich wird, war dies auch eine Zeit der Drogen. Idole wie Jimi Hendrix, Janis Joplin und Jim Morrison bekannten sich zum Heroinkonsum, alle drei starben an einer Überdosis und alle drei wurden nur 27 Jahre alt. Zu den Drogen, die en vogue waren, gehörte auch das Lysergsäurediäthylamid, besser bekannt als LSD oder «Acid». Man glaubte, die durch LSD induzierten Wahrnehmensstörungen, vor allem Halluzinationen, würden zur Bewusstseinserweiterung führen und die Persönlichkeit eines Menschen verbessern. Davon erhoffte man sich eine positive Verwandlung der gesamten Gesellschaft. Der Entdecker von LSD, der Schweizer Albert Hofmann, ist immerhin 105 Jahre alt geworden; viele der Konsumenten von LSD starben sehr viel früher.

Am Computer statt im Labor

Nach München zurückgekehrt, war ich zwar nicht wesentlich gescheiter, was die Verwendung quantenmechanischer Rechenverfahren bei der Lösung chemischer Probleme anbelangte, aber ich war jetzt fest entschlossen, es zu versuchen. Schließlich wollte ich nicht den Eindruck erwecken, ich hätte in Oxford nichts gelernt. Um kundzutun, dass man eigentlich gar nicht mehr ins Labor müsse, weil man alles im Voraus berechnen könne, trug ich nun im Institut der Universität an der Meiserstraße demonstrativ nicht mehr den obligatorischen, von Chemikalien durchlöcherten weißen Kittel. Wie sich bald herausstellte, war dies natürlich Unsinn.

Als günstiger Zufall erwies sich, dass ich einen Mitarbeiter des Münchner Physikers Rudolf Mößbauer kennen lernte. Mößbauer führte als Doktorand am Heidelberger Max-Planck-Institut für medizinische Forschung ein Experiment durch, bei dem er die rückstoßfreie Kernresonanzabsorption von Gamma-Strahlen beobachten konnte. Dies war die Grundlage für den nach ihm benannten Mößbauer-Effekt, für den er 1961, während er am California Institute of Technology forschte, den Nobelpreis für Physik erhielt. Kurz danach kehrte er nach München an die Technische Hochschule zurück und krempelte deren Organisationsstruktur erheblich um. Durch seine Arbeitsgruppe erhielt ich Zugang zur größten IBM-Rechenanlage in Garching und konnte die erhältlichen Rechenprogramme für meine Fragestellung nutzen. Es ist heute kaum mehr vorstellbar, wie kompliziert das war. Wir mussten nicht nur die Programme an die für heutige Verhältnisse schwerfällige Fortran-Programmiersprache anpassen, sondern alle Programmänderungen und

Dateneingaben auf Lochkarten stanzen. Hierfür gab es gesonderte Räume, in denen die Stanzmaschinen standen und ganze Lochkartenpakete unter für meine empfindlichen Ohren kaum erträglichem Lärm für den Rechenvorgang präpariert wurden. Das Ganze hatte noch eine besondere Tücke: Bei den Berechnungen der Energieniveaus, auf denen sich die Elektronen einer chemischen Verbindung in einer vorgegebenen Situation befinden, handelt es sich jeweils nur um Annäherungsrechnungen. Ich versuchte also, mich durch entsprechende Programmschritte dem bestmöglichen Wert anzunähern. Dies war der Fall, wenn der Unterschied im Ergebnis zweier aufeinanderfolgender Rechnungen keine wesentliche Verbesserung brachte, obwohl die Erkenntnisse des vorletzten Rechenschritts in dem letzten berücksichtigt wurden. In einem solchen Fall war der Rechenvorgang abgeschlossen. Wenn nicht, begann er von Neuem. Hatte ich nun einen kleinen Eingabefehler gemacht und war der Wert nicht erreichbar, begann der Rechenvorgang immer und immer wieder, bis die teure Rechenzeit aufgebraucht war. Es war schon jeweils peinlich, wenn ich um ein neues knappes Budget für die Computernutzung nachsuchen musste, stand dahinter doch mein Unvermögen, das Programm richtig zu nutzen. Teilweise belasteten wir auch das Rechnerkonto von Mößbauer, den ich während der ganzen Zeit in Garching nur selten traf. Dann erkundigte er sich interessiert, was ich so mache, stellte relativ einfache Fragen, was mich wunderte, dachte ich doch, ein Nobelpreisträger wisse alles. Total überrascht war ich, als er beiläufig sagte, er würde sich jetzt an etwas Neuem versuchen, die Mößbauer-Spektroskopie sei für ihn langweilig geworden, schließlich mache die jetzt jeder.

Als ich schließlich mit den Berechnungen zu einem, wie ich damals fand, sehr wichtigen Ergebnis gekommen war, erzählte ich dies meinem Chef, Wolfgang Beck, der gerade an die Universität auf den Lehrstuhl für anorganische Chemie berufen worden war. Er hatte große Freude an dem Ergebnis, denn es befasste sich mit seinem damaligen Lieblingsmolekül, dem Fulminat-Ion. Dies ist eine Verbindung, in der ein Kohlenstoffatom an ein Stickstoffatom und dieses an ein Sauerstoffatom gebunden ist und eine negative elektrische

Ladung besitzt. Meiner Modellrechnung zufolge sollte sich im Fall einer Veränderung der Reihenfolge der drei Atome zueinander ein relativ stabiler Zwischenzustand in Form eines Dreiecks bilden. Beck empfahl, dieses Rechenergebnis zu veröffentlichen. Mir musste er das nicht zweimal sagen, ich setzte mich sofort hin und begann, ein langes Manuskript zu schreiben, was natürlich unangemessen war. Am Schluss hatten wir eine kurze wissenschaftliche Mitteilung aufgesetzt, die wir an ein sehr angesehenes Fachjournal schickten. Diese Arbeit wurde tatsächlich kurz darauf, im Jahr 1970, noch bevor ich das Studium abgeschlossen hatte, veröffentlicht. Gerne denke ich daran zurück, weil ich damals so unbekümmert war und etwas ausprobieren wollte, was es in dieser Form noch nicht gab, und ich einen Chef hatte, der mich darin unterstützte. Noch heute kommt mir meine erste wissenschaftliche Arbeit in den Sinn, wenn ein Mitarbeiter mit einer «unmöglichen» Idee zu mir kommt und mich um Unterstützung bittet. Meine Mitarbeiter wissen, dass ich für risikoreiche Projekte zu haben bin. Leider nimmt die Zahl solcher Mitarbeiter immer mehr ab, das Sicherheitsdenken ist auch bei den jungen Forschern auf dem Vormarsch. Es gibt aber noch einen anderen Grund, weshalb ich gerne an meinen ersten Erfolg als Wissenschaftler zurückdenke: Ein holländischer Biologe und langjähriger Freund, Ronald de Kloet, musste anlässlich der Verleihung eines Preises, den ich erhielt, eine Ansprache über meinen Werdegang halten und bereitete sich – wie es seine Art war – darauf gründlich vor. Dabei entdeckte er, dass jene Arbeit wieder zitiert wird, weil meine durch Modellrechnungen getroffene Voraussage mit einer heute zugänglichen Analysemethode bestätigt werden konnte.

«1968»

Auf meinem Weg zum Chemiediplom war ich aktiv in der Studentenbewegung und 1968 als Fachschaftssprecher im Allgemeinen Studentenausschuss (AStA) der Ludwig-Maximilians-Universität München tätig. Über diese Jahre ist in jüngster Vergangenheit eine Menge geschrieben worden, vieles davon nostalgisch verklärt. Doch war die kleine Revolte dieser Jahre nie eine gemeinsame Sache all derjenigen Akteure, die zu dieser Zeit politisch aktiv waren. Es handelte sich vielmehr um ein Gemenge ganz unterschiedlicher Motive und programmatischer Überzeugungen. Die jungen Menschen, die wie ich am Ende des Zweiten Weltkriegs geboren waren, standen vor dem Abitur, studierten oder starteten gerade ins Berufsleben. Ihre Jugend war von der schweren Zeit des Neuaufbaus gekennzeichnet, in der die Wiederherstellung eines funktionierenden Staates und der Zugang zu Konsumartikeln im Vordergrund gestanden hatten. Vor allem aber mussten wir mit dem ungeheuren Ausmaß an Unglück fertig werden, das Nazi-Deutschland über die Welt gebracht hatte. Das politische Leben war erstarrt; der Kalte Krieg hatte Anfang der 1960er Jahre nach dem Bau der Berliner Mauer und der Kubakrise einen neuen Höhepunkt erreicht, der jede politische Bewegung erstickte. Diese Starre war zunächst nichts spezifisch Deutsches, sie bestand weltweit. Nach den humanitären und materiellen Verwüstungen des Zweiten Weltkriegs, seinen vielen Millionen Opfern, dem Massenmord an den Juden durch die Nazis sowie dem Terror Stalins war ein Trauma zu überwinden, das in seiner Dimension wohl nur mit dem des Dreißigjährigen Kriegs vergleichbar ist. Diejenigen, die das Schreckliche erlebt hatten, versuchten sich, unabhängig davon, ob sie sich mitschuldig fühlten oder nicht, neu zu orientieren. Bei uns Schülern und Studenten war die Situation ganz anders. Im Fernsehen verfolgten wir 1961/62 den aus Jerusalem übertragenen Prozess gegen den wegen millionenfachen Mordes angeklagten ehemaligen SS-Obersturmbannführer Adolf Eichmann. Ihn hatte der jüdische Geheimdienst Mossad in Buenos Aires aufgespürt. Mir und vielen meiner Freunde erschloss sich bei diesen Übertragungen aus Israel zum ersten Mal, welche Konsequenzen es haben kann, wenn man seine Handlungen blindlings dem Befehl von Vorgesetzten unterordnet; was geschieht, wenn der Staat von seinen Bürgern Besitz ergreift. Wir hatten uns zu dieser Zeit unter den Nazi-Größen dämonische Verbrecher vorgestellt. Dort saß nun im Gerichtssaal in Jerusalem ein unauffälliger Mann mit dunkler Brille, der in seinem Flanellanzug schwitzte und recht unbeteiligt über einen Kopfhörer den Prozessverlauf verfolgte. Ohne sichtbare innere Beteiligung bestand er darauf, als Befehlsempfänger im juristischen Sinne unschuldig zu sein. Hannah Arendt, die deutsche Politologin jüdischer Herkunft, nahm als Reporterin der Zeitschrift *The New Yorker* am Prozess gegen Eichmann teil, und ich fand damals und tue es noch heute, dass sie die Gefahr eines «Schreibtischtäters» auf den Punkt brachte, indem sie ihren Bericht mit dem Untertitel «Ein Bericht von der Banalität des Bösen» versah. In der deutschen Ausgabe erläutert sie «…Eichmann war nicht… Macbeth… außer einer ganz unglücklichen Beflissenheit, alles zu tun, was seinem Fortkommen dienlich sein konnte, hatte er überhaupt keine Motive.» Für uns jungen Leute war es eine wichtige Erkenntnis, dass Verbrecher auch aussehen können wie der freundlich-unauffällige «Herr von nebenan». Diese Sichtweise hatten wir weder von unseren Eltern noch in der Schule gelernt; dort herrschte gegenüber moralischen Fragen eine erstaunliche Teilnahmslosigkeit. Ich spreche für viele meiner Generation, wenn ich behaupte, dass der Prozess gegen Eichmann bei der Jugend in Deutschland einen Mentalitätsumschwung ausgelöst hat.

Es gab aber auch noch andere Signale: Unsere Eltern waren froh gewesen, in der amerikanischen Besatzungszone zu leben. Immerhin standen die US-Amerikaner für wirtschaftlichen Aufschwung und Wiederaufbau, wie er sich durch den «Marschall-Plan» augenfällig darstellte. Der damals sprichwörtliche «Onkel aus Amerika» brachte für viele westdeutsche Familien Wohlstand und Vertrauen in die Zukunft. Der seit 1961 amtierende amerikanische Präsident John F. Kennedy stand für den Wandel in der Politik, weg vom Establishment der Siegermächte, hin zu einer Allianz gleichberechtigter Völker. Kennedy war damals der Inbegriff von Freiheit und Zivilcourage, er forderte, der Einzelne müsse sich politisch engagieren, um diese Freiheit zu erhalten. Diese Botschaft hatten wir verstanden. Fünf Monate später wurde Kennedy erschossen. Dieser Mord und die Eskalation des Vietnamkriegs leiteten den Antiamerikanismus weiter Kreise, nicht nur der sogenannten Linksintellektuellen, ein.

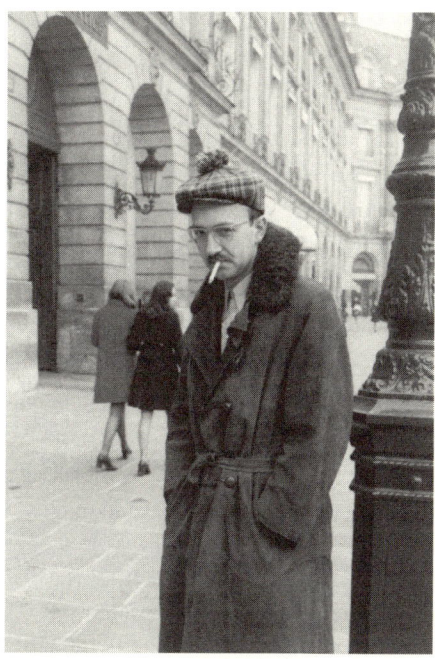

Student in München (1968)

Aber auch vor der Haustür war der Umschwung zu erkennen. Im Juni 1962 hatten sich die Studenten die Freiheit genommen, auf der Münchner Leopoldstraße zu feiern und dabei trotz Verbots Musik zu machen. Bei einem Versuch der Polizei, die Musiker festzunehmen und Ruhe zu schaffen, kam es zu den ersten Rangeleien zwischen Studenten und Polizei. In den folgenden Tagen eskalierte die Situation, es gab Straßenschlachten, an denen sich bis zu 40000 Menschen beteiligten, unter ihnen auch der spätere RAF-Anführer Andreas Baader. Rückblickend werden Historiker prüfen müssen, ob nicht die Schwabinger Krawalle für den Beginn des später artikulierten Wunsches junger Menschen nach Selbstbestimmung standen. Ich persönlich habe mich nie an Straßenkämpfen oder militanten Demonstrationen beteiligt. Bei den Schwabinger Krawallen identifizierte ich mich aber doch vollständig mit den Studenten, die ja gerade gehört hatten, wie Duckmäusertum und Obrigkeitshörigkeit zu Katastrophen führen können.

Und noch ein anderes Ereignis dieser Zeit trug zur Politisierung junger Menschen bei, die wir in diesem Ausmaß heute nicht mehr erleben. Es war die sogenannte *Spiegel*-Affäre, bei der Herausgeber Rudolf Augstein, Chefredakteur Claus Jacobi und weitere angebliche Landesverräter der Redaktion, unter ihnen Conrad Ahlers, verhaftet und inhaftiert wurden. Was uns Jugendliche dabei am meisten verstörte, waren weniger die Scharmützel zwischen der Regierung des 86-jährigen Bundeskanzlers Adenauer sowie seines Verteidigungsministers Franz Joseph Strauß und dem *Spiegel*, der sich selbst die Rolle des intellektuellen Korrektors der Nation zugewiesen hatte. Uns interessierte auch nicht so sehr, ob der *Spiegel*-Artikel «Bedingt abwehrbereit», in dem das Verteidigungskonzept der jungen Republik kritisiert wurde, die Lage richtig darstellte oder nicht und ob es stimmte, wenn Adenauer im Parlament behauptete: «Wir haben einen Abgrund von Landesverrat im Lande». Was wir damals nicht verstehen konnten, waren die Enthüllungen über die Art und Weise, wie die für die Nacht- und Nebelaktion verantwortliche «Sicherungsgruppe Bonn» vorgegangen war, und wer bei dieser Aktion das Sagen gehabt hatte. Der Überfall auf die Redaktionsräume, immerhin siebzehn Jahre nach Kriegsende, trug alle Merkmale der Nazi-Aktionen, wie wir sie aus den Erzählungen der Eltern und Lehrer, aber auch aus offiziellen Dokumentationen kannten. Die Akteure waren zum großen Teil Leute, die ihr Handwerk während der Nazi-Zeit erlernt hatten. Nun hatte ich durch meine Eltern und meinen Stiefvater sehr klar erfahren, welche Gefahren obrigkeitsstaatliche Gesinnung in sich birgt. Insofern war gerade die *Spiegel*-Affäre, die für sich gesehen letztlich nur eine riesengroße Blamage eines noch unreifen Staates war, für junge Menschen wie mich von prägendem Charakter. Das Auflehnen hatte nämlich großen Erfolg, man traute sich wieder etwas und konnte etwas bewirken: Der Protest, der sich aus allen bürgerlichen Kreisen gegen das Vorgehen des Staates gegen ein unliebsames Nachrichtenmagazin gerichtet hatte, führte zum Rücktritt der Regierung. Das machte uns Jungen Mut zu mehr bürgerlichem Ungehorsam, der nötig war, um nicht wieder einen Obrigkeitsstaat zuzulassen. Einerseits waren wir gegenüber der Großeltern- und Elterngeneration skeptisch, wenn diese beteuerten, von den in immer größerem Umfang bekannt gewordenen Verbrechen des Nazi-Regimes nichts gewusst zu haben, mit der Begründung, Staatspropaganda und fehlende Pressefreiheit hätten zur Unterdrückung der Informationen geführt. Andererseits griff der neue Staat immer wieder die Pressefreiheit an, weil sie unbequem war. Waren die alten Kräfte unter der Oberfläche eines demokratischen Staats noch am Werk?

Die Zweifel wurden noch drängender, als bekannt wurde, wie viele Persönlichkeiten in hohen Positionen eng ins Nazi-Regime verstrickt gewesen waren. Kurt Georg Kiesinger, der 1966 Ludwig Erhard im Amt des Bundeskanzlers nachfolgte, war seit 1933 NSDAP-Mitglied gewesen, und Hans Globke, einer der Verfasser des Gesetzes zum Schutz der Erbgesundheit des deutschen Volkes, wurde von Adenauer zum Staatssekretär berufen. Auch an den Hochschulen entstand Misstrauen gegenüber den Professoren. Wir fragten uns, was hatten unsere Hochschullehrer seinerzeit gewusst, waren sie als Mitläufer dabei oder sogar selbst aktiv gewesen?

In diesem Klima wollten wir etwas verändern, wir wollten uns nicht mehr bestimmen lassen, sondern selbst bestimmen. Ich gehörte dem Liberalen Studentenbund Deutschlands an, kandidierte für die Position des Fachschaftsprechers und wurde gewählt. In dieser Zeit waren wir – und dies trifft nicht nur für die naturwissenschaftliche Fakultät zu – inhaltlich ganz auf Sachfragen konzentriert. Dazu gehörten die Beteiligung an der Gestaltung von Lehrplänen, Veränderungen der Prüfungsordnung und Sitz und Stimme bei den Fakultätssitzungen. Als uns dies von den Professoren nicht zugestanden wurde, riefen wir zu Aktionen auf. Es gab «Sit-Ins», bei denen wir durch Besetzen der Zugangswege verhinderten, dass die Fakultätsangehörigen in den Sitzungssaal gelangten. Oder «Go-Ins», durch die wir uns gewaltsam Zutritt in die Versammlungsräume während der Fakultätssitzungen verschafften. Heute würde niemand mehr die von uns in dieser Zeit erhobenen Ansprüche in Frage stellen, damals war das aber schon Widerstand gegen die Staatsgewalt. Wir wurden dann auch ganz unmissverständlich von Ordnungshütern aus den Sitzungsräumen hinausgebracht, manchmal unsanft hinausgetragen, gelegentlich gab es dabei kleinere Rangeleien, aber nie wirkliche Gewalt. Dies war eine Seite der 1968er Studentenbewegung.

Eine andere war die «Spaßfraktion». Da gab es Fritz Teufel, der im Bayerischen Hof «Whisky für alle» bestellte, oder Uschi Obermaier, das erotische Aushängeschild dieser Zeit. Es gab Wohngemeinschaften, die Kommunen hießen, von denen man wahrscheinlich zu Recht vermutete, dass es dort sexuell recht freizügig zuging, vor allem aber gab es viel laute Musik und immer mehr Drogen. Auch mein Schulfreund Rainer Fassbinder spielte seine Rolle in der 1968er Ära. In einem Hinterhof in der Türkenstraße in der Nähe der Kneipe «Witwe Bolte» gründete er das «Anti-Theater» und lebte, wie er sagte, in einer antiautoritären Produktionsgemeinschaft. Diese Kommunen waren berühmt in Schwabing, so z. B. die Frauenkommune, ebenfalls in der Türkenstraße, wo – ein Jahr zuvor – der Film «Zur Sache Schätzchen» mit Uschi Glas gedreht wurde.

Erst im zweiten Schritt entwickelte sich aus dieser Aufbruchstimmung heraus eine Politisierung, die unter der Anführerschaft des demagogisch hochbegabten Rudi Dutschke aus der kleinen Revolte eine große Revolution gegen das Establishment machen wollte. Unterstützt durch Ideenstifter wie Theodor W. Adorno und Herbert Marcuse entstand eine Bewegung, die den Staat, der sich in den 20 Jahren nach dem Kriegsende gerade wieder etwas konsolidiert hatte, nun zum Feind erklärte. Als Benno Ohnesorg 1967 in Berlin bei einer Demonstration unter nie vollständig geklärten Umständen erschossen wurde, radikalisierte sich die westdeutsche Studentenbewegung dramatisch. Adorno, damals in Frankfurt: «Ich habe nach der Ermordung von Ohnesorg meinen Studenten im soziologischen Seminar gesagt, dass die Studenten heute die Rolle der Juden spielen würden.» Marcuse hingegen erklärte die USA zum direkten Nachfolger des Nationalsozialismus: «Der Kapitalismus gebiert Faschismus.» Es kam zu einem Auseinanderdriften der verschiedenen 1968er Komponenten. Die «Spaßfraktion» löste sich im allgemeinen Gesellschaftswandel auf, die universitäre Studentenbewegung ging zurück in den Hörsaal und studierte, die Krawallfraktion, angepeitscht von ihren Demagogen, beherrschte die Szene. 1962 waren wir auf die Barrikaden gegangen, weil die Pressefreiheit in der *Spiegel*-Affäre in Frage gestellt wurde, 1968 verübten linke Demonstranten Gewalt gegen die Auslieferung der *Bild*-Zeitung und skandierten «Enteignet Springer». Die neue Linke, die sich noch immer Studentenbewegung nannte, hatte rein gar nichts mehr mit den Anliegen der Studenten zu tun, ja ihre Anführer hatten, mit Ausnahme des Soziologen Rudi Dutschke, nie Kontakt zur Universität, bevor sie deren Einrichtungen stürmten und Vorlesungen störten, um die Studentenschaft zu mobilisieren.

Rückblickend stelle ich fest, dass mich die damaligen Ereignisse verändert haben, und ich bin sicher, das gilt für viele Menschen meiner Generation. Wäre die 1968er Bewegung nicht durch linksradikale Kräfte korrumpiert worden, hätte ich mich wohl viel aktiver engagiert und wäre nicht 1969 damit einverstanden gewesen, freiwillig mein Amt als Fachschaftssprecher zur Verfügung zu stellen. Wohin dies geführt hätte, weiß ich nicht. Ein Schicksal ist mir dabei immer vor Augen, das des damaligen AStA-Vorsitzenden Rolf Pohle, mit dem ich mich gut verstand und mit dem ich gelegentlich in Kneipen rund um den Wedekind-Brunnen in Schwabing saß und kontrovers diskutierte. Sein Vater war ein bekannter Jura-Professor in München. Rolf war zwar politischer als ich, aber damals durchaus nicht linksradikal. Später, als die Studentenbewegung in die sogenannte außerparlamentarische Opposition übergegangen war und sich zumindest verbal radikalisiert hatte, schloss sich Rolf Pohle dem harten Kern an. Dieser übernahm kommunistische Agitationsmodelle; einige dieser Gruppierungen verstanden sich als westliche Vorposten kommunistischer Regimes, von denen sie auch finanziell unterstützt wurden. Mit einer dieser Gruppen, der Roten Armee Fraktion, verband sich Rolf Pohle und wurde ihr Waffenlieferant. Nach seiner Verurteilung wurde er im Austausch gegen den von der RAF gefangen genommenen Politiker Peter Lorenz freigelassen, später wieder verhaftet und zu einer Gefängnisstrafe verurteilt. Schließlich starb er 2004 in Griechenland.

Was Deutschland von der Studentenbewegung der 1960er Jahre geblieben ist, ist schwer zu sagen. Zunächst hat es einen Ruck in Richtung Emanzipation der Jugend und Loslösung von der Erstarrung nach dem Weltkrieg gegeben. Ob diese Entwicklung auch ohne die Revolte stattgefunden hätte, kann ich nicht einschätzen. Die Akteure der Bewegung sind entweder tot oder warten, nachdem sie ein gutbürgerliches Leben, zumeist im öffentlichen Dienst, als Journalisten oder als Politiker, verbracht haben, auf ihren Rentenbescheid.

Nachdem ich mich aus der Studentenpolitik zurückgezogen hatte, schloss ich das Studium der Chemie ab, fertigte meine Diplomarbeit an und begann als wissenschaftlicher Assistent meine Doktorarbeit bei Professor Wolfgang Beck. Die 1960er Jahre und vor allem die 1968er Bewegung hatten mein politisches Bewusstsein zwar geschärft, mir war dabei aber auch klar geworden, dass ich mich zum Politiker nicht eignen würde.

6 Kurswechsel

Die Jahre meiner Chemie-Doktorarbeit beim gerade neu an die Universität berufenen Wolfgang Beck sollten eigentlich, so mein Plan, zur Erfüllung all meiner beruflichen Träume werden. Anfangs war dies wohl auch so. Später jedoch kamen mir in jeder Hinsicht Zweifel, die schließlich den Kurswechsel, den ich beschreiben will, auslösten. Zunächst genoss ich es in vollen Zügen, als Doktorand eine voll bezahlte Assistentenstelle zu haben. Ich konnte mir ein für damalige Verhältnisse schickes Auto leisten, erwarb ein gelbes Cabriolet älteren Jahrgangs der Firma Karmann mit VW-Motor und eingebautem Radio. Als besonderes Privileg bekam ich auf dem Institutsgelände sogar einen Parkplatz zugewiesen und durfte meinem ersten Chef beim Aufbau seiner Abteilung helfen. Mit der Zeit aber wurde mir klar, dass mein Ziel, den Ablauf chemischer Reaktionen und die Beschreibung chemischer Eigenschaften von Molekülen ausschließlich dem quantenmechanischen Rechenverfahren überlassen zu können, unrealistisch war.

Ganz losgelassen hat mich dieser Wunsch aber nie. So war es eine besonders glückliche Fügung, dass eine neue Messtechnik entwickelt wurde, mit deren Hilfe es gelingen sollte, Energiezustände jener Elektronen zu beschreiben, durch die chemische Bindungen zwischen Atomen möglich werden. Dieses Verfahren hieß Photoelektronenspektroskopie. Der physikalische Vorgang bestand in der Bestrahlung von chemischen Substanzen mit «harten» Strahlen, d. h. mit Wellenlängen, die denen der Röntgenstrahlung entsprachen. Dadurch werden aus der chemischen Substanz Elektronen heraus-

geschossen, die durch ein elektrisches Feld fliegen. Da Elektronen ja
selbst eine negative Ladung tragen, hängt ihre Flugbahn vor allem
von der Geschwindigkeit ab, die sie nach Verlassen des chemischen
Molekülverbands haben. Je fester sie am Molekül gebunden sind,
desto langsamer bewegen sich die Elektronen im elektrischen Feld
und umso stärker wird das Elektron im Feld abgelenkt. Man kann so
die Energie eines einzelnen Elektrons messen und daraus schließen,
wie fest es im chemischen Molekül gebunden war, bevor es der Rönt-
genstrahl herausgeschossen hat. Diesem Experiment lag der photo-
elektrische Effekt zugrunde, für dessen Entdeckung Albert Einstein
im Jahr 1922 den Nobelpreis für Physik erhalten hatte. Seine revolu-
tionäre Relativitätstheorie hatte er Jahre später publiziert. Auch der
Entdecker dieser speziellen spektroskopischen Methode, der Schwede
Kai Siegbahn, wurde im Jahr 1981 mit dem Nobelpreis geehrt.

Wie immer, wenn eine neue Methodik zur Verfügung steht, kann
derjenige, der sie geschickt nutzt, die Ergebnisse gut publizieren.
Das war bei mir nicht anders, ich veröffentlichte gerne und lernte
erstmals Kollegenneid kennen. Was nicht so recht gelingen wollte,
waren die parallel durchgeführten quantenmechanischen Berechnungen. Ich musste einsehen, dass die zur Verfügung stehenden Rech-
ner viel zu langsam, die Programme zu umständlich und die erfor-
derliche Rechenzeit unbezahlbar sein würde. Nur für sehr einfache
Moleküle ließen sich einigermaßen zufriedenstellende Modellrechnungen durchführen. Aber wollte ich in einer Wissenschaft arbeiten,
bei der die Fragestellungen an die technischen Möglichkeiten angepasst werden müssen? Ich zweifelte damals auch an mir selbst. Mir
fehlte das Talent, mit selbst entwickelten neuen mathematischen Methoden einen innovativen Weg zu finden. Daher konzentrierte ich
mich auf das physikalisch-chemische Experiment und kombinierte
verschiedene Messmethoden. Vor allem erwies sich die Verbindung
der Photoelektronenspektroskopie mit der damals gerade florieren-
den Kernmagnetresonanzspektroskopie als äußerst fruchtbar. Dieser
Technik sollte ich viel später als Grundlage der heute in der klinischen
Praxis, aber vor allem auch in der Hirnforschung verbreiteten bildgebenden Verfahren, kurz dem «Kernspin», wiederbegegnen.

Quereinstieg in die Medizin

Nach zwei Jahren experimenteller Arbeit schien der gesamte Forschungsprozess recht routinemäßige Formen anzunehmen. Ich vermaß mit der neuen Technik immer neue Substanzklassen, interpretierte die Ergebnisse auf der Grundlage der modernen Theorien zur chemischen Bindung und publizierte. Immer öfter stellte ich mir die Frage, wo das hinführen sollte. Auf der einen Seite war meine Liebe zur Chemie als Wissenschaft ungebrochen, auf der anderen Seite fehlte mir die Perspektive. Ein Besuch der berühmten Farbwerke Hoechst war für mich ein ziemlicher Schock. Die riesigen Fertigungshallen, in denen Tonnen von Chemikalien hergestellt wurden, die endlosen Rohrleitungen, durch die Gase und Lösungsmittel geleitet wurden, und die insgesamt doch stechenden Gerüche ließen den Gedanken, in einer solchen Umgebung einmal arbeiten zu wollen, nicht attraktiv erscheinen. Ein gesundheitlicher Aspekt kam hinzu. Seit meiner Kindheit litt ich unter Problemen mit der Atmung. Ob dies eine Folge der Lungenentzündung, die ich als Neugeborenes hatte, also erworben, oder aber angeboren war, weiß ich nicht. Auf alle Fälle verschlimmerte sich die Atemnot wegen des Asthmas, wann immer ich Gräsern, Blütenpollen oder diversen chemischen Substanzen ausgesetzt war. Besonders schlimm war für mich, dass ich auch auf Pferde mit Asthma reagierte. Schließlich lebten wir in unmittelbarer Nachbarschaft einer Galopprennbahn. Wegen der Allergie hatte ich schon als Junge das Reiten aufgeben müssen. Später weitete sich meine Allergie auf Chemikalien, vor allem Gase wie Schwefeldioxid, aus, so dass sich die Frage nach der Berufslaufbahn immer dringlicher stellte. Eine Industriekarriere kam aus diesen Gründen kaum mehr in Frage. Eine akademische Laufbahn war auf längere Sicht nur im Bereich der physikalischen oder theoretischen Chemie möglich, also in Fächern, in denen ich so gut wie keine Berührung mit Chemikalien hatte. Auf eine Entscheidung für dieses Gebiet drängte nicht nur mein damaliger Chef, sondern auch der berühmte Egon Wiberg, der Grandseigneur des Münchner Instituts. Je öfter ich dann Gelegenheit hatte, auf wissen-

schaftlichen Kongressen meine Forschungsergebnisse zu präsentieren, desto stärker wuchs meine Enttäuschung, als ich erleben musste,
welche wissenschaftlichen Probleme dort von berühmten Fachver-
tretern mit großem Eifer erörtert wurden. Es schien äußerst wichtig
zu sein, an der wievielten Stelle hinter dem Komma man eine Natur-
konstante runden durfte und Ähnliches. Wenn dies die Zukunft der
physikalischen Chemie war, so folgerte ich, dann musste ich mir
etwas Neues suchen.

Eine Begebenheit im Labor von Wolfgang Beck setzte dann das
Umdenken in Gang: Die Substanzklasse, mit der wir uns befassten,
waren sogenannte Komplexverbindungen. Darunter versteht der
Chemiker, dass ein Atom einer bestimmten Klasse von Metallen,
z. B. Nickel, eine positive Ladung an ein anderes Atom, z. B. Chlor,
abgibt und dann ein Salz bildet, nämlich Nickelchlorid, das darüber
hinaus noch andere Moleküle zu binden vermag. Diese Metalle können sich mit relativ großen Molekülen, z. B. Ammoniak, umgeben
und mit ihnen eine sogenannte Komplexbindung eingehen. Ein
Doktorand von Beck erzählte mir, dass er jetzt versuchen werde, an
Platinsalze Aminosäuren zu binden und so einen Metallkomplex zu
synthetisieren beabsichtige, der aus Platin und Aminosäuren bestehe. Es sei nämlich denkbar, so die Vermutung, auf diesem Wege
Platinatome in biologisches Material zu transportieren, weil die
Aminosäuren sozusagen als Transportvehikel fungieren würden.
Aminosäuren sind ja der Grundbaustein der Eiweiße und können
vom Körper nicht synthetisiert werden. Wir müssen sie durch Nahrungsmittel zu uns nehmen. Zunächst fand ich dies gar nicht sehr
spannend, in theoretischer Hinsicht war die Metall-Komplexbin-
dung von Aminosäuren nichts Besonderes. Dass man Jahrzehnte
später versuchen würde, diesen Mechanismus in der Krebstherapie
anzuwenden, konnte ich nicht ahnen. Fasziniert hat mich damals
einzig der Gedanke, hier könnte sich eine Möglichkeit bieten, das,
was ich in der theoretischen und physikalischen Chemie gelernt
hatte, auf biologische oder medizinische Probleme anzuwenden.
Zum allgemeinen Erstaunen der Studienkollegen las ich in der Bi-
bliothek in von anderen wenig benutzten Zeitschriften, z. B. dem

Journal für medizinische Chemie, und war sofort überzeugt, dass dies für mich das Richtige sein könnte. Es war dann ein Kollege im Chemischen Institut, der die für mich zunächst überraschende Lösung bereithielt. Er hörte sich an, was ich vorhatte, und sagte trocken: «Dann müssen Sie Medizin studieren.» Ich konnte mir gar nicht vorstellen, wie das gehen sollte, schließlich war ich ja am Institut fest angestellt und lebte davon. Ein Lehrer an der Oberrealschule hatte meiner Mutter einmal geraten, sie solle mich nach der Mittleren Reife von der Schule nehmen, ich würde im unwahrscheinlichen Falle, dass ich das Abitur bestünde, allenfalls ein ewiger Student werden. Ob er wohl recht behalten sollte? Auf alle Fälle wollte ich die Lage erkunden, ging zur dafür zuständigen Stelle und erfuhr, dass es mittlerweile einen Numerus clausus für Medizin gab und mein Abiturnotenschnitt nicht zur Zulassung ausreichen würde. Die sehr nette Beamtin sagte aber auch, ich müsse nicht traurig sein, denn die Zeit zwischen dem Abitur und der Zulassung zum Medizinstudium ließe sich als Wartezeit anrechnen. Dann sah sie, dass ich Schweizer Bürger war, und musste sich korrigieren: Auf ausländische Bewerber durfte das Wartezeitverfahren nicht angewandt werden. Ich ließ meine Unterlagen trotzdem bei der freundlichen Dame und fühlte mich irgendwie erleichtert, um das Abenteuer Medizin herumgekommen zu sein. Nach ein paar Tagen rief mich die Beamtin jedoch an und meinte: «Eigentlich san's ja gar kein richtiger Ausländer.» Sie forderte mich auf, zu ihr zu kommen und die Zulassungspapiere in Empfang zu nehmen. Seither habe ich den Pragmatismus bayerischer Beamter sehr zu schätzen gelernt, ich hoffe nur, er bleibt erhalten.

Das Studium begann äußerst holperig. Zunächst musste ich ein Pflegepraktikum absolvieren, den sogenannten «Haferlkurs», der im Wesentlichen aus Körperpflege frisch operierter Patienten bestand. Diese Arbeit entsprach so gar nicht den Vorstellungen, die mich in die Medizin geführt hatten. Da ich diesen Kurs in meinem dreiwöchigen Urlaub als wissenschaftlicher Assistent in der Chemie absolvierte, das Praktikum aber acht Wochen dauern sollte, hatte ich ein Problem. Der Chefarzt war einsichtig und riet mir, in der verbleibenden Zeit gelegentlich vorbeizuschauen, damit man dies als Präsenz bestätigen könne. Dies befolgte ich nur zu gerne. Die nächste Klippe war das Biochemiepraktikum. Meine Hoffnung, als diplomiertem Chemiker würde mir das «geschenkt», erwies sich als Irrtum. Bereits im Chemiestudium hatte mich die biochemische Laborarbeit nie begeistert. In den Praktika saßen wir oft ewig vor den Chromatographiesäulen, in denen die einzelnen Komponenten biologischen Materials aufgetrennt wurden. Trotz der Langeweile musste man höllisch aufpassen, um die gewünschte Substanz ja nicht zu verpassen; denn ansonsten musste der gesamte Vorgang wiederholt werden. Die molekularen Methoden der Biologie und Biochemie, die heute in den Labors dominieren, gab es noch nicht. In die Vorlesung von Feodor Lynen ging ich zunächst deswegen, weil er wie ich Schüler der Luitpold-Oberrealschule gewesen war. Dann aber stellte sich Faszination ein; von ihm als Nobelpreisträger ging ein besonderer Glanz aus. Diese Begeisterung für Lynens Vorlesung sollte mein Medizinstudium retten. Als ich im Rahmen des Vorphysikums, in dem damals noch mündlich geprüft wurde, ins Botanische Institut einbestellt wurde, kam mir auf der Suche nach dem Büro des Institutsleiters Professor Jakob ein mir unbekannter, sehr salopp gekleideter Herr mit dichtem Vollbart entgegen, den ich nach dem Weg fragte. Er meinte, ich könne gleich mitkommen, und erkundigte sich, ob ich der Prüfling sei. Als ich bejahte, blieb er stehen und meinte, ich müsste ihn ja eigentlich aus der Pflichtvorlesung kennen. Ich sagte ihm natürlich nicht, dass ich da nie hingegangen war. Da die Prüfung verheerend verlief, sah ich schon das frühe Ende meines Medizinstudiums gekommen, bis er mich abschließend aufforderte, ihm die Photosynthese zu erklären. Dank der guten Kenntnisse aus Lynens Vorlesung, in dessen Labors auch grundlegende Arbeiten zur Photosynthese entstanden waren, konnte ich hier wieder Boden gutmachen. Im stillen, einvernehmlichen Wissen um den Rettungsanker, den mir Professor Jakob freundlicherweise zugeworfen hatte, verabschiedeten wir uns voneinander.

Nach dem Vorphysikum, das ich mit mehr oder weniger Glück bestand, verstärkte sich die zeitliche Inanspruchnahme durch das

Medizinstudium, und ich kam nicht länger darum herum, meinem Chef, Wolfgang Beck, zu eröffnen, dass ich bereits seit einigen Semestern ein Medizinstudium aufgenommen hatte. Tatsächlich war er sehr enttäuscht, er hatte ja gehofft, ich würde als Chemiker eine akademische Laufbahn anstreben. Er war aber auch beeindruckt, dass ich nach dem doch sehr arbeitsreichen Chemiestudium noch ein komplettes Medizinstudium auf mich nehmen wollte, um meinem Ziel näher zu kommen. Die Zeit vor dem Physikum, also der ärztlichen Vorprüfung, war mit vielerlei Vorlesungen und Praktika vollgestopft, die ich nicht oder zumindest unregelmäßig besuchte, nicht zuletzt, weil ich im Chemischen Institut meine Verpflichtungen hatte. Erfreulicherweise halfen mir meine etwa fünf bis sechs Jahre jüngeren Kommilitonen beim Erhalt der Testate, der schriftlichen Bestätigungen, dass man an einem Kurs teilgenommen hatte. Die Stunde der Wahrheit schlug dann in der Physikumsprüfung, die damals gleichfalls noch mündlich war und an der ich, wie beim Vorphysikum, ebenfalls um ein Haar gescheitert wäre. Als ich den Raum betrat, in dem die Anatomieprüfung stattfinden sollte, stand auf dem mir zugewiesenen Platz eine Metallschale, darin lag ein Säuglingsbein, das ich sezieren sollte. Abgesehen davon, dass mir bei solchen Anblicken immer leicht schlecht wurde, war gerade das Bein bei meiner Prüfungsvorbereitung sehr zu kurz gekommen. Ich saß also leicht würgend und sehr ratlos vor dem Bein, als der Prüfer auf mich zukam und mich anstrahlte: «So sieht man sich wieder.» Es war genau der Kollege aus dem Chemischen Institut, der mir seinerzeit geraten hatte, wenn ich die Chemie in der Medizin anwenden wolle, so müsse ich Medizin studieren. Ich weiß heute nicht mehr genau, wie die Prüfung ablief, auf alle Fälle habe ich bestanden. Ich hatte sehr viel Glück gebraucht, um so weit zu kommen, doch eines war klar: Die Kombination von Chemieassistent und Medizinstudent ließ sich auf Dauer nicht aufrechterhalten.

Folglich fasste ich den Entschluss, nach Abschluss meiner Doktorarbeit in der Chemie die Assistentenstelle im Chemischen Institut aufzugeben. Zunächst musste ich aber meine Doktorprüfung ablegen. Mein Doktorvater hatte mich für die damals seltene Bewertung

«summa cum laude» vorgeschlagen, was einerseits sehr ehrenvoll
war, andererseits mit einer relativ anspruchsvollen mündlichen Prüfung verbunden sein sollte. Dabei war, nach damaliger Fakultätsge-
pflogenheit, eine Kommission von fünf Professoren beauftragt, den
Kandidaten ins Kreuzverhör zu nehmen. Ich konnte alle, zum Teil
sehr spitzfindigen und komplizierten Fragen zur vollen Zufrieden-
heit der Prüfer beantworten. Einer davon war Gerhard Ertl, der Ordinarius für Physikalische Chemie, der mich nach der Prüfung bei-
seite nahm und fragte, ob es stimme, was er gehört habe, ich wolle
Mediziner werden. Als ich bejahte, meinte er, das sei aber schade,
und Wolfgang Beck pflichtete ihm bei. Obwohl diese Kommentare
meine Freude über das Prüfungsergebnis ein wenig trübten, von
meinem Plan abbringen ließ ich mich nicht. Im Jahr 2007 wurde
Gerhard Ertl, der mittlerweile wissenschaftliches Mitglied der Max-
Planck-Gesellschaft geworden war, mit dem Nobelpreis ausgezeichnet. Als wir uns bei der Feier in Berlin trafen, plauderten wir auch
über meine chemische Doktorarbeit, die Prüfung und meinen Abschied aus der physikalischen Chemie vor über dreißig Jahren, und
Ertl resümierte, es sei wohl doch der richtige Schritt gewesen.

«Herr Holsboer interessiert sich für Hormone»

Der Abschied vom Chemischen Institut fiel mir sehr schwer, war es
doch zu einer Art zweiter Heimat geworden. Die Studienkolle-
ginnen und -kollegen in der Medizin waren viel jünger, mit ihnen
konnte ich nicht viel anfangen. Auch privat standen Veränderungen
bevor. 1976 verstarb Günther Stapenhorst, mein Quasi-Stiefvater,
im Alter von über 90 Jahren. Meine Mutter versuchte, sich mit ihrer
neuen Lebenssituation zu arrangieren. Ich half ihr, so gut ich konnte,
auch wenn ich nicht so viel Zeit für sie erübrigen konnte, wie sie es
sich gewünscht hätte. Finanziell hielt ich mich einige Zeit mit Er-
spartem über Wasser, benötigte aber doch wieder ein Einkommen.
Ich bewarb mich an einigen Kliniken und wählte unter den verschiedenen Möglichkeiten eine Tätigkeit als Forschungsstipendiat der
Firma Schering an der Hauner'schen Kinderklinik der Universität

bei Professor Dieter Knorr aus. Dort bestand meine Aufgabe in der Entwicklung eines biochemischen Verfahrens, um Eltern zu identifizieren, die eine Mutation in ihrem Erbgut hatten, die sie, ohne selbst erkrankt zu sein, auf ihre Kinder übertragen konnten. Wenn eine der komplementären Basensequenzen die Mutation trägt, nennt man dies heterozygot, die spezielle Krankheit, um die es sich dabei handelte, heißt adrenogenitales Syndrom. Diese Erkrankung entsteht durch einen Gendefekt, bei dem die Synthese eines Enzyms in der Nebennierenrinde unterdrückt wird. Dieses Enzym ist von zentraler Wichtigkeit für die Bildung des Stresshormons Cortisol in der Nebennierenrinde. Die Folge dieses Defekts ist, dass nicht genügend Cortisol gebildet wird und stattdessen viel zu hohe Konzentrationen männlicher Sexualhormone entstehen. Bei Mädchen führt dies zu einer starken Vergrößerung ihrer Klitoris, zu männlicher Behaarung, dem Ausbleiben der Menstruation und einem recht maskulinen Körperbau. Es hat sogar Fälle gegeben, in denen das Erscheinungsbild einschließlich der äußeren Geschlechtsteile bei Frauen so vermännlicht war, dass sie als Buben aufgezogen wurden und als Erwachsene eine Frau heirateten. Entdeckt hatte man solche Fälle aufgrund der Kinderlosigkeit dieser Paare. In der Regel aber sind die Konsequenzen dieses erblichen Stoffwechseldefekts nicht so dramatisch. Wichtig war nur, dass man das genetische Risiko rechtzeitig erkannte und das unzureichend im Körper synthetisierte Cortisol von außen als Medikament zuführte.

Meine Aufgabe bestand darin, eine empfindliche Messmethode zu entwickeln, mit deren Hilfe diese Krankheit früh erkannt und ihre Therapie präzise kontrolliert werden konnte. Dazu stand mir nur sehr unzureichendes Laborgerät zur Verfügung. Nachdem ich monatelang herumgebastelt hatte und die damals ganz neu entwickelten langen Glaskapillaren, die zur Trennung einzelner Substanzen besonders geeignet waren, in den herkömmlichen Geräten immer abbrachen, kam ich auf eine Idee. Ich nahm Kontakt mit einer Firma auf, die Geräte herstellte, die für diese neue Technologie entwickelt wurden. Dem Vertreter erzählte ich, wie außerordentlich wichtig ein solches Gerät für unsere Forschungsarbeit sei, und fragte, ob er einen Weg sehe, es uns zur Verfügung zu stellen, obwohl wir es derzeit nicht bezahlen könnten. Dieter Knorr sollte, wie mir ein ebenfalls im Labor arbeitender Kollege riet, davon lieber nichts erfahren. Nachdem ich den Firmenvertreter ausreichend lange bekniet hatte, versprach ich, einen Forschungsantrag zu stellen, um das Gerät später zu finanzieren. Als Liefertermin legten wir verschwörerisch den 24. Dezember fest, da bliebe der «Coup» unbemerkt. Alles klappte auch, außer dass Professor Knorr höchstpersönlich am 24. Dezember vor der Labortüre stand, als das Gerät geliefert wurde. Mir wurde mulmig, als er auf den Lieferschein blickte und erstaunt vorlas: «Zahlbar nach Eingang der hierfür beantragten Mittel.» Ich war auf ein Donnerwetter gefasst, Knorr dagegen schaute mich aus seinen klugen Augen lange an, schüttelte den Kopf und ging schnell weg. Später sagte er mir, er hätte Sorge gehabt, loslachen zu müssen ob meiner jugendlichen Dreistigkeit.

So verbrachte ich die Zeit in der Kinderklinik in der Abteilung für Endokrinologie, wie man die Lehre der Hormone nennt, und studierte nebenher die klinischen Fächer der Medizin. Das Testverfahren, das ich mit Hilfe des neuen Apparats entwickelte, erwies sich als praktikabel, und ich entdeckte ein bisher noch nicht in diesem Zusammenhang erkanntes Molekül, ein Steroidhormon, das eine besonders gute diagnostische Information lieferte. Dessen Messung war sowohl zur Identifizierung von Eltern, die das genetische Risiko trugen, als auch zur Therapieüberwachung der Kinder nützlich. Daraus wurde, bevor es Gentests gab, eine in klinischen Routinelabors vielerorts angewandte Methode. Ich publizierte die Ergebnisse in einer wissenschaftlichen Zeitschrift und sie bildeten zugleich die Grundlage meiner medizinischen Doktorarbeit. So zeichnete sich ab, dass ich nach dem Staatsexamen für Medizin an der Kinderklinik bleiben konnte, um Kinderarzt zu werden. Interessehalber nahm ich an klinischen Besprechungen, den Visiten und Ambulanzsprechstunden teil, fand aber bald, dass dies nicht das Richtige für mich sei. Was mich faszinierte, war der wissenschaftliche Aspekt des Fachs. Ein Forschungsthema, das ich mir gut als Zukunftsaufgabe vorstellen konnte, war die kindliche Entwicklung: wie sich der Organismus in kurzen Zeitabständen immer neu anpasst und wie diese Prozesse durch hormonelle und andere Stoffwechselvorgänge gesteuert werden. Der Umgang mit Kindern bereitete mir viel Freude; vor allem die kindliche Neugier und das unbekümmerte Ausprobieren aller Gegenstände, derer die kleinen Patienten habhaft werden konnten, interessierte mich. Leider bereitete mir der Kontakt zu den Eltern meiner Schützlinge weniger Vergnügen. Viel diplomatisches Geschick war nötig, um den besorgten Müttern – und manchmal auch Vätern – zu erklären, dass die Therapiemaßnahmen in der Regel recht lange dauern, bis sich die ersten Erfolge einstellen. Im Gegensatz dazu schienen mir die Kinder zuweilen geduldiger und aufgeschlossener zu sein. Lange Zeit schwankte ich, ob ich trotz mancher negativer Erfahrungen Kinderarzt werden sollte, letztendlich habe ich mich aber doch anders entschieden.

Mädchen und Buben, bei denen aufgrund des geschilderten Gendefekts die männlichen Sexualhormone erhöht waren, unterschieden sich auch in ihrem Verhalten und Temperament von gleichaltrigen gesunden Kindern. Ich war damals zu unerfahren, um diese Verhaltensänderungen präzise fassen zu können, begann aber, darüber nachzulesen, was die Sexual- und Stresshormone, die bei den betroffenen Kindern im Ungleichgewicht sind, noch alles bewirken können und wie sich die Verhaltensänderungen wohl erklären ließen. Dabei stieß ich auf eine völlig neue, faszinierende Welt, in der die Zusammenhänge zwischen Hormonen und Hirnfunktionen Gegenstand biochemischer, physiologischer und psychologischer Forschung waren.

Während ich tagsüber im Labor der Kinderklinik arbeitete und mir nachts und an den Wochenenden den doch recht umfassenden medizinischen Wissensstoff aneignete, hatte ich wenig Gelegenheit, am Schwabinger Leben teilzunehmen. Dies war schon bedauerlich, lag meine Wohnung, die ich selbst renoviert hatte, doch strategisch günstig an der Kaiserstraße. Urlaub gab es nicht und viel Schlaf hatte ich ebenfalls nicht, bis ich schließlich zu einer Pause gezwungen wurde, als ich wie aus heiterem Himmel auf einem Ohr nichts mehr hörte außer einem durchdringenden Pfeifton. Erst dachte ich, mein

Ohr sei verstopft, es fühlte sich irgendwie gefüllt an. Ich fuhr in die
Klinik, wurde untersucht und stationär zu einer Infusionstherapie
aufgenommen. Ich hatte einen Hörsturz, eine Erkrankung des In-
nenohrs, die man damals wie heute mit dem Stresshormon Cortisol oder verwandten Substanzen behandelt, die in hohen Dosen
infundiert werden müssen. Bald konnte ich außer hohen Tönen wieder gut hören, der Pfeifton ist mir bis zum heutigen Tage geblieben.
Vor allem im Schlaf, wenn um mich herum alles leise ist, quält mich
dieses Ohrgeräusch schon sehr. Manchmal ist es auch tagsüber so
laut, dass ich mich schlecht auf aktuelle Vorgänge konzentrieren
kann. Und noch etwas anderes ist geblieben: Die Empfindlichkeit
gegenüber lauten Geräuschen, die mich schon als Schüler und Student von Diskotheken und Rockkonzerten ferngehalten hatte, ist
nach den ersten und weiteren Hörstürzen, die ich später durchlebte,
noch stärker geworden. Nun war es zu dieser Zeit besonders en
vogue, alles, was nicht völlig eindeutig durch einen pathologischen
Mechanismus erklärt werden konnte, tiefenpsychologisch zu deuten. Das galt natürlich auch für meine Hörstürze. Eigentlich konnte
ich damit nichts anfangen, aber ich muss gestehen, ganz entziehen
konnte ich mich dieser tiefenpsychologischen Selbstbespiegelung
auch nicht. Ich begann alles Mögliche zu diesem Thema zu lesen
und diskutierte mit einem Psychoanalytiker über psychosomatische
Zusammenhänge, die zum Hörsturz führen können. Da dieser spätere Kollege selbst einen Hörsturz hatte, war er für mich natürlich
besonders glaubwürdig. Rückblickend bin ich froh, die Erfahrungen
mit diesen Interpretationen gemacht zu haben, auch wenn ich
vielem, was heute als «psychosomatisch» bezeichnet wird, skeptisch
gegenüberstehe.

Die Beobachtung der Auswirkung hormoneller Fehlsteuerungen
bei den jungen Patienten in der Kinderklinik und die Selbstbeschäf-
tigung mit meinen Hörstürzen haben mich jedenfalls in meinem
Entschluss bestärkt, mich mit der Psychiatrie als möglichem Betä-
tigungsfeld auseinanderzusetzen. In der Hirnforschung, das war offensichtlich, würde, anders als in der physikalischen Chemie, nie ein
Mangel an wirklich großen Problemen existieren.

Nachdem mein Entschluss feststand, stellte ich mich bei Professor Hanns Hippius, dem berühmten Direktor der Münchner Psychiatrischen Universitätsklinik, vor und fragte, ob ich bei ihm als Assistenzarzt anfangen könne. Er bot mir als Übergangslösung eine Halbtagsstelle an, erwartete aber, dass ich den ganzen Tag arbeitete, was ich dankend ablehnte. Als ich schon an der Tür war, erhob sich Hippius und sagte, jetzt sei ihm doch eine Möglichkeit in den Sinn gekommen, mich voll zu bezahlen – ich könne am 1. Juli bei ihm anfangen. Ich bedankte mich höflich und verschwieg, dass ich das abschließende Staatsexamen noch gar nicht bestanden hatte. Kurz darauf erhielt ich die Information, mein Prüftermin sei in der zweiten Juliwoche und mein Prüfer in Psychiatrie sei Professor Dietrich. Die Prüfung verlief höchst ungewöhnlich. Professor Dietrich, der mich ebenso wie Professor Hippius aus meiner Zeit in der Klinik an der Nussbaumstraße im Rahmen des sogenannten praktischen Jahrs kannte, stellte zunächst einmal fest: «Sie sind so ein richtiger Eierkopf.» Dass dies, wie ich später erfuhr, ein Kompliment sein sollte, erschloss sich mir in der Prüfungssituation freilich nicht. Dann deutete er auf ein Gemälde schräg hinter seinem Schreibtisch, auf dem eine Frau vor einem Waschzuber abgebildet war; soweit ich erkennen konnte, lagen rundum Soldaten. Er fragte, welche Diagnose ich stellen würde. Ich war ratlos, lachend klärte er mich auf, ich müsse noch viel lernen. Hysterische Frauen seien der Untergang für uns Männer, auch für Eierköpfe. Auf dem Bilde handelte es sich wohl um eine Version der Susanna im Bade, allerdings nicht der arglistig Belauschten, sondern einer, deren Anmut und Nacktheit die Soldaten so sehr ablenkte, dass sie die feindlichen Speere, die sie töten sollten, nicht wahrnahmen. Das wusste ich natürlich nicht; die anderen, harmlosen Fragen hingegen konnte ich beantworten und kurz darauf trat ich meinen Dienst auf der geschlossenen Frauenstation der Universitätsnervenklinik in München an.

Zu meiner eigenen Überraschung fand ich die klinische Arbeit faszinierend. Ich hatte bis dahin noch kein klares Bild von psychischen Erkrankungen und schon gar nicht von Patienten mit schweren Depressionen, Schizophrenien und Zwangserkrankungen

gewonnen, die auf dieser Station zu ihrem eigenen Schutz hinter
verschlossenen Türen behandelt werden mussten. Der für mich zuständige Oberarzt war Professor Otto Benkert, ein Experte für hor-
monell ausgelöste Verhaltensstörungen. Diese Begegnung war für
meine weitere Laufbahn äußerst wichtig, ich wurde ihm zugeteilt,
weil in meiner Personalakte der kurze Vermerk stand: «Herr Holsboer interessiert sich für Hormone.»

Bald fand ich heraus, wie streng hierarchisch die Klinik struk-
turiert war und wie sehr sich das Leben in einer Klinik von dem in
einer Forschungsinstitution, wie ich sie von der Chemie her kannte,
unterschied. Während man sich in einem chemischen Institut auf
einige wenige Fragestellungen konzentrierte und diese mit allen
Methoden der Wissenschaft bearbeitete, waren Universitätskliniken
eher so organisiert, das Fachgebiet in «seiner ganzen Breite» zu bearbeiten. Man untersuchte also die Verläufe nahezu aller Krankheiten, vor allem unter dem Gesichtspunkt, wie sie auf Medikamente
ansprachen, interessierte sich für Veränderungen in den typischen
Untersuchungsverfahren wie Hirnstromtätigkeit, gemessen mit
dem Elektroenzephalographen, oder analysierte Hormone, die mit
der Erkrankung in Zusammenhang stehen konnten. Man war gegenüber vielfältigen psychotherapeutischen Verfahren aufgeschlos-
sen und entwickelte ständig neue psychologische Untersuchungsverfahren zur Verbesserung bestehender Diagnosesysteme. Die
Forschungsrichtung, die der damalige Oberarzt Benkert vertrat, war
darauf ausgerichtet, einen Zusammenhang zwischen Geschlechts-
hormonen und Stimmungsschwankungen zu entdecken, wie es
Frauen beim prämenstruellen Syndrom oder den depressiven Symptomen nach der Entbindung kennen. Dies waren Themen, die mich
schon bei meiner Arbeit in der Kinderklinik interessiert hatten. Seinerzeit war es mir aber nicht möglich gewesen, der Frage nachzugehen, wie diese Hormone, das Stress regulierende Cortisol und die
Sexualhormone Östrogen und Testosteron, im Gehirn wirken. An
der Nervenklinik, so war meine Hoffnung, würde dies möglich sein.

Ein Fenster zum Gehirn

Ein wichtiges Buch, das mir eine Richtung für meine künftigen Arbeiten wies, stammte von dem amerikanischen Psychiater Ed Sachar. Dieser hatte gezeigt, dass sich Patienten mit Depression in der Art und Weise, wie bei ihnen das Stresshormon Cortisol freigesetzt wird, grundsätzlich von gesunden Kontrollpersonen unterscheiden. Etwa zur gleichen Zeit hatten einige Wissenschaftler in den USA die gestörte Stresshormonfreisetzung noch auf ganz andere Art untersucht. Sie gaben den Patienten mit Depression Dexamethason, eine synthetische Substanz, die strukturell dem Cortisol ähnlich ist, aber eine sehr viel stärkere pharmakologische Wirkung als das natürlich vorkommende Stresshormon besitzt. Nun ist die Stresshormonregulation von der Natur so eingerichtet, dass ein ausgeklügeltes Schaltsystem für die der Situation angemessene Cortisolkonzentration sorgt. Ist zu wenig Cortisol im Blutkreislauf, werden Eiweiße im Gehirn, darunter das CRH, aktiviert, die Signale an die schon besprochene Hypophyse senden, die eine Art Schaltstelle zwischen Gehirn und peripherem Kreislauf darstellt. Von dieser Drüse wird ein Molekül freigesetzt, das wir Corticotropin nennen und das an der Nebennierenrinde die Synthese und Freisetzung von Cortisol anregt. Ist genug Cortisol vorhanden, dann wird durch Cortisol selbst der beschriebene Mechanismus unterdrückt. Dies geschieht an der Hypophyse, aber auch an anderen Schaltstellen des Gehirns. Gibt man einem Patienten Dexamethason, das die Eigenschaften von Cortisol simuliert, wird der Mechanismus der körpereigenen Synthese von Cortisol unterdrückt. Dieser Rückkopplungsmechanismus ähnelt einem Thermostaten, der nach Erreichen der gewünschten Temperatur die Heizung abschaltet, um sie nach Abkühlung wieder anzuschalten. Die Wirkung des Dexamethasons entspricht in dieser Analogie dem Versuch, den Thermostaten zu überlisten, indem man ihn künstlich, etwa durch ein Heizkissen, erwärmt.

Während beim gesunden Menschen also durch Dexamethason die Cortisolfreisetzung nahezu vollständig unterdrückt wird, ist dies bei vielen Patienten mit Depression nicht oder nur in geringem Ausmaß

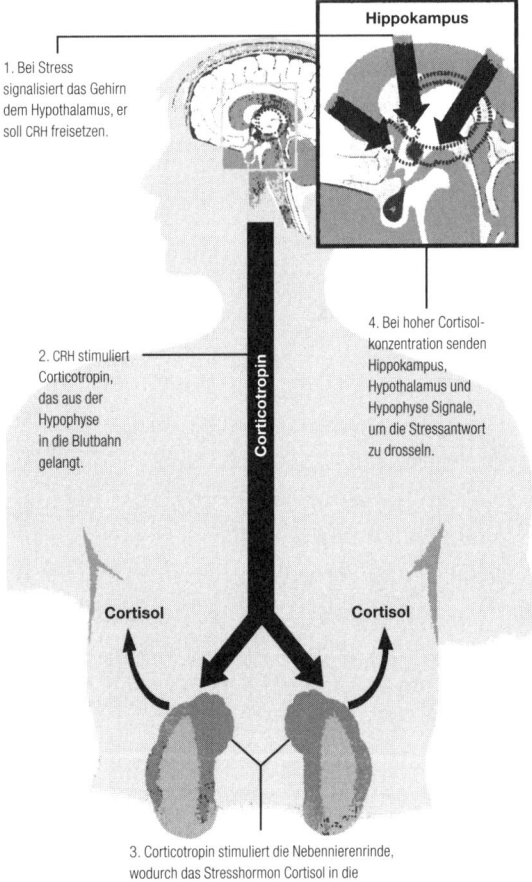

Hippokampus

1. Bei Stress signalisiert das Gehirn dem Hypothalamus, er soll CRH freisetzen.

2. CRH stimuliert Corticotropin, das aus der Hypophyse in die Blutbahn gelangt.

Corticotropin

4. Bei hoher Cortisol-konzentration senden Hippokampus, Hypothalamus und Hypophyse Signale, um die Stressantwort zu drosseln.

Cortisol

Cortisol

3. Corticotropin stimuliert die Nebennierenrinde, wodurch das Stresshormon Cortisol in die Blutbahn abgegeben wird.

Die Stresshormon-Reaktion. Durch eine akute Stressbelastung wird eine Kaskade hormoneller Aktivierungen ausgelöst, die dem Organismus die Anpassung an die neue Situation ermöglichen. Bei lang anhaltender Stressbelastung können Krankheiten entstehen. CRH ist die englische Abkürzung für Corticotropin freisetzendes Hormon.

zu beobachten. Dieser Sachverhalt sollte eine wichtige Rolle bei der weiteren Entwicklung einer Ausrichtung der Psychiatrie spielen, die man damals «Biologische Psychiatrie» nannte. Tatsächlich gibt es diesen Begriff noch heute, als ob ein medizinisches Fach nicht biologisch sein könnte und dies einer besonderen Erwähnung bedürfte. Man stelle sich vor, man würde das Spezialgebiet «Biologische Augenheilkunde» auf den Weg bringen. Einige klinische Forscher in den USA propagierten damals, man könne mittels der Beobachtung der unvollständigen Unterdrückung von Cortisol durch Dexamethason die Diagnose einer endogenen Depression bestätigen. Zu dieser Zeit, Ende der 1970er Jahre, versuchte man, wie bereits geschildert, Patienten mit Depression in zwei Gruppen einzuteilen: diejenigen mit endogener Depression, der eine durch Veranlagung bedingte «innere» Ursache zugrunde liegen sollte, und diejenigen mit neurotischer Depression, worunter man eine Depression verstand, die auf lebensgeschichtliche Belastungen und deren ungeeignete Bearbeitung zurückzuführen sei. Ich vermochte mir damals überhaupt nicht vorzustellen, wie man glauben konnte, solch ein vollkommen willkürliches diagnostisches Konstrukt mit einem Labortest, der Unterdrückbarkeit von Cortisol mit Dexamethason, validieren zu können. Glücklicherweise teilte auch Otto Benkert meine Zweifel und erlaubte mir, gemeinsam mit anderen Kollegen der Klinik eine Studie durchzuführen, in der wir bei 100 Patienten mit Depression den Hormontest mit den klinischen Diagnosen verglichen. Um zu vermeiden, dass unsere Studie von anderen Forschergruppen angegriffen werden konnte, stellten wir die Diagnose auf der Grundlage strukturierter Fragebögen. Erwartungsgemäß fanden wir keinen Zusammenhang des Labortestergebnisses mit einer der Diagnosen. Allerdings war der Cortisolwert umso höher, je ausgeprägter die Symptome der depressiven Patienten waren. Wir publizierten dies in einer weit verbreiteten wissenschaftlichen Zeitschrift, allerdings als Kurzmitteilung, so dass von den Redakteuren kein externer Gutachter eingeschaltet werden musste. Ich wusste damals noch nicht, wie häufig derartige Gutachter im Schutze der Anonymität unerwünschte Studienergebnisse als nicht publikationswürdig abqualifizieren – vor allem natürlich dann, wenn der Inhalt der Publikation nicht mit ihrer höchstpersönlichen Auffassung übereinstimmt. Hier waren wir offensichtlich durch die Maschen dieser Praxis geschlüpft und ernteten erst nach der Publikation heftige Kritik, oder, wie es vor allem in amerikanischen Kreisen üblich ist, unsere Publikation wurde nicht erwähnt und so behandelt, als ob sie nicht existierte. Bei einem Besuch von Fred Goodwin, dem damaligen Direktor des National Institute of Mental Health in den Vereinigten Staaten, hatte ich Gelegenheit, von meiner Erfahrung zu berichten. Fred Goodwin lachte herzhaft, klopfte mir auf die Schulter und meinte, es sei keine kluge Sache, eine Karriere in einem Gebiet damit zu starten, die wichtigsten Leute, die dort engagiert sind, zu verärgern.

Von da an war mir klar, man benötigt Labortests in der Psychiatrie, aber nicht, um vorgefertigte Diagnosen zu bestätigen, sondern um Diagnosen überhaupt erst stellen zu können. Es konnte doch nicht sein, dass in der Psychiatrie, anders als in jeder anderen medizinischen Fachrichtung, Labortests nicht zur Diagnosenfindung eingesetzt werden. Krankhafte Veränderungen der Hirnfunktion zu messen, durch die psychische Symptome entstehen, war damals allerdings noch nicht möglich. Oder war die Cortisolmessung nach der Gabe von Dexamethason doch so etwas wie die periphere Abbildung einer Hirnfunktionsstörung, öffneten Hormonmessungen sozusagen «ein Fenster zum Gehirn»? Die Untersuchungen von Otto Benkert schienen in diese Richtung zu weisen. Meine Überlegungen gingen nun dahin, zu prüfen, welcher Zusammenhang zwischen dem Verlauf der Depression und dem Ergebnis des Hormontests bestand. Also wandte ich bei allen Patienten mit Depression, die ich davon überzeugen konnte, sich für diese Untersuchung zur Verfügung zu stellen, den Test in wöchentlichen Abständen an und verwendete wieder einen standardisierten Fragebogen, mit dessen Hilfe man den Schweregrad der Depression gut abschätzen konnte. Nach fast einem Jahr hatte ich eine große Schachtel eingefrorener Blutproben, in denen ich Cortisol messen wollte. Es fand sich aber niemand, der dazu bereit war bzw. die Kosten dafür aufbringen wollte, bis eine sehr freundliche technische Angestellte mich «erhörte» und meine Proben sozusagen «unter der Hand» in eine große Messreihe des klinisch-chemischen Labors einschleuste. Wochen später erhielt ich die Ergebnisse – sie waren außerordentlich überraschend und ermutigend. Bei nahezu allen Patienten hatten sich die erhöhten Cortisolwerte vor dem Verschwinden der depressiven Symptome wieder normalisiert. Sollte die Normalisierung der Stresshormonaktivität gar eine Voraussetzung für den Therapieerfolg sein? Steht der zur Depression führende Mechanismus in unserem Gehirn in Zusammenhang mit der Stresshormonfreisetzung, und wenn ja, kann man ihn aufdecken?

Der entscheidende Durchbruch für das Verständnis zwischen Stresshormonaktivität und Therapieverlauf geht auf eine Beobachtung bei einem Patienten zurück, dessen Cortisolwerte im Rahmen der Testreihe sich zunächst normalisiert hatten. In den letzten zwei Wochen vor der Entlassung waren die Werte aber wieder stark angestiegen. Ich wunderte mich, denn diesen Patienten kannte ich und wusste, dass er zum Zeitpunkt der Entlassung kaum mehr Beschwerden hatte. Ich wollte sichergehen, dass meine Vermutung eines ursächlichen Zusammenhangs zwischen Depression und der Cortisolkonzentration im Blut hierdurch nicht widerlegt sei, und rief bei ihm zu Hause an. Als ich mich meldete, musste ich von der Frau des Patienten erfahren, dass ihr Mann einige Wochen nach der Entlassung erneut sehr depressiv geworden war und sich das Leben genommen hatte. Dieser traurige Zusammenhang zwischen dem erneuten Anstieg der Cortisolwerte nach Dexamethasongabe und einem einige Wochen später erlittenen Rückfall war dennoch ein guter Hinweis darauf, dass die Hirnfunktion, die den Stresshormonhaushalt reguliert, auch für die Kernsymptome der Depression verantwortlich ist. Auf recht unerwartete Weise schien ich meinem ursprünglichen Ziel, durch chemische Messungen Vorhersagen treffen zu können, ein großes Stück näher gekommen zu sein und wollte diese Forschungsrichtung nun in großem Stil weiterführen. In der psychiatrischen Forschung aber war die Zeit für derartige Ansätze noch nicht reif, noch dominierten Studien, in denen man in kleinen und großen Patientenstichproben psychische Symptome genau beschrieb und zugleich Laborbefunde erhob, um diese dann miteinander zu vergleichen. War eine Korrelation statistisch signifikant, konnte man eine Hypothese über das Entstehen des Zusammenhangs formulieren. Im günstigen Fall war die Hypothese so formuliert, dass man sie testen konnte. Ich aber wollte so wie in der Chemie Voraussagen machen, meine Losung war: «I want to make predictions, correlations are boring» («Ich möchte Voraussagen machen, Korrelationen langweilen mich»). Meine Absicht, hierzu groß angelegte Studien an der Münchner Klinik aufzuziehen, führte zu allerhand Widerständen aus den verschiedenen Richtungen. Vor allem gab es viele «Platzhirsche», die an dem Quereinsteiger Holsboer, der noch dazu Chemiker war, keine Freude hatten, sondern sich um ihre Privilegien, vor allem in Bezug auf Forschungsmittel, sorgten. Auch Otto Benkert konnte mich nicht mehr fördern, er hatte gerade einen Ruf auf den Lehrstuhl an der Universität Mainz erhalten. Während ich darüber nachdachte, wie ich trotz aller Widrigkeiten meine Pläne realisieren könnte, machte mir Otto Benkert ein sehr attraktives Angebot. Ich sollte in Mainz eine psychiatrische Forschungsstation aufbauen und das neurochemische Labor leiten – ein Labor, in dem man mit Methoden der Chemie Stoffwechselvorgänge in Nervenzellen untersucht.

Zunächst hatte ich gar nicht den Wunsch, München zu verlassen. Hier hatte ich Freunde, eine schöne Wohnung und wollte mich auch weiter um meine Mutter kümmern. Sie war ohnehin entsetzt, als sie von mir erfuhr, dass ich Psychiater werden wollte. Sie hatte noch die typischen Vorurteile dieser Generation gegenüber den Nervenärzten. Also bat ich Hanns Hippius um einen Termin, den ich nach einigen Wochen auch erhielt, und berichtete ihm, ich hätte eine großzügige Offerte, mit Otto Benkert nach Mainz zu gehen. Insgeheim hoffte ich, er würde mir nun seinerseits ein Angebot machen, meine Forschung großzügig zu unterstützen, damit ich in München bliebe. Diesmal ging das Pokern mit Hanns Hippius nicht gut aus, er stand auf, reichte mir die Hand, beglückwünschte mich zu dieser großartigen Chance und beendete das Gespräch. Damit war nach nur zwei Jahren Uniklinik wieder einmal der Zeitpunkt für einen Neuanfang gekommen, diesmal in Mainz.

7 Reise in die psychiatrische Forschung

Meine Reise in die psychiatrische Forschung begann in Mainz. Die Erfahrungen an der Münchner Universitätsklinik hatten mich noch nicht erkennen lassen, welche Hindernisse zu überwinden waren, wollte ich eine naturwissenschaftliche – aus meiner Sicht die ethisch einzig vertretbare – Richtung innerhalb der psychiatrischen Forschung einschlagen. Zu sehr verlief in München alles in vorgegebenen Bahnen, es herrschten strenge Hierarchien und daher konnte es für diejenigen, die von den vorgegebenen Denkmustern abwichen, schnell ungemütlich werden. Schon der Baukörper der altehrwürdigen Münchner Klinik an der Nussbaumstraße strahlte Autorität aus. Dieses in den Jahren 1902 bis 1904 von dem bekannten Architekten Max Zittmann errichtete imposante Gebäude war sehr großzügig angelegt, hatte einen traditionellen Hörsaal mit steil aufsteigenden Sitzreihen – damit die Studenten die Vorlesung von allen Plätzen gut verfolgen konnten –, lange Gänge und große Krankensäle, in denen oft zwölf Patientenbetten und mehr aufgestellt waren. Die Krankenpflege wurde überwiegend von Ordensschwestern versehen, deren Tracht dem ganzen Betrieb ein besonderes Gepräge verlieh. Ganz anders die Mainzer Klinik. Die damalige psychiatrische Klinik der Mainzer Universität erinnerte aufgrund ihrer gedrungenen zweigeschossigen Bauweise mit Innenhof und ihrer Enge eher an ein kleines pfälzisches Weingut. Otto Benkert, froh, dass ich ihn nun unterstützen würde, zeigte mir meinen künftigen Arbeitsbereich, der aus zwei kleinen Krankenzimmern in einer Dachmansarde bestand, in denen

insgesamt sieben Patienten untergebracht werden sollten, und einer
Küche, die gleichzeitig als Stationszimmer, Aufenthaltsraum sowie
Besprechungsraum für das Pflegeteam diente, einem einzigen
Arztzimmer sowie zwei kleinen, noch leeren Räumen, in denen klinische Forschungsarbeiten verrichtet werden sollten. Außerdem gab
es auf der Station noch ein weiteres, vergleichsweise nettes und
geräumiges Zimmer, das für mich als Büro vorgesehen war. Dieses,
so bedeutete mir ein Pfleger, sei nur deshalb frei, weil der vormalige
Benutzer, der bekannte Psychiater Nikolaus Petrilowitsch, von
einem Patienten nach der Rückkehr von der Visite in der Klinik
erschossen worden war. Ich hatte von dem Vorfall nichts gehört und
war froh, als ich erfuhr, dass dieses tragische Ereignis bereits viele
Jahre zurücklag. Seit der aus meiner Sicht wenig glaubwürdigen Behauptung, König Ludwig II. hätte seinen Psychiater Bernhard von
Gudden im Starnberger See ertränkt, wird das Thema «Gewaltaus-
übung von Patienten gegenüber ihrem Arzt» immer wieder diskutiert. Meiner Einschätzung nach sind Nervenärzte durch ihre Patienten nicht besonders gefährdet; bevor mit den Psychopharmaka
wirksame Therapien zur Verfügung standen, haben Patienten durch
ihre Behandler sicher mehr Gewalt erfahren als umgekehrt.

Vor Übernahme der Mainzer Klinik durch Otto Benkert als Direktor hatte sie sich unter kommissarischer Leitung befunden und
wie immer in solchen Übergangssituationen waren dabei viele Ord-
nungsmechanismen zusammengebrochen. Zuständigkeiten und
Organisationsabläufe mussten neu festgelegt, die Aufgaben neu definiert und verteilt werden. Auch so selbstverständliche Dinge wie
das Tragen von Arztkitteln mussten wir durchsetzen, und vor allem
mussten Türen und Fenster gestrichen und saubere Möbel beschafft
werden. Für einen Ästheten wie mich waren die Rahmenbedingungen in der alten Mainzer Klinik zunächst schon sehr belastend.
Als ich in den ersten Tagen auf der mir zugedachten engen und muf-
figen Station stand, auf der ich forschen sollte, und inmitten all des
Gerümpels wohl einen recht verzagten Eindruck machte, kam eine
Krankenschwester auf mich zu, stellte sich vor: «Ich bin die Christa»,
und sagte in ihrem breiten Mainzer Dialekt: «Und hier wollen Sie

also berühmt werden.» Ich versuchte, mir meine eigene Skepsis nicht anmerken zu lassen, und nahm die Einladung an, mit ihr im künftigen Stationszimmer einen Kaffee zu trinken. Sie sagte mir, dies hier würde nie eine Forschungsstation, allein schon deshalb nicht, weil das Pflegepersonal sowie die Ärzteschaft sich weigern würden, mit mir zu arbeiten. Man wolle an psychiatrischen Patienten keine «Menschenversuche» unternehmen, nach all dem, was in Deutschland mit den «Geisteskranken» passiert sei. Erst in diesem Moment wurde mir bewusst, was Hanns Hippius in der Münchner Nervenklinik geschaffen hatte. Auch wenn ich mit seinem Stil nicht einverstanden gewesen war, von einer Forschungsatmosphäre, wie sie an seiner Klinik herrschte, waren wir in Mainz noch weit entfernt. Wie schwer es werden würde, in der Psychiatrie mit der gleichen Methodik zu arbeiten wie in den anderen medizinischen Fächern, sollte ich noch öfter erfahren. Ich ließ mich aber nicht entmutigen und erzählte der Schwester ausführlich, was ich vorhatte, wie ich mir die Zusammenarbeit vorstellte und vor allem, warum ich mich entschlossen hatte, die Depression zum Ausgangspunkt meiner wissenschaftlichen Reise in die Psychiatrie zu machen.

Ein Loch in der Wand

In meiner Münchner Zeit hatte ich gelernt, dass bei Patienten mit Depression die Konzentration der Stresshormone im Blut erhöht ist und dass sich dieser Befund allmählich, im Verlauf der Therapie, normalisierte. Die noch in München durchgeführten Verlaufsuntersuchungen hatten mich zu dem Schluss geführt, die zur Erhöhung der Stresshormone führenden Mechanismen könnten auch an der Depressionsentstehung beteiligt sein. Meine Hypothese wurde durch die Tatsache gestützt, dass Patienten mit Erkrankungen des Hormonsystems sehr oft auch unter psychischen Erkrankungen, insbesondere Depressionen, leiden. Bei einer Erkrankung etwa, die nach dem amerikanischen Neurochirurgen Harvey Cushing benannt ist, wird aufgrund eines Tumors der Regelkreis zwischen dem Gehirn, der schon erwähnten dem Gehirn anhängenden Drüse, der Hypophyse, und der im Unterleib befindlichen Nebennierenrinde massiv gestört. Als Folge dieser Fehlregulation synthetisiert die Nebennierenrinde viel zu viel Cortisol und gibt es an die Blutzirkulation ab. Die Patienten haben also extrem hohe Cortisolwerte im Blut. Die Mehrzahl der Patienten mit Morbus Cushing leidet vor allem zu Beginn der Erkrankung, oft noch bevor der Tumor entdeckt wird, unter Depressionen. Mein Ziel war es nun, diesen Zusammenhang zu erforschen. Patienten wissen von ihrer Hormonstörung natürlich nichts; worunter sie allerdings leiden und wovon sie nahezu immer berichten, sind Schlafstörungen. Ich wollte diese Schlafstörungen quantitativ messen, und zwar in Kombination mit der veränderten Hormonaktivität. Dies schien mir eine gute Strategie zu sein, um möglichst viel über die biologischen Symptome und die Rolle der Stresshormone bei Depression zu erfahren. Ich formulierte dies damals gegenüber der Krankenschwester bewusst so vorsichtig, denn Anfang der 1980er Jahre lautete die herrschende Meinung, die Stresshormone seien deshalb erhöht, weil die emotionale Belastung, an einer Depression zu leiden, eben auch zu Stress und den begleitenden Hormonveränderungen führen würde. Was einem den Schlaf raube, seien das Wissen um die Depression, die mit der Depression verbundene traurige Stimmung, Angst, Antriebslosigkeit und Unfähigkeit, den täglichen Anforderungen zu genügen, sowie sich infolgedessen einstellende Schuld- und Insuffizienzgefühle. Auf einem Internistenkongress trug ich meine Hypothese vor und wurde überhaupt nicht ernst genommen. Als äußeres Zeichen, was man von mir hielt, kursierte eine während meines Vortrags gemachte Fotografie, auf der ich aussehe, als trüge ich ein Geweih.

Der Ansatz, den ich in Mainz verfolgen wollte, war neu. Meine Absicht war, herauszufinden, ob die Mechanismen, die im Gehirn ablaufen und die zu den im Labor messbaren Hormonveränderungen führen, auch als Verursacher von depressionstypischen klinischen Symptomen wie Ängstlichkeit, Konzentrationsverlust, innere Unruhe, Interessensverlust, erhöhte Schmerzempfindlichkeit und die genannten Schlafstörungen in Frage kämen.

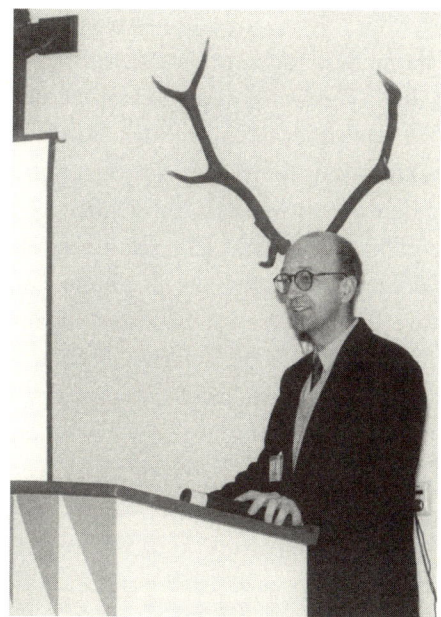

Bei einem Internistenkongress
trug ich meine Hypothesen vor.
Dabei entstand ein beziehungs-
reiches Bild.

Die Untersuchung des Schlafs kann mit erstaunlicher Genauig-
keit erfolgen, denn während dieses Zustands, dem sich jeder von
uns etwa 25 bis 30 Prozent seiner Lebenszeit zumeist des Nachts
hingibt, finden sehr spezielle Veränderungen unserer Hirnaktivität
statt. Zu diesen Besonderheiten gehören auch die schlaftypischen
Merkmale der Hirnstromtätigkeit. Diese elektrischen Vorgänge
messen wir anhand von Spannungsschwankungen mit Hilfe kleiner
Elektroden, die auf die Schädeloberfläche geklebt werden. Die Spannungsschwankungen entstehen, weil Signale zwischen Nervenzellen
auch durch elektrisch geladene Botenstoffe, sogenannte Ionen, weitergeleitet werden. In dem Fall, dass viele solcher Signale sich in
gleicher Richtung in unserem Gehirn bewegen, entstehen Dipole,
die sich an der Hirnrinde so aufsummieren können, dass sie an der
Schädeloberfläche immer noch messbar sind. Im Schlaf zeigen sich
nun ganz besondere Muster derartiger Hirnstromaktivitäten.

Das bekannteste davon ist ein Schlafstadium, bei dem wir in der
Regel träumen und gleichzeitig seitliche Pendelbewegungen mit

unseren Augen vollführen; wir nennen dies Traumschlafphasen. In diesem Stadium befinden wir uns vor allem in der zweiten Nachthälfte. Meist wird dieses Schlafstadium wegen der raschen Abfolge von Augenbewegungen auch Rapid-Eye-Movement- oder REM-Schlaf genannt. Wenn wir einschlafen, dominiert hingegen eine andere Hirnstromtätigkeit: Es finden sich Wellen, die weit von der Nulllinie ausgelenkt sind, also eine große Amplitude haben. Bis diese Wellenbewegungen die Nulllinie in der Gegenrichtung wieder durchkreuzen, dauert es relativ lange, das heißt, sie schwingen mit niedriger Frequenz. Daher heißt dieses – für die erholsame Wirkung des Schlafs besonders wichtige – Stadium Slow-Wave-Sleep (Schlaf mit langsamen Wellen) oder Tiefschlaf. Bei Patienten, die an einer Depression leiden, lassen sich viele Veränderungen der Hirnstromtätigkeit während des Schlafs beobachten; besonders auffällig ist, dass sie verminderten Tiefschlaf und verstärkten Schlaf mit raschen Augenbewegungen (REM-Schlaf) aufweisen. Die Frage, die wir lösen wollten, so erklärte ich der Krankenschwester, war nun: In welcher Beziehung stehen die Veränderungen der Hormone und des Schlafs zueinander?

Um dies herauszufinden, benötigten wir zuerst einmal ein Loch in der Wand zwischen den beiden für die Forschungsarbeiten reservierten kleinen Mansardenzimmern, fuhr ich in meinen Ausführungen gegenüber der zunehmend erstaunten Schwester fort. Auf der einen Seite der Öffnung sollte der Patient liegen, dem wir eine Kanüle zur Blutentnahme in die Vene eingeführt und Elektroden zur Messung seiner Hirnstromtätigkeit auf die Schädeldecke geklebt hätten. Die Kanüle würde mit einem Plastikschlauch und die Elektroden mit elektrischen Drähten verbunden. Schlauch und Drähte sollten durch die Öffnung in der Wand in den Nachbarraum geleitet werden, um während der Untersuchung den Patienten nicht bei seinem Schlaf zu stören. Während der Patient also in einem Raum schliefe, wollten wir mit Hilfe eines Elektroenzephalographen seine Hirnströme messen. Gleichzeitig wollten wir etwa alle 20 Minuten Blutproben durch den Plastikschlauch entnehmen, in denen die Hormone gemessen werden sollten.

Während ich ihr dies alles begeistert erzählte, hatte mich die Krankenschwester immer erstaunter angesehen, und als ich zu Ende war, meinte sie einfach nur: «Das wird nie was» und ging kopfschüttelnd davon. Ich führte ein Gespräch mit Otto Benkert, der meine Aufregung dämpfen wollte und meinte, ich müsse eben noch mehr Motivationsarbeit leisten; außerdem hätten sich auf die noch freien Assistentenstellen bereits einige Ärzte beworben, die sicherlich bereit wären, auch Forschungsarbeiten am Patienten durchzuführen. Glücklicherweise musste ich mich nicht auf diese vagen Aussichten stützen, denn ein paar Tage später kam die Krankenschwester Christa erneut zu mir und überraschte mich sehr, als sie sagte: «Ich mach' da mit und ein paar neue Kolleginnen auch.» Damit war das Eis schneller gebrochen, als ich gehofft hatte.

Schwierig wurde es hingegen, als es darum ging, das Loch durch die Wand zu bohren und die für die Untersuchungen nötigen Geräte installieren zu lassen. Wegen dieser kleinen Umbaumaßnahme mussten wir ausführliche Anforderungsscheine an die Bauabteilung ausfüllen und begründen, wofür man das alles bräuchte. Zu der Zeit hatte sich um eine Stelle als Krankenhausbetriebsingenieur ein junger Mann, Erwin Boll, aus Gelsenkirchen beworben, der uns bei administrativen Aufgaben entlasten sollte. Es stellte sich aber bald heraus, dass er sich für Verwaltungsangelegenheiten weit weniger interessierte als für labortechnische Aufgaben. Ich bedrängte Benkert, ihn dennoch einzustellen, die von ihm gewünschten administrativen Aufgaben würde er schon irgendwie mit übernehmen. Boll war wie ich ungeduldig und pragmatisch; während die Anforderungsunterlagen an die Bauabteilung noch auf ihrer langen Reise durch das Genehmigungslabyrinth waren, hatten wir uns das «Loch in der Wand» und alles, was für das Projekt nötig war, bereits selbstständig organisiert. Den Richtlinien entsprach dieses Vorgehen natürlich nicht, aber wir waren bereit, um der Sache willen Verantwortung für selbstständig gefällte Entscheidungen zu tragen. Unsere Maxime war: «Wer lang fragt, geht lang irr.»

Die ersten Ergebnisse, die wir auf unserer kleinen, selbstgebastelten Forschungsstation erzielten, fanden wir außerordentlich spannend. Eine unserer Beobachtungen war folgende: Dass wir abends müde werden und uns der Schlaf überkommt, zeigen nicht nur die Hirnstromkurven an, sondern unser Gehirn setzt dann auch einen Mechanismus in Gang, der die nächtliche Hormonausschüttung koordiniert. Wachstumshormon ist – wie der Name schon sagt – eine Substanz, die bei Kindern vor allem das Wachstum fördert; fehlt dieses Hormon bei Kindern, die eigentlich noch im Wachstum sind, bleiben sie klein. Hat man mit Abschluss der Pubertät seine endgültige Körpergröße erreicht, wird dieses Hormon vor allem während des Tiefschlafs ausgeschüttet. Bei erwachsenen Menschen sorgt das Wachstumshormon dafür, das Gleichgewicht zwischen Kohlenhydrat-, Eiweiß- und Fettstoffwechsel aufrechtzuerhalten. Da das Hormon den Eiweißstoffwechsel stimuliert, den Fettabbau begünstigt, die Knochen festigt und das Immunsystem stärkt, hat diese Substanz nicht nur in der Anti-Aging-Medizin, sondern auch im Sportdoping zweifelhafte Bekanntheit erlangt.

Axel Steiger, einen Mann der ersten Stunde in Mainz, der heute noch bei mir am Institut als Oberarzt tätig ist, hat der Gedanke nicht losgelassen, man müsse den natürlich vorkommenden Vorgang umkehren können, also statt das Hormon mit dem Schlaf den Schlaf mit dem Hormon aktivieren. Er wollte den Versuch unternehmen, durch medikamentöse Stimulation von Wachstumshormon die Schlafqualität zu verbessern. Daraus ist eine international sehr beachtete Forschungsrichtung entstanden, die auch für die Depressionsforschung wichtig wurde. Patienten mit Depression haben nämlich nicht nur weniger Tiefschlaf, sondern sie produzieren das betreffende Hormon auch in weitaus geringerem Maße als Gesunde. Wir hatten bei unseren depressiven Patienten festgestellt, dass sie verminderte Knochendichte, von Medizinern Osteoporose genannt, haben und vor allem im Bereich der inneren Bauchorgane leicht Fett speichern, während die Muskelmasse geringer wird. Dies sind Folgen des Wachstumshormonmangels und überschießender Stresshormone. Aus all diesen Beobachtungen folgerten wir, gerade dem Schlaf käme bei der Entstehung der Depression, neben den Stresshormonen, besondere Bedeutung zu. Die Qualität des Schlafs, vor allem des Tiefschlafs in der ersten Nachthälfte, ist wesentlich für die Produktion des Wachstumhormons zuständig. Fehlt Tiefschlaf, dann fehlt auch Wachstumshormon. Beide Defizite haben viele negative Auswirkungen. Dieser Ansatz hat sich später zwar als richtig erwiesen, vorerst mussten wir aber lernen, dass alles noch sehr viel komplizierter war als angenommen; denn nicht nur das Wachstumshormon war vermindert, auch die Stresshormone waren während des nächtlichen Schlafs erhöht. Offenbar bestand zwischen der Aktivierung der Stresshormone im Schlaf Depressiver und der Freisetzung von Wachstumshormon eine wechselseitige Abhängigkeit. Unterdrückt die Stresshormonaktivität das Wachstumshormon oder verhält es sich umgekehrt? Diese Frage hatten bereits amerikanische Forscher aufgrund ihrer Versuche an Ratten gestellt.

Darüber hinaus fiel uns auf, wie sehr das Muster der Hormonfreisetzung und der Hirnströme im Schlaf junger Patienten mit Depression dem älterer, jedoch gesunder Versuchspersonen ähnelte. Die Depression ist ein Risikofaktor für viele andere Erkrankungen, gerade auch solcher, die im Alter auftreten. Wer im mittleren Alter eine Depression hat, die nicht behandelt wird, kann im Alter leichter an der Alzheimer'schen Erkrankung, Herzinfarkt, Schlaganfall, Parkinson oder Diabetes erkranken. Wir vermuteten anhand unserer Befunde, einen ersten Hinweis auf den Mechanismus entdeckt zu haben, durch den die Depression den Alterungsprozess beschleunigt.

Das Schlaflabor mit dem «Loch in der Wand» war auf alle Fälle eine äußerst produktive Forschungsstätte; aber ohne die begeisterte Mitarbeit der Krankenschwestern und Pfleger, die ja im Schichtwechsel die ganze Nacht hindurch bis zum Morgen Blut durch das Schlauchsystem entnehmen und zur Serumgewinnung zentrifugieren mussten, hätte das alles nicht gelingen können. Zusätzlich mussten die Röhrchen beschriftet, im Tiefkühlschrank geordnet und die Aufzeichnung der Hirnstromkurve überwacht werden. Schließlich musste man auch die Patienten immer wieder vom Nutzen einer solchen Untersuchung überzeugen. Wir haben dabei gelernt, dass es am besten war, die Untersuchung ganz ehrlich mit unserer wissenschaftlichen Neugier zu begründen und sogar zuzugeben, dass man nicht wissen könne, welche Erkenntnisse dabei gewonnen würden, vor allem nicht, ob der betreffende Patient von dieser Untersuchung persönlichen Nutzen habe. Andererseits habe ich in Gesprächen mit dem Patienten immer wieder betont, dass die Unterlassung von Forschung ethisch nicht vertretbar sei, ja, dass ich dies im weitesten Sinn sogar für unterlassene Hilfeleistung halte. Wer als Patient die für ihn beste Therapie in Anspruch nimmt, nutzt Forschungsergebnisse, die mit Hilfe anderer Patienten erzielt wurden. Die Solidarität der Patienten fordert aber, dass derjenige, der von Forschung profitiert, hierzu auch selbst etwas beiträgt.

Diese klärenden Gespräche mit Patienten und Mitarbeitern waren mir stets außerordentlich wichtig. Es gab damals noch keine Ethikkommissionen, auf die man die Verantwortung abwälzen konnte. Wir mussten die Patienten aufklären und dabei beachten, dass sie wegen ihrer psychischen Erkrankung vielleicht gar nicht die Tragweite ihrer Entscheidung, bei einer klinischen Studie mitzumachen, begreifen würden. Rückblickend glaube ich, dass wir uns bei allem forscherischen Ungestüm bezüglich der Abwägung der Risiken und der Sinnfälligkeit von Projekten mehr in der Pflicht fühlten, als dies heute vielfach der Fall ist. Wenn ich sehe, welche Aktenberge junge klinische Forscher heute vorlegen müssen, um die Regularien gesetzlich vorgeschriebener Ethikkommissionen zu erfüllen, dann frage ich mich, ob darüber nicht das Wichtigste bei einer solchen Entscheidung, nämlich die Befragung des eigenen Gewissens, zu kurz kommt. Natürlich sind Patienten und gesunde Versuchspersonen durch die heute zu erfüllenden Auflagen eines hochkomplizierten Regelwerks optimal geschützt. Der forschende Arzt darf in dem ganzen Prozess aber nicht zur Randfigur werden.

Was Stress und Depression miteinander zu tun haben

Forschungsmittel waren damals knapp, uns ging ständig das Geld aus. Mein Bekenntnis, gute Forschung dürfe nicht am Geld scheitern, klang zwar gut, in der Realität mussten wir aber kürzer treten, als mir dies recht sein konnte. Otto Benkert hatte zum Glück gute

Kontakte zur forschenden Industrie, ohne deren ständige Unterstützungen viele Projekte nicht möglich gewesen wären.

Eine Strategie, Forschungsmittel aus der Pharmaindustrie zu erhalten, erwies sich als besonders nützlich: Ich behauptete nämlich, wir könnten aufgrund des Studiums hormoneller Aktivität, die durch die Einnahme einer Substanz hervorgerufen wird, sowie aufgrund der hierdurch ausgelösten Veränderung der Hirnstromaktivität während des Schlafs voraussagen, ob es sich bei der fraglichen Substanz um ein potentielles Antidepressivum handelte oder ob sie unwirksam sei. Dies ließ Manager von Ciba-Geigy aufhorchen. Man stellte uns tatsächlich reichlich Geldmittel zur Verfügung, um zwei Substanzen miteinander zu vergleichen, die identisch zusammengesetzt waren und sich nur in ihrer dreidimensionalen Struktur unterschieden. Diesen strukturellen Unterschied kann man sich in Analogie zu einem Paar Handschuhe vorstellen, die ebenfalls – abgesehen von ihrer spiegelbildlichen Struktur – identisch sind. Die beiden Moleküle unterscheiden sich in ihrer räumlichen Struktur wie rechter und linker Handschuh. Wir untersuchten beide Substanzen an Versuchspersonen und Patienten und sagten aufgrund unserer Beobachtungen voraus, nur eine der beiden Verbindungen würde in der klinischen Anwendung einen antidepressiven Effekt haben. Die Manager der Firma Ciba-Geigy glaubten uns nicht und führten für die andere der beiden Substanzen ein klinisches Entwicklungsprogramm durch. Nachdem viele Millionen in groß angelegte Studien investiert waren, musste die Firma feststellen, dass unsere Voraussage die richtige gewesen war. Das von uns als potentiell unwirksames Medikament identifizierte Molekül war bei der Wirksamkeitsprüfung tatsächlich gescheitert. Hätte Ciba-Geigy auf uns gehört, hätte das Unternehmen viel Geld gespart.

Natürlich hatten wir die Forschungsunterstützung der Firma nicht ausschließlich für diese Studie aufgebraucht, es blieb noch genug Geld für andere Projekte übrig, die weder die Industrie noch die damals gegenüber unserem Ansatz sehr skeptischen Gutachter öffentlicher Förderagenturen interessierten. Eines dieser Projekte ging dem Zusammenhang zwischen Stresshormon und Depressionsentstehung nach, schloss also an die Erfahrungen meiner Untersuchungen in München an.

Über Stress spricht heute jeder, er ist ein Begriff des täglichen Lebens geworden. Alle haben Stress, im Beruf, im Privatleben – ja selbst in der Freizeit. Als Lebensweisheit in unserer Zeit gilt: «Ich mach' mir da keinen Stress.» Diese Verankerung des Stressbegriffs in unserer modernen Sprache kann zu Missverständnissen führen; denn die Stressreaktion selbst ist eine sehr wichtige Anpassung unseres Körpers auf eine belastende Situation. Der ungarische Wissenschaftler Hans Selye gilt als Begründer der Stressforschung. Er hat entdeckt, wie der Körper als Reaktion auf eine bedrohliche Situation ein ganzes Programm verschiedener Mechanismen abruft mit dem Ziel, den Körper an die Situation anzupassen und eine plötzlich auftretende Gefahr zu bewältigen. Wir kennen dies von uns selbst: In akuter Gefahr haben wir Angst, sind hellwach, der Puls steigt. Könnten wir unseren Organismus während einer akuten Stressreaktion «von innen» betrachten, würden wir etwa die Aktivierung der Mandelkerne, des hirnanatomischen Zentrums für Angst, wahrnehmen. Äußerliche Zeichen der Stressreaktion sind erhöhter Blutdruck, feuchte Hände, Ausbruch von kaltem Schweiß und Zittern. Verursacht wird diese Reaktion zunächst durch die Verarbeitung der über unsere Sinnesorgane an das Gehirn weitergegebenen Informationen. Diese werden mit den in den Gedächtnisspeichern abgelegten Kenntnissen verglichen und bewertet, um die entsprechende Reaktion auszulösen. Wenn wir in Tierfilmen sehen, wie eine Antilope blitzschnell reagiert und die Flucht ergreift, sobald sie einen heranschleichenden Tiger sieht, können wir uns leicht vorstellen, wie gut diese Reaktion vorprogrammiert ist und wie reflexartig sie abläuft. Müsste die Antilope erst darüber nachdenken und abwägen, ob sie weiter grasen oder doch lieber die Flucht ergreifen soll, wäre diese Tiergattung wohl schon ausgestorben. Sie überlebt, weil die Gefährdung durch den natürlichen Feind kodiert ist. Wäre die Antilope allerdings im gesicherten Gehege eines Zoologischen Gartens aufgewachsen und an den Anblick eines Tigers, der hinter Gittern ist, seit langem gewöhnt, würde sie viel gelassener reagieren, wenn er auf sie zukäme.

Beim Menschen ist es ähnlich. Wenn wir im Theater sitzen und ein Shakespeare-Drama verfolgen, reagieren wir auf eine finstere Gestalt, die mit dem Messer in der Hand aus dem Dunkel tritt, vollkommen anders, als wenn uns die gleiche Gestalt bei einem Spaziergang in der Abenddämmerung begegnen würde. Es kommt also wesentlich auf unsere individuelle Bewertung der Gefahrensituation an. Wie das Ergebnis der Bewertung aussieht, hängt von unserer persönlichen Erfahrung und unserer Veranlagung ab. Eine ganz wesentliche Rolle dabei spielt die Freisetzung kleiner Moleküle aus der schon erwähnten Nebenniere, einer etwa 18 cm^3 großen Drüse, die auf der Spitze jeder unserer beiden Nieren sitzt. Diese Drüse reguliert die Anpassung an eine bedrohliche Situation durch die Menge der Stresshormone, die sie in die Blutbahn abgibt. Woher wissen aber diese beiden kleinen Drüsen, wie viel Stress wir haben? Auch hierfür gibt es einen raffinierten Mechanismus: Das eine der beiden Stresshormone, das Adrenalin, wird mit Hilfe direkter Signale aus Nervenfasern, die vom Gehirn gesteuert werden, produziert und freigesetzt. Dieses Adrenalin und sein Verwandter, das Noradrenalin, sorgen bei der Stressreaktion für den Anstieg von Puls und Blutdruck, den Fettaufbau und die Hemmung der Magen-Darm-Tätigkeit. Wollen wir eine bedrohliche Situation bewältigen, benötigt unser Gehirn viel Glukose, denn einen anderen Nahrungsstoff kann es gar nicht verwerten und Energiespeicher kann es nicht anlegen. Deswegen ist eine der Stoffwechselwirkungen des Stresshormons Adrenalin besonders wichtig: Es fördert die Glukose-Synthese, also die Bereitstellung von Zucker, und dadurch die Hirnnahrung.

Ein noch viel breiteres Wirkungsspektrum hat das andere wichtige Stresshormon, das Cortisol. Dieses wird von der Nebenniere nicht durch ein Nervensignal, sondern durch ein Eiweißmolekül aktiviert, bevor es in die Blutzirkulation abgegeben werden kann. Dieses Eiweißmolekül, Corticotropin genannt, wird von der Hirnanhangsdrüse in die Blutbahn geschickt mit dem Zweck, an der Nebennierenrinde die Synthese von Cortisol zu stimulieren. Diese kleinen Drüsen auf unseren Nieren nehmen also mit zwei völlig

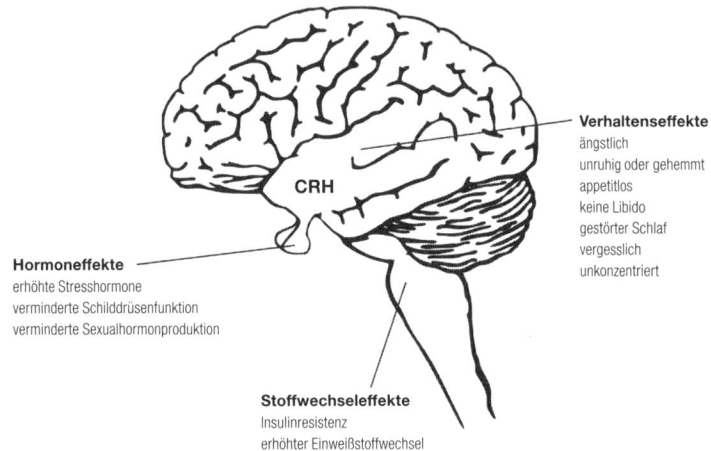

Hormoneffekte
erhöhte Stresshormone
verminderte Schilddrüsenfunktion
verminderte Sexualhormonproduktion

CRH

Verhaltenseffekte
ängstlich
unruhig oder gehemmt
appetitlos
keine Libido
gestörter Schlaf
vergesslich
unkonzentriert

Stoffwechseleffekte
Insulinresistenz
erhöhter Einweißstoffwechsel

Erhöhte Konzentration von CRH löst depressionsähnliche Symptome aus. Wenn durch Veranlagung und fortdauernde Stressbelastung das Stresshormon des Gehirns, CRH oder Corticotropin freisetzendes Hormon genannt, über längere Zeit erhöht ist, kann es zur Depression kommen.

unterschiedlichen Mechanismen ihre Aufgabe wahr, Stresshormone zu produzieren. Cortisol ist für den Organismus unentbehrlich, es organisiert viele Anpassungen an Stresssituationen, hilft dem Adrenalin, Glukose herzustellen, und ordnet das Immunsystem, um nur einige Aufgaben zu nennen. Gegenüber dem Adrenalin hat das Cortisol aber auch noch die Fähigkeit, sich durch die Zellmembran, die Außenhaut unserer Zellen, hindurchzuarbeiten und in nahezu jeder Körperzelle eine seiner vielfältigen Wirkungen zu entfalten. Die fein abgestimmte Regulation des Stresshormonhaushalts ermöglicht erst die hohe Flexibilität des Organismus bei der Anpassung an ganz unterschiedliche Belastungssituationen. Die zentrale Rolle des Cortisols bei der Stressanpassung spiegelt sich auf besonders eindrucksvolle Weise durch einen besonders ausgeklügelten Schaltkreis wider: Das Cortisol kann nämlich seine Freisetzung selbst regulieren; ist genügend Cortisol in Umlauf gebracht, dann registrieren die Koordinationszentralen für Stressanpassung im Gehirn, nun sei die Gefahr gebannt, man könne sich allmählich wieder auf normale Verhältnisse einrichten und die Cortisolproduktion herunterfahren.

Da wir bei depressiven Patienten sowohl während des Schlafs als auch in den wöchentlich während der Behandlung durchgeführten Labortests erhöhte Cortisolwerte im Blut gefunden hatten, andererseits die Patienten, egal ob im Schlaf oder im Wachzustand, nicht einer besonderen Stresssituation ausgesetzt waren, stellte sich uns die Frage nach einem möglichen Zusammenhang zwischen Verhaltensänderungen bei Depression und der Stressbelastung Gesunder.

Wir hatten großes Glück: Gerade als wir uns mit dieser Frage auseinanderzusetzen begannen, gelang es einer Forschergruppe am Salk-Institut in San Diego unter Leitung des Biologen Wylie Vale, ein Eiweißmolekül aus einer speziellen Hirnregion des Schafs zu isolieren, das alle Eigenschaften hatte, die man von einem Stresshormon des Gehirns, CRH abgekürzt, erwarten konnte. Tatsächlich musste diese Hirnregion, die wir Hypothalamus nennen und der eine wichtige Schaltfunktion zwischen dem Gehirn und unseren anderen Organen zukommt, aus einer halben Million Schafshirnen aufgereinigt werden, bis man CRH isolieren und charakterisieren konnte. CRH ist ein Eiweißmolekül, ein Peptid, wie es in der Fachsprache der Biologen und Chemiker heißt. Weil es in Nervenzellen, den Neuronen, entsteht, wird CRH als Neuropeptid bezeichnet. Das Aufregende an dieser Entdeckung war, dass man nun die Struktur dieser Substanz, Aminosäure für Aminosäure, erstmalig entschlüsselt hatte und somit auch für Forschungszwecke synthetisieren konnte. Amerikanische Forscher injizierten CRH in das Gehirn von Ratten und fanden erste Hinweise für Verhaltensänderungen, die mit der Hypothese in Einklang standen, wonach CRH nicht nur – wie vermutet – die Cortisolkonzentration reguliert, sondern auch Verhaltenseffekte auslösen kann, die mit der Stressreaktion in Zusammenhang stehen. Weil das Gehirn aller Lebewesen keinen Schmerz empfinden kann, sind diese Injektionen für die Tiere nicht belastend. Um die Injektionsnadel einzubringen, mit der das Neuropeptid CRH in das Gehirn der Ratte oder der Maus geleitet wird, muss man allerdings ein kleines Loch in die Schädeldecke bohren. Dies geschieht natürlich unter Narkose, die Ratten oder Mäuse spüren daher davon nichts. Solche Experimente stehen immer auch unter der Kontrolle regionaler, sehr strenger Genehmigungsbehörden, die darüber wachen, dass alle Vorschriften des Tierschutzgesetzes eingehalten werden. Um eine objektive Bewertung der wissenschaftlichen Ergebnisse zu garantieren, wird – analog zu den Placebo-Substanzen in klinischen Medikamentenstudien – einer Gruppe der Versuchstiere das Neuropeptid CRH, der anderen Gruppe eine wirkungslose Substanz gegeben. Tatsächlich fanden die Tierverhaltensforscher deutliche Hinweise, dass CRH Angst, Schlafstörungen, Appetitverlust, sexuelle Inaktivität und Unruhe auslöst. Dadurch bekam die Hypothese, CRH und damit das zentrale Stresshormon würde auch an der Entstehung von Verhaltensweisen zur Stressanpassung beteiligt sein, erheblichen Aufschwung.

Was aber war mit den depressiven Patienten? Gab auch hier die erhöhte Cortisolfreisetzung einen Hinweis auf eine CRH-Erhöhung im Gehirn? In Mainz war tierexperimentelle Forschung nicht möglich. Auch an anderen psychiatrischen Universitätskliniken gab es zu dieser Zeit keine Forschung an Tiermodellen, aus meiner Sicht ein großer Fehler. Wie ließ sich unter diesen Umständen herausfinden, ob das Neuropeptid CRH, das für die Cortisolerhöhung verantwortlich ist, im Gehirn Depressiver erhöht war? Hirnproben konnte man natürlich nicht gewinnen. Eine Hirnbank, in der Gehirne Verstorbener, auch solcher mit Depression, aufbewahrt werden, gab es nicht. Eine andere Möglichkeit bestand darin, CRH in der Flüssigkeit, die unser Gehirn umgibt, zu messen. Mit Hilfe einer Nadel, die man zwischen die Wirbelkörper, aus denen unser Rückgrat aufgebaut ist, einführt, kann man etwas von dieser Flüssigkeit gewinnen und versuchen, darin CRH zu messen. Hierfür hätten wir aber Antikörper, die gegen CRH gerichtet sind, benötigt. Solche Antikörper sind Eiweißmoleküle, die ganz spezifisch das gewünschte Eiweiß binden und dadurch seine mengenmäßige Analyse gestatten. Ein solcher Antikörper stand uns jedoch nicht zur Verfügung, und eine diesbezügliche Anfrage an das Labor von Vale wurde nicht beantwortet. Eine Lösung fand sich dennoch: Wir nutzten die Tatsache, dass CRH aus dem Hypothalamus über winzig kleine Blutgefäße in Richtung Hypophyse transportiert wird. Dort bindet es an die ausschließlich auf CRH spezialisierten Rezeptoren an der Zellmembran an, die in der Zelle eine Signalkette aktiviert, die wir recht gut kennen. Als Ergebnis der Stimulation solcher CRH-Rezeptoren wird von der Hypophyse ein Molekül in die Blutbahn freigesetzt, das bereits erwähnte Corticotropin, das in der Lage ist, an der Nebennierenrinde die Produktion von Cortisol und seine Freisetzung in die Blutbahn zu stimulieren. Sollten die bei depressiven Patienten erhöhten Corticotropin- und Cortisolwerte auf zentrale Ereignisse in unserem Gehirn zurückzuführen sein, dann durfte man bei der Injektion von CRH keine erhöhten Corticotropin- und Cortisolwerte finden. War hingegen eine Fehlregulation an der Hypophyse die Ursache für die erhöhten Stresshormone bei depressiven Patienten, müssten bei CRH-Injektion hohe Stresshormonwerte zu beobachten sein.

Die Versuchsanordnung war uns jetzt klar, nur woher das CRH bekommen? In den USA war das Präparat fest in Händen des National Institute of Mental Health. Von dort konnten wir nichts erwarten. Wir hatten aber auch hier wieder großes Glück, weil parallel zu der amerikanischen auch eine japanische Gruppe unter der Leitung des Biologen Shosaku Numa in Kyoto CRH charakterisiert hatte, und zwar nicht dasjenige des Schafs, sondern das der Ratte, das mit dem des Menschen interessanterweise identisch ist. Für unsere Untersuchungen war dies die bei weitem geeignetere Substanz. Wir arbeiteten in diesem Projekt mit Kollegen aus der Medizinischen Klinik der Universität München zusammen, die uns halfen, CRH-Proben in einer Qualität zu beziehen, die nötig war, um klinisch eingesetzt werden zu können. Ein Kollege, der mich darin unterstützte, war Günter Stalla, der heute noch als Internist und Hormonforscher an unserem Institut sehr erfolgreich tätig ist. Unser Lieferant war eine damals noch kleine Schweizer Firma, bei der wir persönlich die ersten Ampullen abholen mussten. Als ich Otto Benkert von unserem Vorhaben unterrichtete, kamen mir selbst Zweifel, ob das auch vertretbar sei. Immerhin hatte noch nie ein Patient mit Depression das Präparat erhalten. Über mögliche Nebenwirkungen hatten wir auch kein klares Bild, aber außer einer Allergie gegen Eiweiß konnte eigentlich nichts passieren. Hierauf waren wir mit entsprechenden Maßnahmen für den Ernstfall vorbereitet. Eine Ethikkommission gab es damals, wie gesagt, noch nicht. Zum Glück, muss ich sagen, denn ich kann mir nicht vorstellen, dass wir in dem von mir erwünschten, unrealistisch kurzen Zeitraum eine Genehmigung erhalten hätten. Jetzt galt es nur noch, auf den ersten Patienten zu warten, dem wir das Stresshormon des Gehirns, das Neuropeptid CRH, injizieren konnten.

Bald nahmen wir eine Patientin auf der Forschungsstation auf, die alle Symptome einer schweren Depression aufwies: Sie klagte darüber, seit Monaten traurig verstimmt zu sein, dabei unter innerer Unruhe zu leiden, nicht schlafen und sich auch nicht mehr konzentrieren zu können. Dabei würde sie, obwohl sie gar nicht viel äße, vor allem in der Bauchgegend immer dicker. Sie hatte unregelmäßige Monatsblutungen und an Sex schon seit langem kein Interesse mehr. Wir diagnostizierten eine Depression und erklärten der Patientin, wir wollten nun auch ihre Stresshormonregulation überprüfen. Dabei würden wir eine noch nicht auf dem Markt zugelassene Substanz verwenden, durch die uns die Diagnostik erleichtert würde. Die Patientin stimmte zu und die Untersuchung verlief zum Glück problemlos. Als wir die Hormonwerte aus dem Labor erhielten, waren wir allerdings völlig überrascht. Die Patientin wies nicht, wie von uns erwartet, eine normale Antwort der Stresshormone Corticotropin und Cortisol auf, sondern weit überschießende Werte. Hieß dies am Ende, dass die Tag und Nacht erhöhten Stresshormonwerte bei Depression durch eine überempfindliche Hypophyse, also ein Organ außerhalb des Gehirns, entstanden? Das konnten wir nicht glauben; es hätte alle unsere Hypothesen, wonach die Stresshormonerhöhung bei Depression auf einen krankhaften Prozess im Gehirn zurückzuführen war, über den Haufen geworfen. Wir diskutierten das Ergebnis mit unseren Kollegen von der Inneren Medizin; diese vermuteten, die Patientin habe vielleicht einen Tumor an ihrer Hypophyse, der auf CRH überempfindlich reagiert und deswegen zu viel Corticotropin und Cortisol produziert. Es konnte sich also um einen Morbus Cushing handeln, eine Erkrankung, von der ich schon berichtet habe und von der wir wissen, dass sie oft mit schweren Depressionen einhergeht. Wir stellten die Patientin den Neurochirurgen vor, die uns diese Diagnose bestätigten, den Tumor operativ entfernten, worauf die Patientin gesundete und sich die Depression vollständig zurückbildete. Ihre Bereitschaft, bei unserem Projekt mitzumachen, hatte uns wissenschaftlich nicht weitergebracht. Für sie selbst jedoch hatte sich die Chance geboten, ihren sehr seltenen Tumor zu einem frühen Zeitpunkt zu entdecken und zu behandeln. Diese Erkrankung verläuft, wenn sie nicht rechtzeitig erkannt wird, tödlich.

Zunächst mussten wir uns gedulden. Nach und nach fanden sich Patientinnen und Patienten ein, die bereit waren, an unserer Studie teilzunehmen, und schließlich entstand doch ein recht klares Bild: Unabhängig davon, wann man CRH injiziert, ob am Morgen, wenn die Stresshormonachse, durch die innere Uhr getrieben, besonders aktiv ist, oder am Abend, wenn sie inaktiv wird und sich der Körper auf die Nachtruhe vorbereitet, das Ergebnis war immer dasselbe: Die Stresshormonantwort nach CRH-Injektion war normal, demnach war die Tag und Nacht zu beobachtende Überaktivität auf einen Mechanismus zurückzuführen, der oberhalb der Hypophyse im Gehirn abläuft. Da die Hypophyse eine Ausstülpung des Gehirns, genauer gesagt des Hypothalamus, ist (weswegen sie ja auch Hirnanhangsdrüse heißt), lag die Ursache für die Hormonstörung depressiver Patienten im Gehirn. Hauptverdächtiger dafür war tatsächlich das Neuropeptid CRH, von dem man ja vermutete, es würde nicht nur die Stresshormone antreiben, sondern auch depressionstypische Symptome hervorrufen. Rückblickend waren dieser Befund und seine Interpretation an und für sich nicht weiter erstaunlich; zu dieser Zeit, Anfang der 1980er Jahre, war es aber noch keineswegs akzeptiert, der Depression eine im Grunde stoffliche Ursache zuzuordnen. Durch die Versuche von uns und von Kollegen in den USA verdichteten sich über die Jahre hinweg die Hinweise darauf, dass das Neuropeptid CRH bei der Depressionsentstehung in der Tat eine Schlüsselrolle spielt.

Auf der Suche nach der Ursache der Depression

Bis dahin hatte man die einzige «biologische» Erklärung der Depression aus dem Wirkmechanismus der Antidepressiva abgeleitet, die in den Stoffwechsel von Neurotransmittern wie Noradrenalin und Serotonin eingreifen und dadurch einen postulierten, bis heute aber nicht nachgewiesenen Mangel an diesen Substanzen an kritischen Schaltstellen des Gehirns kompensieren sollen. Einen weiteren, allerdings recht fragwürdigen Hinweis hatte die depressionsauslösende Wirkung von Reserpin geliefert. Dies ist ein Mittel gegen Bluthochdruck, das die Freisetzung von Adrenalin vermindert. Mittlerweile ist bekannt, dass eine rasche Absenkung erhöhten Blutdrucks, auf welchem Wege auch immer, depressionsfördernd ist, und es ist zu bezweifeln, dass der Effekt von Reserpin tatsächlich ein spezifischer war. Ein anderer Befund, der ebenfalls für die Hypothese spricht, wonach Substanzen wie Noradrenalin und Serotonin eine wichtige Rolle spielen können, stammte überraschenderweise aus Tuberkulosekliniken, auch denjenigen, die mein Urgroßvater in Davos gebaut hatte. Dort wurde zur Bekämpfung der Bakterien, die Tuberkulose hervorrufen, ein neues Medikament, Iproniazid, ausprobiert. Tatsächlich ging es den Patienten mit Tuberkulose durch das Medikament besser, die Messung der Lungenfunktion bestätigte die positive Wirkung. Auch die ansonsten niedergedrückte Stimmung in den Tuberkulosekliniken war einer mitunter geradezu heiteren Beschwingtheit gewichen; auf alle Fälle war die Anzahl der depressiven Patienten deutlich geringer geworden. Die Ursache dafür lag in den besonderen pharmakologischen Eigenschaften von Iproniazid, das neben seiner Wirkung auf die Tuberkulosebakterien auch den Abbau von Serotonin und Noradrenalin entweder in der synaptischen Nervenendigung oder im winzig kleinen Spalt zwischen zwei solchen Endigungen zu hemmen vermag. Das waren zum damaligen Zeitpunkt nahezu alle Hinweise auf eine «biologische» Ursache der Depression. Nun war mit dem Neuropeptid CRH ein weiterer Kandidat hinzugekommen. Das Besondere an CRH besteht darin, ein Hormon zu sein, das wie ein Nachrichtensender Botschaften über weite Strecken zu transportieren vermag. Neurotransmitter wie Serotonin oder Noradrenalin, aber auch Aminosäuren wie GABA oder Glutamat senden ihre Botschaft nur über sehr kurze Strecken. In diesem Zusammenhang erschien es uns wichtig, den Gehirnmechanismus, der zur Stresshormonerhöhung bei Depression führt, genauer zu erforschen. Vielleicht gelang es uns, auf diese Weise der Ursache und Behandlung der Depression näherzukommen. Vielleicht konnten wir sogar Wege aufzeigen, wie man Patienten, die zu Depressionen neigen, durch Medikamente, die in den Stressmechanismus eingreifen, vor der Krankheit schützen kann.

Zunächst aber galt es, unsere Ergebnisse der Fachwelt zur Kenntnis zu bringen und auch den Anspruch zu dokumentieren, als Erste die depressionserzeugende Wirkung von CRH entdeckt zu haben. Hierbei machte ich eine Erfahrung, die mir aus meiner Zeit als Forscher in der Chemie nicht geläufig war. Wohin auch immer ich das Manuskript schickte, ich bekam es mit schlechtweg unseriöser, bösartiger Kritik zurück. Die Redakteure der Fachzeitschriften bedauerten jeweils, die Arbeit wegen negativer Gutachten nicht veröffentlichen zu können. Nach und nach wurde uns klar, was und wer dahintersteckte: Forscher am National Institute of Mental Health, damals das Mekka für biologische Psychiatrie, hatten ebenfalls klinische Untersuchungen mit CRH an Patienten mit Depression durchgeführt, diese auch mit tierexperimentellen Studien ergänzt und wollten die Ersten sein, die damit groß herauskämen. Wir hatten unser Manuskript an die bekanntesten amerikanischen Zeitschriften gesandt. Von deren Redakteuren wurde es dann jeweils an die Kollegen vom National Institute of Mental Health zur Begutachtung weitergeleitet, die von uns nicht überholt werden wollten und daher durch negative Bewertungen die Veröffentlichung hinauszögerten. Wir haben das alles erst später herausgefunden. Damals, in den Jahren 1983/84, waren wir ziemlich enttäuscht und ratlos, wie wir weiter vorgehen sollten. Schließlich hatten wir eine Idee: Wir fassten unsere Kernaussagen in einem Leserbrief zusammen und schickten ihn an das *New England Journal of Medicine*, eine der angesehensten Fachzeitschriften weltweit. Bei solchen Beiträgen ging das Journal damals noch so vor, über die Veröffentlichung mit Experten aus dem Redaktionsteam zu beraten. Falls man sich weiter absichern wollte, holte die Redaktion bei Forschern der Harvard Medical School, die ebenso wie die Redaktion der Zeitung in Boston ist, weiteren Rat ein. Ich wusste, dass damals die diplomatischen Beziehungen zwischen dem National Institute of Mental Health und der Harvard Medical School stark durch Konkurrenz belastet waren. Der große amerikanische Psychiater Gerald Klerman, damals noch am Massachusetts General Hospital in Boston, einer der weltweit bekanntesten Forschungskliniken, hatte mir seine Unterstützung zugesagt. Klerman hatte Jahre zuvor einmal unsere Klinik in Mainz besucht und war von unserem Elan, wie er sagte, beeindruckt gewesen. Auf welchem Wege das kurze Manuskript schließlich vom *New England Journal of Medicine* zur Publikation angenommen wurde, habe ich nie herausgefunden. Auf alle Fälle waren wir im Herbst 1984 die Ersten, die den Zusammenhang zwischen der Ausschüttung der Stresshormone und des im Gehirn gebildeten Hormons CRH bei Patienten mit Depression nachwiesen. Erstaunlicherweise fand sich in der letzten Ausgabe des *American Journal of Psychiatry* des gleichen Jahres dann eine Übersichtsarbeit aus dem National Institute of Mental Health, die dort die mit CRH durchgeführten Studien zusammenfasste. Das war ein ungewöhnliches Vorgehen, denn normalerweise veröffentlicht man seine Forschungsergebnisse als eigenständige Arbeiten – wir nennen dies Originalarbeiten –, bevor man einen Übersichtsartikel verfasst. Es ging hier einfach darum, auch für das National Institute das Publikationsjahr 1984 sicherzustellen.

Viel wichtiger aber ist rückblickend, dass unsere Ergebnisse und unsere Schlussfolgerungen hinsichtlich der zentralen Rolle von CRH mit denen der amerikanischen Kollegen übereinstimmten. Unterstützt wurden sie durch Untersuchungen von Charles Nemeroff, der damals noch an der Duke University in North Carolina arbeitete und bis vor kurzem eine der erfolgreichsten Forschungskliniken der USA an der Emory University leitete. Er hatte von Wylie Vale, der die Aminosäurestruktur von CRH aufgeklärt hatte, einen Antikörper gegen CRH erhalten. Mit dessen Hilfe gelang es ihm, CRH mengenmäßig zu bestimmen. Er fand, dass CRH in der das Hirn umgebenden Flüssigkeit im Falle einer Depression erhöht war. Dieses Ergebnis ergänzte die Schlussfolgerungen aus unseren klinischen Untersuchungen und denen des National Institute of Mental Health in idealer Weise. Wenn also – kurz gesagt – überschießende Produktion von CRH zu Depression führt, stellte sich die Frage, wie man diesen Befund zur Entwicklung neuartiger therapeutischer Strategien nutzen könnte. Und auch eine weitere Frage drängte sich auf: In welcher Beziehung stehen die Effekte von Antidepressiva zur Stresshormonachse, was haben die Neurotransmitter Serotonin und Noradrenalin mit dem Hormon CRH zu tun? Und schließlich: Gibt es außer dem Neuropeptid CRH noch andere Hirneiweiße, die an der Depressionsentstehung und ihrem Verlauf beteiligt sind?

Viele Fragen, angesichts derer uns klar wurde, wie begrenzt die Möglichkeiten einer kleinen Universitätsklinik waren. So gern wir mit Hilfe von Tiermodellen diese Frage aufgegriffen hätten, wir mussten uns auf die Studien beschränken, die wir klinisch am Patienten durchführen konnten. Erst später ist mir klar geworden, welchen Wettbewerbsvorteil wir dadurch gegenüber den Kollegen und Konkurrenten anderer Länder hatten, die sehr viel leichter als in Deutschland tierexperimentelle Untersuchungen durchführen konnten, wohingegen sie keinen Zugang zu Patienten hatten.

Zunächst dachten wir uns ein recht einfaches Experiment aus. Wir hatten ja schon gesehen, wie durch eine geringe Menge des synthetischen Stresshormons Dexamethason bei gesunden Menschen die Cortisolproduktion unterdrückt wird. Noch in München hatte ich die Beobachtung gemacht, dass bei Patienten mit Depression dieser Effekt von Dexamethason abgeschwächt ist und Cortisol auch nach Dexamethasongabe erhöht bleibt. Im Verlauf einer erfolgreichen antidepressiven Therapie normalisierte sich dies und die Patienten zeigten Cortisolwerte wie Gesunde. Unser Experiment galt nun der Frage, wie Patienten mit Depression, die Dexamethason erhalten hatten, auf die CRH-Injektion reagieren würden. Wir vermuteten, die Gabe von Dexamethason, das ja viel potenter als Cortisol die peripheren Stresshormone unterdrücken kann, würde verhindern, dass CRH überhaupt noch einen stimulierenden Effekt auf die Freisetzung dieser Stresshormone hätte. Zu unserer größten Überraschung war dies aber gerade nicht der Fall. Im Gegenteil, bei Patienten, die mit Dexamethason vorbehandelt waren, fanden wir nach CRH-Gabe ungewöhnlich hohe Cortisolwerte. Wir beobachteten diesen Effekt bei vielen Patienten. Er trat auch wesentlich häufiger auf als die Erhöhung von Cortisolwerten unter Ruhebedingungen entweder während des Tages oder während der Nacht, wenn die Patienten schliefen. Wie war das zu verstehen? Wir konnten nur vermuten, dass noch ein weiteres Neuropeptid bei depressiven Patienten im Übermaß vorhanden sein muss, das die Wirkung von CRH im Gehirn und an der Hypophyse verstärkt.

In dieser Zeit wurde viel über das Neuropeptid Vasopressin diskutiert. Der große holländische Biologe David de Wied arbeitete mit diesem Hormon, das nicht nur bei der Blutdruckregulation eine Rolle spielte, sondern einige für unsere Frage interessante verhaltensbiologische Effekte auslösen konnte. Ebenfalls in Holland waren Publikationen erschienen, die darauf hindeuteten, dass sich die Wirkungen von Vasopressin und CRH gegenseitig verstärken würden. Dies ließ uns aufhorchen, schließlich wusste man aus der tierexperimentellen Forschung in Grundlagenlabors, dass auch Vasopressin die Stresshormonfreisetzung stimulieren könne. Als wir erfuhren, dass so geringe Mengen des Stresshormons Dexamethason, wie wir sie eingesetzt hatten, nur an der Hypophyse wirken würden und nicht in das Gehirn eindringen könnten, hatten wir eine Erklärung, die sich sogar experimentell überprüfen ließ. Der Gedanke war folgender: Zunächst gibt man geringe Mengen Dexamethason, das vom Mund in den Magen und von dort in den Darm wandert. Im Darm wird es von der Blutbahn aufgenommen und landet als Cortisolersatz an einer der vielen Andockstellen für Steroid-Moleküle an der Hypophyse. Der Haupteffekt dieses künstlichen Steroids an der Hypophyse ist es, die Freisetzung von Corticotropin zu unterdrücken. Durch Dexamethason wurde auf diese Weise also die

Nebennierenrinde deaktiviert und damit kein Cortisol mehr produziert. Für die Schaltzentrale des Gehirns entsteht dadurch aber eine Sondersituation; denn dort bleiben die Rezeptoren für Cortisol unbesetzt, weil Dexamethason ja nicht in das Gehirn eindringen und als Ersatz für Cortisol wirken kann. Die zentralen Schaltstellen des Gehirns bekommen gar nicht mit, dass Cortisol in der Peripherie durch Dexamethason ersetzt wurde, und registrieren nur, dass die Andockstellen für Cortisol im Gehirn leer sind. Ganz im Sinne eines gut funktionierenden Regelkreises setzt das Gehirn nun alle Neuropeptide in Bewegung, die die Stresshormonaktivierung an der Hypophyse auslösen könnten. Neben dem CRH ist das vor allem Vasopressin. Nach Gabe einer geringen Dosis Dexamethason wird beim Patienten mit Depression anscheinend im Gehirn eine erhebliche Menge Vasopressin produziert und zur Hypophyse geleitet. Wenn wir in dieser Situation das Neuropeptid CRH in die Vene des Patienten injizieren, dann verstärken sich die Effekte beider Eiweißmoleküle, des aus dem Gehirn zur Hypophyse wandernden Vasopressins und des in die Vene injizierten CRHs, so dass große Mengen Corticotropin die unterdrückende Wirkung von Dexamethason überrollen können. Diese Interpretation, wonach der Regelkreis für Stresshormone bei depressiven Patienten deswegen gestört ist, weil die Rezeptoren für Cortisol nicht voll funktionsfähig sind, ist bis heute gültig. Dieser Gedanke war die Grundlage der «Corticosteroid-Rezeptor-Hypothese der Depression», die ich im Jahre 2000 veröffentlicht habe und die immer noch eine meiner meistzitierten Arbeiten ist. Der Beweis, dass dies auch richtig ist, gelang uns aber erst durch ein weiteres, ebenfalls recht kompliziertes Humanexperiment: Bei gesunden Versuchspersonen konnten wir – im Gegensatz zu depressiven Patienten – nach Vorbehandlung mit Dexamethason durch eine CRH-Injektion keine Stresshormone aktivieren. Wir nannten das Testverfahren den kombinierten Dexamethason/CRH-Test. Depressive Patienten reagierten auf diesen Test mit überschießender Stresshormonantwort. Deshalb postulierten wir, dass bei ihnen im Gehirn Vasopressin erhöht sei. Also injizierten wir gesunden Versuchspersonen, nachdem sie Dexamethason erhalten hatten, beide Eiweißmoleküle, Vasopressin und das Neuropeptid CRH. Tatsächlich fanden wir bei den Versuchspersonen in diesem Falle die gleichen Stresshormonwerte wie bei Patienten, die nur CRH erhalten hatten. Damit war – zwar auf indirektem Wege – Vasopressin als zweiter Hauptverdächtiger für die Auslösung einer Depression bestätigt. Der nächste Schritt hätte die Untersuchung von CRH und Vasopressin im Gehirn eines geeigneten Tiermodells sein müssen oder die Untersuchung der Gehirne verstorbener depressiver Patienten. Diese Untersuchung führte dann der bekannte niederländische Neurobiologe Dick Swaab vom Amsterdamer Hirnforschungsinstitut durch, der Jahre später tatsächlich im Hypothalamus verstorbener depressiver Patienten eine erhöhte Konzentration beider Eiweißmoleküle, Vasopressin und CRH, nachweisen konnte und damit unsere Hypothese bestätigte.

Der von uns entwickelte kombinierte Dexamethason/CRH-Test war nicht nur zum besseren Verständnis der veränderten Regelkreise bei Patienten mit Depression von Interesse. Sein Hauptvorteil ist ein anderer: Mit recht hoher Empfindlichkeit kann dieser Test die Störung der Stresshormonregulation aufspüren. Ähnlich wie wir dies früher in München mit dem einfachen Dexamethasontest getan hatten, konnte man mit dieser sehr verfeinerten Testversion bei der überwiegenden Zahl der Fälle Voraussagen über das Therapieergebnis treffen. Wir hatten also den ersten empfindlichen Prädiktor, einen Biomarker für den Therapieverlauf. Damit waren wir unserem Ziel einen Riesenschritt näher gekommen.

Eine ganze Reihe von Publikationen ging aus dieser Versuchsreihe hervor. Als ich einmal nach Ann Arbor zum Vortrag eingeladen wurde, war ich stolz, als mich der dortige Direktor John Greden mit den Worten begrüßte: «This is the Gentleman from whom we learned where Mainz is» («Das ist der Herr, von dem wir gelernt haben, wo Mainz liegt»). Ich ahnte allerdings zu diesem Zeitpunkt nicht, dass hinter der Einladung viel mehr steckte als das Interesse an meinen Arbeiten zur Stresshormonregulation. Dabei hätte ich eigentlich schon stutzig werden müssen, als er mich vor der Anreise um einen ausführlichen Lebenslauf und ein Verzeichnis aller meiner

Veröffentlichungen bat. Ann Arbor ist für amerikanische Verhältnisse eine kleine Stadt, die von der renommierten University of
Michigan geprägt ist, in der die Hirnforschung eine wichtige Rolle
spielt. Ich hielt vor einer großen Zuhörerschaft aus der Klinik und
den umliegenden Forschungslabors meinen Vortrag über die Neuropeptide CRH und Vasopressin sowie über meine Hypothesen zur
Depressionsentstehung. John Greden, selbst ein sehr bekannter klinischer Forscher, hatte mein Vortrag gefallen, unvermittelt fragte er
mich, ob ich mir vorstellen könne, nach Amerika auszuwandern und
in Ann Arbor die Rolle des stellvertretenden Direktors und Leiters
der Forschungsstation an der dortigen Universitätsklinik zu übernehmen. Ich war natürlich völlig überrascht. Die hervorragenden
Arbeitsbedingungen in Ann Arbor waren mir bekannt, vor allem die
enge Verflechtung mit dem Institut für Neurowissenschaften, das
molekulare und verhaltensbiologische Forschung auf höchstem in-
ternationalem Niveau betrieb. Gerade der naturwissenschaftliche
Zugang und die Möglichkeiten, wieder chemisch arbeiten und klinische Fragestellungen in der Zell- und Molekularbiologie, vor allem
aber auch am Tiermodell, vertiefen zu können, waren äußerst attraktiv. So beantwortete ich seine Frage erst einmal mit «Ja» und wartete
ab, was passierte. Am nächsten Tag wurde ich von einer Reihe mir
teilweise von ihren Veröffentlichungen her bekannter Wissenschaftler sehr detailliert nach wissenschaftlichen Plänen, aber auch nach
meinen persönlichen Verhältnissen gefragt. Am dritten Tag fuhr
mich John Greden nach Detroit zum Flughafen und sagte mir ohne
Umschweife, alle, die ich getroffen hätte, auch er selbst, wären sehr
glücklich, wenn ich kommen würde. Und wie es in den USA so üblich ist, sprach er dann von sich aus Themen wie das zu erwartende
Gehalt, Lebenshaltungskosten, die Möglichkeit, ein großes Haus zu
mieten, und alles, was dazugehört, an.

Wieder in Mainz, behielt ich diese Offerte erst einmal für mich,
zu unwirklich erschien mir das alles. Nach einiger Zeit rief ich Greden an und sagte, ich hätte mich zwar noch nicht entschieden, der
Gedanke, nach Ann Arbor zu gehen, gefiele mir aber nach wie
vor sehr gut, vor allem wegen der hervorragenden Arbeitsmöglich-

keiten, speziell der Einbindung der Grundlagenwissenschaften. Greden freute sich und sagte, er werde sich jetzt, zunächst noch unverbindlich, für mich um die Formalien kümmern. Nun musste ich Otto Benkert einweihen, der mit dieser Entwicklung gar nicht zufrieden war, aber einräumte, früher oder später würde ich ja doch weiterziehen. Noch während ich darüber nachsann, ob ich den Schritt wirklich tun wollte, war die Sache dann geplatzt. John Greden rief mich an, um mich zu fragen, ob ich denn das amerikanische Staatsexamen für Medizin habe. Diese Prüfung, die alle vorklinischen und klinischen Fächer der Medizin umfasst, ist sehr umfangreich und der Staat Michigan würde hier bei niemandem eine Ausnahme erlauben. Teils enttäuscht, teils auch erleichtert, war für mich damit das Kapitel abgeschlossen. Ich hatte mich im Medizinstudium nicht gerade durch großartige Leistungen hervorgetan und war eigentlich froh, überall durchgerutscht zu sein und keine Zeit verloren zu haben. Jetzt, nachdem ich mittlerweile 39 Jahre alt wurde, meine Facharztweiterbildung abgeschlossen und das Habilitationsverfahren hinter mich gebracht hatte, konnte ich mir so gar nicht vorstellen, noch einmal den gesamten Lernstoff der Medizin in mich hineinzupauken. Ich blieb also in Mainz. Eines hatte die Offerte aus Ann Arbor aber doch bewirkt: Mir war Mainz nicht mehr genug. Ich hatte mit Otto Benkert einen großzügigen Chef, der mich förderte, mit dem ich eine neue Klinik gebaut und von dem ich viel gelernt hatte. Aber ich wollte den von mir eingeschlagenen Weg im großen Stil betreiben und dafür war das Umfeld in Mainz zur damaligen Zeit nicht geeignet, es wurde mir zu eng.

8 Auf Umwegen zu Max Planck

Nach Gesprächen mit denjenigen deutschen Psychiatrieprofessoren, deren Meinung mir wichtig war, kristallisierten sich für mich zwei Sachverhalte heraus. Der eine war positiv: Mein wissenschaftlicher Ansatz und meine Forschungsergebnisse waren offenbar in Amerika bekannter als in Deutschland. Wenn ich also in Deutschland und nicht in Amerika Karriere machen wollte, dann musste ich mich auch in Deutschland profilieren, meinen Anspruch auf eine Leitungsfunktion anmelden und mich z. B. um einen Lehrstuhl bewerben. Der andere Sachverhalt war weniger ermutigend: Mir wurde bedeutet, ich würde nicht so recht in die «wissenschaftliche Landschaft Deutschlands» passen. Ich sei nicht den normalen langen Weg gegangen; Facharztprüfung und Habilitation – damals noch Voraussetzungen, um sich um einen Lehrstuhl bewerben zu können – seien bereits fünf Jahre nach dem Staatsexamen erfolgt, das sei zu schnell gewesen. Offenbar stand ich im Ruf, eine doch sehr an Biologie und Biochemie orientierte Forschungsrichtung zu vertreten und mich von der klassischen Psychiatrie und ihrer großen Tradition abzuwenden. Wann immer man einem klinischen Forscher zugestand, seine Wissenschaft sei gut, wurden ihm klinisches Engagement und Kompetenz abgesprochen. Da war ich keine Ausnahme.

Trotzdem startete ich einen Versuch und schickte meine Bewerbungsunterlagen an die Universität Essen; dort war der Lehrstuhl für Psychiatrie frei geworden. Tatsächlich zählte ich zu den Bewerbern, die in die engere Wahl gezogen wurden und eine Einladung zu einem wissenschaftlichen Vortrag mit anschließendem Vorstellungsgespräch erhielten. Ich fuhr recht guter Dinge mit dem Zug nach Essen und war überrascht, wie schön sich diese Stadt an einem strahlenden Sommertag präsentierte. Als Münchner hatte ich damals die Vorstellung, das gesamte Ruhrgebiet sei voller Bergwerke und befände sich permanent unter einer Rußwolke. Das Gegenteil war der Fall. Ich dachte, wenn ich eine Offerte nach Essen bekommen würde, wäre das gar nicht so schlimm wie befürchtet. Während ich vor der Berufungskommission und vielen Zuhörern, darunter auch Studenten, meinen Vortrag hielt, passierte etwas Eigenartiges: Ich hörte eine recht monotone Stimme, die mir aber unverständlich blieb, zumal ich ja selbst sprach. Das ging etliche Minuten so, in denen sich bei mir der Gedanke festsetzte: Was, wenn ich nun selbst krank wurde und Stimmen hörte? Doch warum musste dies gerade jetzt passieren, während ich mich um einen psychiatrischen Lehrstuhl bewarb? In diesen Minuten, die mir wie eine Ewigkeit erschienen, hatte ich zwei Dinge zu tun: einmal meine wissenschaftlichen Zielsetzungen vor der Berufungskommission zu erläutern und gleichzeitig die Konsequenzen einer akustischen Halluzination zu überdenken. Schließlich stand ein junger Mann aus der ersten Reihe auf, ging an mir vorbei auf eine Schalttafel zu, bediente einen Knopf und die Stimme verschwand. Der Dekan entschuldigte sich kurz für die Störung, und als ich erwiderte, er könne sich gar nicht vorstellen, wie glücklich ich sei, dass die anderen im Raum die Stimme auch gehört hätten, brach eine bei solchen Anlässen unübliche Heiterkeit aus. Der Vortrag verlief nach meiner Einschätzung recht gut, ich machte deutlich, dass man vieles ändern müsste, wollte man eine moderne psychiatrische Universitätsklinik werden, die sich in ihrer Arbeitsweise nicht mehr grundsätzlich von anderen Spezialgebieten der Medizin unterschied. Die Krankheitsursache mit naturwissenschaftlicher Methodik zu ergründen und darauf aufbauend bessere Therapien zu entwickeln sei in den anderen Fächern längst etabliert. Ich führte diese Gedanken in dem persönlichen Gespräch mit der Berufungskommission noch weiter. Zu weit, wie ich später erfuhr, denn einige Kommissionsmitglieder wollten gar keine grundlegende Änderung, folglich kam ich nicht auf die Liste der möglichen Kandidaten.

Ich konzentrierte mich also weiter auf die Forschungsarbeit in Mainz und trug meine Ergebnisse nun vor allem auf deutschen Kongressen vor. An den Wochenenden fuhr ich allerdings nicht mehr nach München, sondern nach Zürich. Auf einem Kongress in Nürnberg hatte ich nämlich eine junge Schweizer Psychiaterin, Edith, kennen gelernt und mich in sie verliebt. Wir trafen uns in Zürich und manchmal, wenn ich Wochenenddienst hatte, kam sie auch zu mir nach Mainz. Damit ich nach der langen Bahnfahrt nicht noch in Zürich weit herumfahren musste, nahm sie sich ein kleines Apartment in Bahnhofsnähe. Wie wir erst nach dem Einzug herausfanden, war dieser Teil des Zürcher Niederdorfs das Zentrum des Rotlichtmilieus. Die beschwingten Wochenenden in der mir seit meiner Kindheit lieb gewordenen Schweiz waren kurz, am Sonntagnachmittag musste ich ja wieder die lange Bahnreise nach Mainz antreten. Dennoch waren die Tage in Zürich ein wichtiger Kraftquell und vertrieben meine Sorgen, wie es mit mir beruflich nun weitergehen sollte. Edith, selbst eine erfolgreiche klinische Forscherin, versprühte Optimismus, dämpfte meine Ungeduld und half mir jahrelang bei meinen Verstimmungen. Wir heirateten in der Schweiz und führten eine typische Wochenend-Ehe. Ich freute mich darüber, nun so etwas wie ein Privatleben zu haben, denn Edith hatte einen Freundeskreis, in den ich integriert wurde. Außerdem lehrte sie mich, in ferne Länder zu reisen und die schönen Seiten des Lebens kennen zu lernen. Vor allem glaubte sie ganz fest daran, ich werde der Psychiatrie ein neues Gepräge geben, und inspirierte mich zu immer neuen großen Projekten, für die in Mainz aber leider kein Raum war. Diese Jahre erfüllten mich mit Zuversicht, dass mir irgendwann einmal Kairos, der Gott der günstigen Gelegenheit, eine Chance geben und dass ich sie dann «beim Schopf» packen würde. Wir waren trotz der schwierigen Situation mit zwei getrennten Wohnorten rundum glücklich und voller Neugierde, wie sich unser Leben gestalten würde.

In dieser Stimmung erhielt ich wieder einen Anruf aus den Vereinigten Staaten, aus dem ich erfuhr, die Universität Buffalo im Bundesstaat New York sei an mir interessiert. Im Gegensatz zu der Offerte aus Ann Arbor sei in diesem Fall kein amerikanisches Staats-

examen in Medizin erforderlich, weil der Staat New York hier eine
Ausnahme machen würde. Kurz darauf kam tatsächlich ein offizieller Anruf aus Buffalo und eine Einladung in eine Stadt, von der ich
nur wusste, dass sie in der Nähe der Niagarafälle liegt und im Winter
dort jede Menge Schnee fällt. Der Empfang in Buffalo war sehr herzlich und es strahlte die Sommersonne. Ich erfuhr, Buffalo sei früher,
zur Zeit der Alkoholprohibition, wegen der Nähe zur kanadischen
Grenze eine Schmugglerstadt mit hoher Kriminalität gewesen, später eine Industriestadt geworden und nun auf dem Wege, sich in ein
Zentrum für Bioinformatik und Genforschung zu verwandeln. Das
berühmte Roswell Park Cancer Institute befindet sich dort, und
Craig Venter, der Genforscher, der schon zu Lebzeiten Kultstatus
erreicht hat, arbeitete damals ebenfalls in Buffalo.

Mein Eindruck von dieser Stadt, die wie Zürich an einem großen
See liegt, war jedenfalls sehr positiv, auch wenn sie nicht, so wie wir
dies in Europa gewohnt sind, eine eigene gewachsene Kultur widerspiegelte. Nachdem ich meinen Vortrag gehalten hatte und von
mehreren Fakultätsmitgliedern in persönlichen Gesprächen nach
meinen Plänen befragt worden war, kam eine sehr freundliche Dame
auf mich zu und erklärte mir, sie sei beauftragt, mich in Buffalo herumzufahren. Dabei zeigte sie mir vor allem Wohngegenden und
führte mich in einige große, leer stehende Häuser, für die sie schon
die Schlüssel bereithielt. Mir schien das alles ein bisschen rasch voranzugehen, vor allem waren die Häuser so riesig, dass man unser
Zürcher Apartment wohl zehnmal darin untergebracht hätte. Auf
meine skeptische Frage, solch ein Anwesen zu mieten sei wohl für
einen Universitätsprofessor eher illusorisch, meinte sie nur «wait
and see» und setzte mich im Hotel ab. Dort erwartete mich bereits
der Direktor des Klinikums zum Abendessen, dessen Hauptgang aus
einem riesigen Filetsteak und einer daneben liegenden großen Languste bestand, «Surf and Turf» nennt man das Gericht. Diese Kombination war mir ebenso neu wie die Geradlinigkeit der Amerikaner,
wenn sie etwas unbedingt wollen. Es war eindeutig, man wollte mich
in Buffalo für die Position eines Full Professor for Research haben,
was man auf Deutsch mit einem Professor für Forschung übersetzen

würde. Das Gehalt sei verhandelbar, erfuhr ich zu meinem Erstaunen, und man würde sich freuen, wenn ich schon bald mit der Arbeit beginnen könne. Das alles kam recht überraschend und auf dem Rückflug über New York nach Frankfurt fand ich wenig Schlaf. Ich besprach die Angelegenheit mit Edith, die natürlich von dem Gedanken, aus dem schönen Zürich nach Buffalo auswandern zu sollen, gar nicht begeistert war und meinte, ich solle nicht ungeduldig sein, ich würde meine Chance in Europa schon noch bekommen. Während ich den Gedanken, vielleicht nach Buffalo zu gehen, weiterverfolgte, bahnte sich eine für meine Berufslaufbahn entscheidende Entwicklung an. Die Amtszeit des damaligen Direktors des Max-Planck-Instituts für Psychiatrie in München, Detlev Ploog, näherte sich dem Ende, er stand vor seiner Emeritierung. Darunter versteht man in Deutschland die altersbedingte Zwangsenthebung von den Dienstgeschäften, die heute fast nur noch in Europa üblich ist. Es war eine Kommission gegründet worden, die sich mit der Zukunft des Instituts befassen sollte. Ich hatte zu diesem Zeitpunkt gar keine Vorstellung von dem Institut, wusste nur, dass es aus einer Klinik, mehreren der Klinik assoziierten Forschungslaboratorien und einem theoretischen Institut bestand, das sich nicht in München, sondern in einem Vorort, in Martinsried, im gleichen Gebäudekomplex wie das Max-Planck-Institut für Biochemie befand. Die akademische Psychiatriewelt ging davon aus, als Nachfolger für Detlev Ploog komme am ehesten eine etablierte Wissenschaftlerpersönlichkeit in Frage, die sich bereits auf einem Lehrstuhl für Psychiatrie bewährt habe.

Als ich zu einem Vortrag an das Max-Planck-Institut nach München eingeladen wurde, erkannte ich überhaupt keinen Zusammenhang mit dieser großen anstehenden Entscheidung. Tatsächlich waren mir die wissenschaftspolitischen Mechanismen der Max-Planck-Gesellschaft unbekannt. Ich wusste nicht, wie dort Nachfolgefragen geregelt werden, es gab auch keine Ausschreibung, auf die hin man sich hätte bewerben können. Tatsächlich gibt es an einem Max-Planck-Institut immer mehrere Direktoren, die ihren Abteilungen vorstehen und aus ihren Reihen einen Kollegen bestimmen, der für

einige Zeit die Aufgaben eines geschäftsführenden Direktors übernimmt. Scheidet ein Direktor aus welchem Grunde auch immer aus,
schlagen die Direktoren einen Nachfolger vor. Diesen Vorschlag geben sie an die zuständige Sektion weiter, in diesem Falle an die bio-
logisch-medizinische Sektion der Max-Planck-Gesellschaft. Diese
setzt dann eine Kommission ein, deren Aufgabe darin besteht, durch
eigene Urteilsbildung, aber auch gestützt auf externe Gutachten,
den Vorschlag des Kollegiums zu bewerten. Kommt man zu einem
positiven Ergebnis, so wird dies der Sektion vorgetragen, die dann
darüber abstimmt. Findet der Vorschlag mit großer Mehrheit Unterstützung, wird dieses Ergebnis an den Präsidenten der Max-
Planck-Gesellschaft weitergeleitet, der nach Abstimmung im Senat
das Berufungsverfahren einleitet.

Von diesem komplizierten Mechanismus hatte ich, als ich meinen Vortrag hielt, natürlich keinerlei Ahnung. Umso mehr waren
die Wissenschaftler des Instituts erstaunt, dass die Direktoren des
Theoretischen Instituts, die ja für den Berufungsvorschlag verantwortlich waren, geschlossen in meinem Vortrag als Zuhörer saßen.
Einer davon, ein Schweizer Urgestein namens Hans Thoenen, berühmt für seine Forschungsarbeiten über das Nervenwachstum, erhob sich nach meinem Vortrag und klatschte im Stehen Beifall. Mir
fiel nicht einmal das auf, kannte ich Herrn Thoenen doch gar nicht
persönlich. Ein Wissenschaftler des Instituts, Mathias Berger, der
mich gerne als Nachfolger von Ploog gesehen hätte, sagte mir nach
dem Vortrag bedeutungsvoll, ich sei jetzt auch ein Kandidat für den
Direktorenposten. Ich nahm diese Andeutung zunächst gar nicht
ernst, freute mich über das Vortragshonorar von DM 300,–, von dem
ich mir eine schicke Wolljacke kaufte, in Grün, der Farbe der Hoffnung. Ich habe diese Jacke heute noch. Bewusst wurde mir die Möglichkeit, an das Max-Planck-Institut berufen zu werden, erst, als
mich zwei der Direktoren des Theoretischen Instituts, Georg Kreutzberg und Dieter Lux, zu sich baten, um mir zu sagen, dass sie mich
als Direktor vorschlagen würden. Ich war plötzlich sehr aufgeregt,
Buffalo rückte für mich in weite Ferne.

Die Berufskommission indessen sah dies alles wohl anders und suchte weiter nach geeigneten Kandidaten. Sie stand auch unter erheblicher Fremdeinwirkung, vor allem durch die deutsche Ordinariengilde, die einen so unkonventionellen Quereinsteiger wie mich auf keinen Fall im Amt des Max-Planck-Direktors sehen wollte. Auch Detlev Ploog selbst, dessen Forschungsarbeiten vor allem auf die Beobachtung des Verhaltens von Affen gerichtet waren und der sich als Anthropologe verstand, war in diesem Fall, was selten vorkam, mit seinem Kollegen Hippius einer Meinung, nämlich, dass Herr Holsboer nicht der richtige Direktor für das Institut sei.

Wie immer in der Max-Planck-Gesellschaft, wenn man bei Berufungsangelegenheiten nicht mehr weiter weiß, veranstaltete man ein Symposium, zu dem man potentielle Kandidaten, aber auch Wissenschaftler, die eine hervorragende Stellung in diesem Feld haben, bittet, um ihre Forschungsarbeiten zu präsentieren. Auch ich erhielt eine Einladung, andere Gäste waren Ordinarien aus Deutschland und deutschsprachige Professoren aus England und Amerika sowie einige Grundlagenforscher. Es war auch ein Mitarbeiter von Detlev Ploog als Redner eingeladen, ein sympathischer Kollege, der, wie ich später erfuhr, als Ploogs Kronprinz galt. Besonders eindrucksvoll war aber auch die Liste der Gäste, die als Zuhörer in das Max-Planck-Haus nach Heidelberg kamen. Die Veranstaltung dauerte zwei Tage, und als ich meinen Vortrag zu halten begann, war die Stimmung sehr gereizt. Noch während ich sprach, begannen einige Grundlagenforscher den Kopf zu schütteln, die Augen zu verdrehen und sich gegenseitig verständnisvoll zuzulächeln, wohl amüsiert über den Unsinn, den ich ihnen vortragen würde. Gerade in einer solchen Situation sind Gesten dieser Art für den Vortragenden schrecklich. Ich habe mir damals vorgenommen, bei einer solchen Gelegenheit niemals irgendwelche negativen Signale an den Vortragenden zu senden. Die Diskussion im Anschluss an den Vortrag war wie eine Hinrichtung, zumindest habe ich es so erlebt und trage es immer noch so in meiner Erinnerung. Nichts hatte vor den strengen Herren Bestand.

Als alles vorbei war, wollte ich gerade in dem sicheren Gefühl, aus dem Rennen zu sein, in Richtung Bahnhof gehen, als mir eine freundliche Dame, die, wie ich später erfuhr, der Generalverwaltung

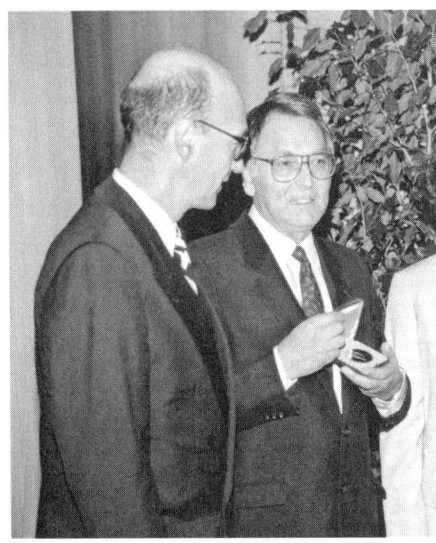

Jules Angst, mein Mentor, bei
der Verleihung der goldenen
Kraepelin-Medaille im Jahre
1992

der Max-Planck-Gesellschaft angehörte, folgte. Sie fragte mich, ob
man mir denn nicht gesagt habe, dass mich die Berufungskommission noch sprechen wolle. Dasjenige Mitglied der Kommission, das
mich hätte informieren sollen, musste dies wohl «vergessen» haben.
Wie dem auch sei, ich kehrte um und betrat den Raum, in dem die
Crème der Max-Planck-Wissenschaftler versammelt war. Alle Anspannung wich einem tiefen Gefühl freudiger Erwartung, nun die
Chance meines Lebens zu haben, als ich hinten am Ende des Tischs
Heinz Staab sitzen sah, dessen Einführung in die theoretische organische Chemie ich vor fast 20 Jahren so gründlich studiert hatte. Er
sah mich aus seinen gütigen, klugen Augen an, begrüßte mich und
begann mit der Frage, wie ich mir denn die Zukunft des Max-Planck-
Instituts für Psychiatrie vorstellen würde. Mich traf die Unterredung
völlig unvorbereitet, man hatte wohl auch «vergessen», mir zu sagen, dass ich mich nicht nur auf den Vortrag, sondern auch auf ein
Gespräch zu diesem Thema hätte vorbereiten müssen. Nun blieb
mir gar nichts anderes übrig, als meine Vorstellungen von der psychiatrischen Forschung so auszubreiten, wie ich es bisher bei anderen
Anlässen getan hatte. Ich war ja gewohnt, dies recht unmissverständ-

lich zu tun. Anscheinend blieb, was ich sagte, nicht ohne Wirkung auf die Kommission, auf alle Fälle wurde ich freundlich verabschiedet. Ich hörte dann lange Zeit nichts mehr.

In der Zwischenzeit hatte sich Edith mit interessanten, ganz auf der Linie unserer Wochenendgespräche liegenden Forschungsprojekten an der Zürcher Universitätsklinik gut eingerichtet. Neben ihrem direkten Chef gab es an der Klinik noch einen Forschungsdirektor namens Jules Angst, noch heute einer der kreativsten klinischen Wissenschaftler, die es in der Psychiatrie je gab. Er hatte wohl gehört, die neue junge Oberärztin sei mit Herrn Holsboer verheiratet und fragte sie, ob ihr Mann denn gelegentlich nach Zürich käme, er würde ihn gerne kennen lernen. Edith gab die Einladung an mich weiter und ich bekam weiche Knie, denn Jules Angst war eines der externen Mitglieder der Berufungskommission für die Nachfolge von Detlev Ploog am Max-Planck-Institut. So traf ich den großen Jules Angst in einem wunderschönen Restaurant im Hotel Sonnenberg mit Blick über den Zürichsee. Er war schon anwesend, als wir eintrafen, hatte sich einen Campari-Soda bestellt und trug einen Pulli unter seinem hellgrauen Anzug. Jules Angst ist – typisch Schweizer – kein Mann groß ausgeschmückter Formulierungen und kam recht schnell zur Sache. Er erwähnte, es sei ja schon mühsam, in einer Kommission zu sitzen, die bereits seit über einem Jahr nach einem Nachfolger von Detlev Ploog suche. Seit langem würde er mich beobachten und seit der ersten Sitzung habe er gesagt, man solle mich nehmen. Das sei zwar etwas riskant, aber ich «hätte Wuchs» und brächte Veränderung. Schließlich hätte ich dies in Mainz schon unter Beweis gestellt. Nun solle ich ihm doch einige neue, noch nicht publizierte Arbeiten schicken, damit er meine Sache noch besser unterstützen könne. Außer den Direktoren des Theoretischen Instituts, die ja nicht in der Kommission seien, würde sich gar niemand für mich richtig einsetzen. Angst meinte aber auch, das könne am Ende sogar ein Vorteil sein. Damit war für ihn das Thema abgeschlossen, er solle ja sowieso nicht darüber reden. Der Abend verlief sehr nett, Angst bestellte Rotwein aus einer Tonflasche, einen Zürcher Klevner, der «Trottetrunk» hieß. Ich hielt dies zunächst für eine Anspielung, als

Trunk für einen Trottel oder so ähnlich, und lernte erst später, dass im Schweizerischen «Trotten» so viel bedeutet wie Keltern.

Edith und ich trafen einen Tag danach einen Kollegen, der Jules Angst offenbar besonders gut einschätzen konnte und lakonisch meinte: «Der Job bei Max Planck ist dir sicher, der Jules geht mit niemandem essen, der verliert.» Erneut hörte ich lange Zeit nichts, und während ich wieder über Buffalo nachzudenken begann, wurde der Lehrstuhl für die Psychiatrische Universitätsklinik in Freiburg ausgeschrieben. Ich bewarb mich dort, wurde eingeladen und fuhr durch dichten Nebel zum «Vorsingen» in die Freiburger Klinik. Ich vermochte die Situation nicht zu beurteilen, wusste nur, dass sich einige Wissenschaftler, die bereits Lehrstuhlinhaber waren, vorgestellt hatten; sie sollten meiner Einschätzung nach die besseren Karten haben. Umso erstaunter war ich, dass ich innerhalb von zwei Tagen vom Dekan der Fakultät, dem außerordentlich scharfsinnigen Pharmakologen Klaus Starke, die Nachricht erhielt, ich befände mich auf der Berufungsliste an erster Stelle. Weshalb man mich in Freiburg unbedingt haben wollte, wurde mir erst später klar. In der Berufungskommission saßen neben Klaus Starke so hervorragende Wissenschaftler wie Wolfgang Gerok und der Pharmakologe Georg Hertting, der in seiner Zeit am National Institute of Mental Health einen wesentlichen Wirkmechanismus der Antidepressiva entdeckt hat. Diese Wissenschaftler wollten einen der «Ihrigen», der einen grundsätzlichen Wandel in die Freiburger Psychiatrie brächte.

Die Berufungsverhandlungen verliefen gut, ich unterschrieb und zog bald nach Freiburg. Ich hatte großes Glück, weil viele meiner Mainzer Mitarbeiter mit nach Freiburg gehen wollten und die Chancen gut standen, im an sich sehr forschungsintensiven Umfeld der Freiburger Universitätsklinik schon bald mit der Aufbauarbeit innerhalb der Psychiatrie beginnen zu können. Auf einer Kongressreise nach Israel lernte ich einen Oberarzt aus dem Max-Planck-Institut in München, Christian Krieg, kennen. Als wir am Sabbat, argwöhnisch beobachtet von konservativen Gläubigen, gemeinsam mit dem Taxi von Jerusalem nach Tel Aviv fuhren, fragte ich ihn, ob er sich vorstellen könne, mit mir nach Freiburg zu gehen und dort die

Position des Leitenden Oberarztes, also meines Stellvertreters, zu übernehmen. Krieg schien über das Angebot gar nicht besonders erstaunt zu sein, meinte, er habe schon viel von mir gehört und könne sich einen Wechsel von München nach Freiburg sehr gut vorstellen; man wisse ja ohnehin nicht, wie es mit dem Max-Planck-Institut in München weitergehe. Während ich meinen Abschied von Mainz vorbereitete, bekam ich einen Anruf von Georg Kreutzberg, dem geschäftsführenden Direktor des Theoretischen Instituts, wonach ich nach wie vor ein Kandidat für das Max-Planck-Institut sei und meine Berufung nach Freiburg auf die Kommission einen großen Eindruck gemacht habe. Ich wusste nicht, was ich davon halten sollte, und beschloss, meine ganze Kraft der Aufgabe in Freiburg zu widmen. Auch für meine Ehe mit Edith eröffnete der Umzug nach Freiburg eine Perspektive. Die Fakultät in Essen, wo ich nicht in die engere Wahl genommen wurde, hatte sich nämlich für den Basler Psychiater Marcus Gastpar entschieden, der schließlich 1987 nach Essen wechselte. Die von ihm hinterlassene Stelle als Leiter in der Depressionsforschungsabteilung an der berühmten Universität Basel wurde nun Edith angeboten und auf einmal war der Abstand unserer Arbeitsplätze von 500 auf 60 km zusammengeschrumpft, so dass wir zusammenleben konnten.

Ich war kaum ein paar Monate in Freiburg, als ich wieder einen Anruf von einem Herrn aus der Max-Planck-Gesellschaft erhielt, der später noch außerordentlich wichtig für mich werden sollte. Dieser erklärte mir, die Kommission zur Nachfolge von Herrn Ploog habe nun beschlossen, drei Nachfolger zu berufen. Man habe sich offensichtlich auf ein «Triumvirat» mit mir als klinischem Forscher, einem molekularbiologisch arbeitenden Pharmakologen sowie einem Psychologen verständigt. Ich hatte zwar von beiden Wissenschaftlern gehört, persönlich kennen gelernt hatte ich sie aber noch nicht. Bei aller Begeisterung erstaunte mich schon, wie man gleichzeitig drei Wissenschaftler berufen konnte, ohne vorab zu klären, ob sie auch miteinander harmonieren würden. Als die bevorstehende Berufung bekannt wurde, bedrängten mich die Freiburger Fakultätskollegen, ich möge doch bleiben; im Gegenzug würde man meine

Forschungsmöglichkeiten, vor allem was die Laboratorien beträfe, verbessern. Mir gefiel Freiburg durchaus, die Universität hatte zu Recht einen hervorragenden Ruf und die Klinik war auch als Gebäude sehr schön. Durch einen bautechnischen Trick hatte ich ein wunderschönes Büro bekommen, das schönste und größte, das ich je hatte. Dennoch gab es erheblichen Gegenwind. Am Tage meines Dienstantrittes hatte sich ein Patient in der Klinik das Leben genommen. Der Zeitungsbericht über diesen Vorfall am nächsten Tag begann mit dem Hinweis, dass auf dem Lehrstuhl für Psychiatrie nunmehr ein Chemiker säße, als ob dies ursächlich mit dem Unglück in Zusammenhang gestanden hätte. Bei meiner Antrittsvorlesung waren etliche Unruhestifter im Zuhörerraum, die mich provozieren wollten. In der Diskussion warf man mir dann auch vor, ich würde psychische Leiden seelenlos und materialistisch analysieren. Meine Replik: «Im Gehirn gibt es keine Psychonen», wurde bald zu einem geflügelten Wort an der Universitätsklinik. Ich wollte damit zum Ausdruck bringen, dass man anfangen müsse, die Ursachen für psychische Erkrankungen in Stoffwechselvorgängen unserer Gehirnzellen zu erforschen. Philosophische Interpretationen seien zwar fesselnd, würden uns aber auf dem Weg der Ursachenforschung psychischer Erkrankungen nicht weiterführen. Damit meine Kritiker keine Gelegenheit fanden, ein «Gegengewicht» zu mir zu etablieren, versuchte ich, die Psychotherapie in die Psychiatrie zu integrieren. Dies hätte die Abschaffung eines gesonderten, von der Psychiatrie unabhängigen Lehrstuhls für Psychotherapie bedeutet. Mein Ansinnen brachte mir natürlich nicht nur Freunde ein. Als ich schließlich eine geräumige Kapelle, die sich auf dem Klinikgelände befand, in ein Laboratorium umbauen wollte, mehrte sich die Zahl derer, die froh gewesen wären, wenn ich nur rasch weitergezogen wäre.

Über dem Münchner Institut hing nach wie vor eine Wolke voll Ungewissheit. Als ich in dieser Situation von dem berühmten Neurologen Günter Baumgartner einen Anruf erhielt, ob ich mich denn nicht nach Zürich bewerben möge, wegen der Emeritierung des Klinikchefs sei dort ein Lehrstuhl frei, schickte ich kurzerhand meine Unterlagen auch nach Zürich. Dort holte mich Günter Baumgartner zu dem merkwürdigsten Mittagessen ab, das ich je hatte. Wir fuhren in seinem Porsche mit höchster Geschwindigkeit zu ihm nach Hause. Dort zeigte er mir seinen japanischen Garten, auf den ich mich gar nicht konzentrieren konnte, weil er mir ständig verschiedene neurologische Erkrankungen, die mit Bewegungsstörungen einhergingen, vormachte. Er war ein Vollblutkliniker, der die klinischen Befunde stets zur Physiologie des Nervensystems in Beziehung setzte. Während er mir also gewissermaßen eine private Spezialvorlesung mit persönlicher Falldemonstration bot, fragte ich mich, wann es wohl etwas zu essen gäbe; wir schienen alleine bei ihm zu Hause zu sein, niemand bereitete das «zMittag» vor, wie man in der Schweiz das Mittagessen nennt. Plötzlich fiel Baumgartner dies wohl auch ein, er ging zum Kühlschrank, der leer war, und schließlich in den Keller, um kurz darauf mit einem riesengroßen tiefgefrorenen Steak zurückzukommen. Er legte es in eine Mikrowelle und setzte seinen Vortrag mit der Demonstration neurologischer Krankheitsbilder fort. Nachdem die Mikrowelle geklingelt hatte, unterbrach er kurzfristig, legte das Steak in die Pfanne, zeigte mir wieder die Bewegungsstörungen, die in ganz bestimmten Hirnregionen, wie er mir erläuterte, ihre Ursache hätten, und drehte das Steak noch einmal auf die andere Seite. Schließlich teilten wir uns das riesige Stück Fleisch, das außen schon sehr dunkel, innen dagegen noch roh, fast kalt war. Dazu gab es nichts. Wir waren noch gar nicht fertig, da schaute er auf die Uhr, sagte, jetzt müsse er mich aber schnell zu Michel Cuénod, dem berühmten Biochemiker, bringen, der warte schon. Nach Vortrag und Aussprache mit der Berufungskommission wurde mir der Lehrstuhl dann auch angeboten, und ich befand mich plötzlich in der recht komfortablen Situation, zwischen dem Lehrstuhl in Zürich, dem in Freiburg und dem Direktorenposten am Max-Planck-Institut wählen zu können.

In München war man derweil unruhig geworden und schickte Edmund Marsch aus der Generalverwaltung der Max-Planck-Gesellschaft nach Freiburg, um die Sachlage auszuloten. Ich sollte doch bitte nach München kommen und mit dem Präsidenten der Max-Planck-Gesellschaft, Heinz Staab, ein Gespräch führen. In der Zwischenzeit hatten die Zürcher aber nicht nur mir ein Angebot unterbreitet, sondern auch dem Basler Pharmakologen, Hanns Möhler, der ebenfalls nach München an das Max-Planck-Institut berufen werden sollte. Möhler nahm den Ruf nach Zürich bald an, womit das Konzept der Berufungskommission für das Max-Planck-Institut schon einmal erschüttert war.

In Zürich ging man davon aus, ich würde mir die Offerte nach Zürich schon deswegen besonders gut überlegen, weil Edith in der Schweiz groß geworden sei und lieber wieder nach Zürich ginge, als nach München umzusiedeln. Sie war es aber, die mir riet, zunächst um optimale Verhältnisse in München zu kämpfen. Das Max-Planck-Institut, so ihre Einschätzung, sei für mich genau das Richtige, um hingegen die Zürcher Klinik in Schwung zu bekommen, würde ich so viel Kraft brauchen, dass für die Forschung kaum etwas übrig bliebe. Ihre eigenen Interessen stellte sie mir zuliebe zurück. Ich fuhr also nach München, um mit dem Präsidenten zu sprechen, dessen Büro sich damals noch im Obergeschoss der Residenz der bayerischen Könige direkt am Hofgarten befand. In den 1950er Jahren war die Generalverwaltung der Max-Planck-Gesellschaft in einen Flügel der Münchner Residenz gezogen, ähnlich wie die Vorgängerorganisation, die Kaiser-Wilhelm-Gesellschaft, die bis 1944 recht feudal im Berliner Stadtschloss untergebracht gewesen war. Ganz im Gegensatz dazu strahlte das Münchner Büro des Präsidenten der Max-Planck-Gesellschaft im Innern die gediegene Schlichtheit der bundesdeutschen Wiederaufbauzeit aus. Staab bat mich, Platz zu nehmen, worauf ich den Fauxpas beging, an dem runden Tisch ausgerechnet den Sessel zu wählen, der ihm vorbehalten war. Das geht ja schon gut los, dachte ich bei mir und war froh, als mir Herr Marsch bedeutete, das sei nicht weiter schlimm. Da saß ich ihm also gegenüber, dem großen Chemiker und Präsidenten der Max-Planck-Gesellschaft. Er erklärte mir, wie das weitere Verfahren nun abliefe, und erkundigte sich nach meinen Vorstellungen. Ich gab zu, mich für Zürich durchaus zu interessieren, was das Münchner Institut betreffe, habe mein Zögern vor allem damit zu tun, dass ich die Aufbauarbeit zusammen mit mir bis jetzt nicht bekannten anderen Wissenschaftlern leisten solle. Ich würde doch gerne genauer wissen, mit wem ich es da zu tun hätte, bevor ich mich festlegen wollte. Es war schon faszinierend, wie klar Staab die Situation erkannte. Kurz und bündig, meinte er: «Jetzt berufe ich erst einmal nur Sie, und wenn Sie das dann nicht machen, schließen wir eben das Institut.» Das saß! Zuerst wollte ich das gar nicht glauben, aber es ist in der Max-Planck-Gesellschaft durchaus möglich, nach der Emeritierung eines Direktors seine Abteilung oder, wenn nur ein Direktor vorhanden ist und emeritiert wird, das gesamte Institut zu schließen. Dies hat den großen Vorteil, Ressourcen bündeln zu können, um ein neues Forschungsthema aufzugreifen, das ein besonders hohes Entwicklungspotential besitzt.

Nach diesem Gespräch mit Heinz Staab war klar, ich würde von Freiburg nach München gehen. Der Basler Pharmakologe hatte sich für Zürich entschieden und der Psychologe sagte ab. Damit war innerhalb von 24 Monaten die für mein gesamtes weiteres Berufsleben wichtigste Entscheidung gefallen. Meine Absicht war, möglichst rasch, gleich nachdem ein Nachfolger für mich in Freiburg gefunden war, nach München umzuziehen – wäre da nicht der baden-württembergische Ministerpräsident Lothar Späth gewesen. Dieser hatte gerade für die Finanzierung der Max-Planck-Gesellschaft einen Durchbruch erzielt und war schlechtweg darüber empört, dass aus seinem «Ländle» Wissenschaftler von der Max-Planck-Gesellschaft wegberufen wurden, kaum dass sie sich dort eingerichtet hätten. Späth bestand auf der Einhaltung einer Sperrfrist von zwei Jahren, und der Präsident Heinz Staab, dessen Institut in Heidelberg war, wollte es sich nicht mit dem mächtigen Ministerpräsidenten, der so viel für die Max-Planck-Gesellschaft getan hatte, verscherzen. So war ich auf einmal Direktor zweier Forschungskliniken, einer in Freiburg und einer in München. Diese Zeit war äußerst strapaziös, ich musste ständig zwischen Freiburg und München pendeln. Zum Glück stellte mir die Max-Planck-Gesellschaft einen Fahrer mit Dienstwagen zur Verfügung, nachdem ich einmal übermüdet von der Fahrbahn abgekommen war und fast verunglückt wäre. In Freiburg war man natürlich enttäuscht, mich nicht zum Bleiben bewegen zu können. Umso größer war meine Freude, als mir die Medizinische Fakultät zwanzig Jahre nach meinem Dienstantritt in Freiburg die höchste Auszeichnung verlieh, die sie zu vergeben hat – die Aschoff-Medaille. Im Januar 1990 verließ ich Freiburg endgültig.

Manchmal können Berufs- und Lebenswege – auch in der Wissenschaft – einen recht unübersichtlichen Verlauf nehmen.

9 Baustellen und Begegnungen

Meinen ersten offiziellen Besuch als designierter neuer Direktor des Max-Planck-Instituts für Psychiatrie hatte ich mir eigentlich etwas anders vorgestellt. Erwartungsvoll schritt ich vom Parkplatz die elegant geschwungene Auffahrt mit dem ausladenden Vordach zum Haupteingang des Klinikgebäudes empor. Eingerahmt von den Bahnen der Auffahrtsrampe plätscherte ein Zierbrunnen mit einer kubischen Steinskulptur. Die gärtnerische Gestaltung war ansprechend, alles zeigte den neuen demokratischen Geist der 1960er Jahre. Auch der imposante, fünfgeschossige Klinikbau mit Flachdach entsprach dem Stil und der Auffassung der Zeit. Meinem Vorgänger, Detlev Ploog, war es seinerzeit gelungen, den damaligen Präsidenten der Max-Planck-Gesellschaft, Adolf Butenandt, für die finanzielle Förderung des Ausbaus des Max-Planck-Instituts für Psychiatrie zu gewinnen. Der Klinikneubau, 1966 bezogen, ließ das Institut rasch zu einer der ersten Adressen für die psychiatrische Versorgung in Deutschland werden. Man kann also leicht ermessen, mit welchen Gefühlen ich meine künftige Wirkungsstätte betrat.

Nun wäre der Einstand im Institut sicher noch würdiger gewesen, hätte ich nicht unfreiwillig eine kleine satirische Note mit eingebracht. Auf dem Weg zum Institut hatte ich eine Hose von der Reinigung abgeholt, da ich mir sicher war, nach dem Besichtigungsprogramm an diesem Tage keine Zeit mehr dafür zu haben. Im Bewusstsein meiner neuen Würde, in meinen besten Anzug gekleidet, schritt ich also dem Haupteingang entgegen, unter dem Arm eine Plastiktüte mit der schreiend bunten Reklameaufschrift der

Reinigung. Der große österreichische Schriftsteller Thomas Bernhard veröffentlichte Anfang der 1990er Jahre ein Dramolett mit
dem Titel «Claus Peymann kauft sich eine Hose und geht mit mir
essen». Etwa so muss sich mein Vorgänger Detlev Ploog gefühlt
haben, als er mich mit dem Empfangskomitee begrüßte. Geistesge-
genwärtig fragte mich die Chefsekretärin, ob sie mir den «Mantel»
abnehmen dürfe. Später, als ich mich verabschiedete, bat ich den
Pförtner um meinen «Mantel», worauf dieser in entwaffnender Offenheit und für alle Umstehenden gut hörbar verkündete: «Einen
Mantel von Ihnen hab' ich nicht, aber die Hose da!» Sprach's und
reichte mir die Tüte.

Bei meinem ersten Gang durch das Institut begleiteten mich
Mitarbeiter der Generalverwaltung der Max-Planck-Gesellschaft,
die die Örtlichkeit gut kannten. Der stilistische Gegensatz zwischen
Fassade und Interieur erstaunte mich. Die Eingangshalle wirkte finster; der Fußboden war mit dunklen Fliesen belegt, die Wände mit
dunkelbraunen Holzpaneelen verkleidet. Im Büro des Direktors dominierten ausladende lederbezogene Fauteuils und ein großes Sofa,
in dem man nahezu versank. Diese Diskrepanz war bezeichnend für
die Generation von Wissenschaftlern, die während oder bald nach
dem Zweiten Weltkrieg zu Amt und Würden gelangt waren. Äußer-
lich hatten sie sich dem neuen westlichen Stil angepasst, innerlich
hielten sie jedoch an der «Gediegenheit» und den akademischen
Usancen der Zwischenkriegszeit, manchmal sogar noch der Kaiser-
zeit fest.

Umstrukturierung eines Instituts

Beim Rundgang durch die Klinik fiel mir auf, in welch hohem Maße
der Betrieb in kleine, voneinander abgegrenzte Einzeleinheiten zer-
fiel. So gab es eine Kinder- und Jugendpsychiatrische Abteilung,
eine Station für Erwachsenenpsychiatrie, eine Kriseninterventions-
station und eine neurologische Abteilung. Im obersten Stockwerk
befand sich eine geschlossene Station mit einer besonderen Einrichtung, von der ich bisher noch nichts gehört hatte. Verborgen hinter

Holzwänden konnte man durch Sehschlitze die Patienten unbemerkt beobachten. Der Grundgedanke war, durch Verhaltensbeobachtungen und das Studium von Kommunikationsprozessen krankheitsspezifische Störungen der Patienten zu entdecken. Diesen Forschungszweig, der die Methoden der Neurobiologie mit denen der Verhaltensforschung kombiniert, nennt man Neuroethologie. Ein berühmter Vertreter dieser Wissenschaft war Karl von Frisch; seine Entdeckung war, dass Bienen durch eigenartige Körperbewegungen, den sogenannten Schwänzeltanz, Informationen über den Standort von Nahrungsquellen an ihre Artgenossen weitergeben. Mein Vorgänger, Detlev Ploog, wandte diesen neuroethologischen Ansatz an kleinen Affen an und versuchte, die dabei gewonnenen Ergebnisse zum Verständnis von psychischen Leiden von Menschen zu nutzen. Die Holzwände, hinter denen sich die Patienten durch Sehschlitze beobachten ließen, waren dazu gedacht, das Studium von Verhaltensänderungen und ihres Zusammenhangs mit Beobachtungen am Affen zu erleichtern.

Auch Essstörungen und deren hormonelle Auswirkungen wurden untersucht, und es wurde ein Schreibtraining zur Rehabilitation neurologisch Erkrankter entwickelt. Es gab Forschungsgruppen, die sich mit der Therapie von Alkoholabhängigkeit befassten, andere studierten Schlafstörungen und Traumwahrnehmungen. Wiederum andere Gruppen beobachteten Darmbewegungen unter emotionaler Belastung oder veranstalteten Stressmanagement-Kurse im Tessin.

In Andechs gab es ein zum Institut gehörendes Labor, in dem Versuchspersonen, ohne durch Außenreize beeinflusst zu sein, beobachtet werden konnten. Dieser Forschungszweig erlaubte das Studium der Inneren Uhr, das heißt der zeitlichen Organisation physiologischer Abläufe in unserem Körper. Schon Charles Darwin waren rhythmisch ablaufende Phänomene körperlicher Funktionsabläufe aufgefallen, die auch jedem von uns bekannt sind; der Schlaf-Wach-Rhythmus ist dabei besonders eindrucksvoll. Am Ende des Tages ermüden wir und gehen schlafen, um am nächsten Tag wieder erfrischt aufzuwachen. Diese sogenannten chronobiologischen Rhythmen sind uns meist nicht bewusst. Wenn wir aber eine

Reise über Zeitzonen hinweg unternehmen, spüren wir die typischen Zeichen des sogenannten Jetlags. Wir schlafen dann schlecht ein, wachen mitten in der Nacht auf und sind tagsüber müde. Erst nach einiger Zeit passt sich der Körper an den Tag-Nacht-Rhythmus der neuen Umgebung an. Es gibt aber auch Rhythmen, die uns nicht bewusst werden. Hierzu gehört auch die Stresshormonregulation. Gegen Abend nimmt die Konzentration von Cortisol in unserem Blut allmählich ab, um etwa gegen Mitternacht auf einen Tiefstwert abzusinken. In den frühen Morgenstunden steigt dieses Stresshormon wieder an und erreicht am Vormittag seinen Höchstwert. Auch dieser Rhythmus bleibt nach Langstreckenflügen in Ost-West-Richtung zumindest für einen gewissen Zeitraum erhalten. Als wichtigster Zeitgeber der inneren Uhr gilt das Licht. Bei Patienten mit Depression ist bekannt, dass ihr Schlafzyklus und ihre Stresshormonaktivität gestört sind. Daher hat man versucht, Therapieverfahren, etwa Schlafentzug oder Lichttherapie, zu etablieren, mit deren Hilfe die gestörte innere Uhr wieder normalisiert werden soll. Arbeiten dieser Art wurden in dem sogenannten «Bunker» in Andechs durchgeführt.

Forschungsgegenstand am Institut waren weiterhin Wahrnehmungsstudien bei Patienten mit Schizophrenie. Ein Wissenschaftler hatte herausgefunden, dass Gegenstände je nach der Orientierung des Betrachters unterschiedliche Plausibilitäten erhalten. So wird eine Versuchsperson, die unter besonderen Lichtverhältnissen in eine Hohlmaske hineinschaut, glauben, sie sähe die Maske von vorne, mit anderen Worten, sie wird den Eindruck haben, dass ihr die Nase entgegenragt, obwohl sie eigentlich nach innen gestülpt ist. Offenbar interpretiert unser Gehirn anhand von Erfahrungen, was wir über unser Sehsystem aufnehmen. Wir sind nun einmal gewohnt, Gesichter mit der Nase nach vorne zu sehen. Demnach gibt es eine Art innerer «Zensur», die das real Gesehene in eine plausible Illusion umwandelt. Bei Patienten mit Schizophrenie, so fanden damals die Forscher am Max-Planck-Institut für Psychiatrie heraus, ist diese «Zensur» außer Kraft gesetzt. Sie sehen die Hohlmaske so, wie sie konkret ist, mit der Nase nach innen. Interessanterweise wird diese «Zensur» auch bei Gesunden ausgeschaltet, wenn sie Drogen nehmen. Durch solche unerwünschten Erfahrungen sind zumindest Hypothesen zur Schizophrenieentstehung entwickelt worden. Die veränderte Wahrnehmung von Reizen, die über unsere Sinnesorgane, vor allem das Gehör und die Augen, aufgenommen werden, ist bis heute ein wichtiger Befund für das Vorliegen einer Schizophrenie. Ferner gab es am Institut auch eine Reihe tierexperimenteller Forschungsansätze. So befasste sich eine Gruppe unter der Leitung des Pharmakologen Walter Zieglgänsberger mit der medikamentösen Behandlung von Schmerz. Dazu verwendete er hauchdünne Schnitte von Rattenhirnen, an denen er mit winzigen Elektroden die Ausbreitung geringer Ströme studierte. Zieglgänsberger stützte sich hier auf Verfahren, die am Institut vor allem unter Leitung von Dieter Lux und seinen Schülern, den beiden Nobelpreisträgern Erwin Neher und Bert Sakmann, große Tradition hatten. Schließlich fand ich auch heraus, dass am Institut eine größere Gruppe von Affen gehalten wurde, an denen ebenfalls Versuche durchgeführt wurden, mit dem Ziel, ihre Kommunikation durch Schreie besser zu verstehen. Dies war ein zentrales Forschungsinteresse von Detlev Ploog, dessen Versuchsansatz der Verhaltensanalyse von Affen ganz dem modernen biologischen Ansatz seiner Zeit entsprach.

Ein besonders großer Forschungsbereich am Institut war die exakte Erfassung und Beschreibung psychischer Symptome, die Psychopathologie. Mit ihrer Hilfe sollten psychische Erkrankungen von der Symptomseite nicht nur hinsichtlich ihrer Qualität präzise beschrieben werden. Man versuchte auch, für die Kernsymptome den jeweiligen Schweregrad zu erfassen. Eine zentrale Figur in dieser Forschungsrichtung war Detlev von Zerssen, ein brillanter Wissenschaftler, der nicht nur die quantitative Psychopathologie entwickelte, sondern auch ein Wegbereiter der chronobiologischen Forschung war.

Darüber hinaus gab es noch verschiedene andere Aktivitäten. Man muss sich die Situation, die ich zu Beginn meiner Tätigkeit am Institut in München vorfand, etwa so vorstellen: Das Forschungsinstitut, in dem nahezu alle Facetten psychischer Erkrankungen, von der Schizophrenie über Angsterkrankungen, Depression, Alkoholsucht, Schmerz, Schlafstörungen bis hin zu Anorexie und den Persönlichkeitsstörungen mit allen damals verfügbaren wissenschaftlichen Methoden bearbeitet wurden, war in eine Vielzahl hoch spezialisierter, voneinander unabhängiger Arbeitsgruppen zergliedert. Viele Arbeiten hatten hohes wissenschaftliches Potential, aber Oberaufseher einer Ansammlung von Kleinkunstbühnen wollte ich keinesfalls werden. Mein Ziel war die Konzentration aller Kräfte auf einige wenige Themen, wobei jede klinische Forschungsthematik immer durch komplementäre Grundlagenforschung ergänzt werden sollte.

Nun ist es einem Direktor an einem Max-Planck-Institut, wenn er erst einmal im Amt ist, freigestellt, welchen Forschungsthemen er sich zuwenden möchte. Aber ganz so reibungslos – das merkte ich bald – lässt sich das auch bei «Max Planck» nicht durchführen. Ein Forschungsinstitut, das aus Steuermitteln finanziert wird, muss sich an die Regeln des öffentlichen Dienstes halten. Dieser ist, wie man weiß, nicht durch die große Flexibilität gesegnet, die man sich bei einer solchen Umstrukturierung wünschen würde. Die Mitarbeiter, die ein neu berufener Direktor von seinem Vorgänger übernimmt und die zum überwiegenden Teil unbefristet angestellt sind, haben eine über die Jahre gewachsene Kompetenz in einer speziellen Methodik erworben, die sich nicht ohne Weiteres auf andere Themen übertragen lässt. Will man sich wegen einer inhaltlichen Neuausrichtung von ihnen trennen, muss ein Sozialplan vereinbart werden. Dabei spielt der Betriebsrat eine wichtige Rolle. Er ist in Instituten der Max-Planck-Gesellschaft wesentlich aktiver und einflussreicher, als ich dies von den in ihrer Machtbefugnis deutlich begrenzten Personalräten der Universität her kannte.

Bei aller Freude an der großen Aufgabe hatte ich bald das Gefühl, mit kleinen Schritten hier nicht weiterzukommen. Gemeinsam mit dem von der Generalverwaltung zum Institutsbetreuer ausgewählten Edmund Marsch und meinem Stellvertreter in der Klinik, Christian Krieg, schmiedete ich einen Plan, wie wir rasch eine größere Veränderung bewirken könnten. Unser zentraler Gedanke war, das

Institut in einen Wirtschaftsbetrieb umzuwandeln. In diesem Falle würde die Max-Planck-Gesellschaft Forschungsgelder als pauschale Zuschüsse zur Verfügung stellen. Der Rest des Haushalts musste dann durch Einnahmen aus der Klinik und Forschungszuschüssen für Einzelprojekte bestritten werden. Damit hoffte ich, die erste große Hürde nehmen und neue Forschungsbereiche aufbauen zu können, ohne warten zu müssen, bis die alten Bereiche, für die ich keine Zukunft sah, abgewickelt waren. Ich wollte die Kinder- und Jugendpsychiatrie an einen anderen Träger abgeben und die Neurologie erweitern. Darüber hinaus wollte ich die Primatenforschung beenden und die experimentelle Psychologie anderen Fragestellungen zuführen. Vor allem aber wollte ich die biochemische, genetische und molekularbiologische Forschung etablieren. Dazu brauchte ich neue Leute. Ich konnte ja nicht einem Verhaltensbiologen mittleren Alters Biochemie beibringen. Auf der anderen Seite wollte ich Wissenschaftlern, die am Institut bisher gute Leistungen erbracht hatten, auch die Chance bieten, unter meiner Leitung erfolgreich weiterarbeiten zu können. Durch die Umwandlung in einen Wirtschaftsbetrieb kam in den Personalbestand, der zum Zeitpunkt meines Amtsantritts etwa 280 Mitarbeiter umfasste, viel Bewegung. Mein Schritt in diese Richtung war zum damaligen Zeitpunkt ein großes Risiko, denn nun war ich auch dafür verantwortlich, dass uns bis Ende des Jahres das Geld nicht ausging. Dies zu überwachen und zu kontrollieren wäre eigentlich die Aufgabe eines Verwaltungsangestellten gewesen. Allerdings verabschiedete sich der bis dahin amtierende Verwaltungsleiter kurz nachdem ich in München eintraf, und wir mussten uns jahrelang mit Überbrückungslösungen abfinden. Unfreiwillig erwarb ich hierdurch erhebliche administrative Kompetenz. Ein zentrales Ziel bei der Umwandlung in einen Wirtschaftsbetrieb war die Erhöhung der Flexibilität und der Wachstumschancen des Instituts. Dies ist rückblickend auch gelungen, heute haben wir je nach Projektförderung 550 bis 600 Mitarbeiter.

Ich hatte aber noch einen zweiten Aspekt vor Augen: Die Umwandlung in einen Wirtschaftsbetrieb hatte auch den Charakter einer Neugründung. Aus der Ansammlung vieler «Kleinkunstbühnen» sollte eine große Bühne mit weltweiter Strahlkraft werden. Ich wollte im Institut ein «Wir»-Gefühl erzeugen, was man im Firmenjargon «corporate identity» nennt. Dem Betriebsrat dieser Zeit gefiel dies gar nicht. Immer wieder kam es zu Kontroversen und manchmal zu heftigen Auseinandersetzungen. Hin und wieder ließen sich die Differenzen nur gerichtlich klären. In der Rückschau bin ich froh, unnachgiebig und standhaft geblieben zu sein, zumal auch die Entscheidungen der Gerichte zu meinen Gunsten ausfielen. Mir ist natürlich bewusst, dass ich mir mit dieser Haltung nicht nur Freunde gemacht habe; meine wissenschaftlichen Ziele ließen sich jedoch mit einer «nachgiebigeren Haltung» nicht verwirklichen.

Auch die Wissenschaftler selbst machten mir einen Wandel, wie ich ihn anstrebte, oft nicht leicht. Das liegt in der Natur des Forschers selbst, der die Einbettung seiner Arbeit in einen übergeordneten Forschungsschwerpunkt nicht immer zu erkennen vermag. Ja, oft fesselt ihn ausschließlich die Lösung eines bestimmten Details, etwa eines zellbiologischen Mechanismus, und dabei kann der Blick für den Gesamtzusammenhang schon einmal verloren gehen. Jeder Leiter einer wissenschaftlichen Einrichtung ist damit konfrontiert, wenn er versucht, mit vielen Wissenschaftlern, von denen jeder sein eigenes Ziel, seinen Ehrgeiz und auch manchmal eine starke Egozentrizität hat, eine gemeinsame Vision zu verwirklichen. Ganz so pessimistisch wie es der große Schweizer Psychiater, Eugen Bleuler, in seiner berühmten, 1912 veröffentlichten Denkschrift «Das autistisch-undisziplinierte Denken in der Medizin und seine Überwindung» thematisiert hat, wurde die Situation jedoch von mir nie eingeschätzt. In einem Interview mit der Wochenzeitung «Die Zeit» habe ich einmal das Bild eines «Rudels» von Katzen gewählt, das ein Einzelner durch einen Wald zu treiben versucht, der dabei Gefahr läuft, ohne eine einzige Katze am Ende des Waldes auf der Lichtung anzukommen. Neugierde und Eigensinn sind es, die die Katzen auf die Bäume und ins Unterholz treiben. Am Anfang jeder Wissenschaft steht die Neugier, hat Aristoteles gesagt, und die individuelle Neugier verleitet Wissenschaftler oft, das große gemeinsame Ziel aus den Augen zu verlieren. Zugegeben, der von mir gewählte Vergleich von den Katzen im Wald war etwas holzschnittartig und stieß nicht bei allen Kolleginnen und Kollegen auf Begeisterung. Dennoch, so glaube ich rückblickend, war es richtig, bei der Suche nach innovativen Lösungen für komplexe medizinische Fragen konsequent auf die Einhaltung einer themenübergreifenden Forschungssystematik zu achten und die Gefahr der Vereinzelung im Auge zu behalten. Die Lösung der Personalprobleme war aber nur eine «Baustelle». Die andere, echte Baustelle folgte bald. Ursprünglich war das Institut in ein Klinik- und ein Forschungsgebäude unterteilt, den in den Jahren 1926 bis 1928 von dem Münchner Architekten Karl Sattler realisierten «Kraepelinbau», der nach dem Gründer des Instituts, dem berühmten deutschen Psychiater Emil Kraepelin (1856–1926), benannt wurde. Zwischen beiden Gebäuden befanden sich einige kleinere Bauten sowie ein Seminarraum, den ich noch von meinem Vortrag her kannte. Im Kraepelinbau waren lange vor meiner Zeit zwar zahlreiche, auch chemisch arbeitende Laboratorien untergebracht gewesen. An eine Wiederherstellung der Labors in einen Zustand, der aktuellen und künftigen Sicherheitsstandards entsprach, war jedoch aus technischen Gründen nicht zu denken. Außerdem hätte man derart gravierende Veränderungen am Treppenhaus und der Fassade vornehmen müssen, dass auch das Landesamt für Denkmalschutz, auf unsere gezielte Anfrage hin, von Umbaumaßnahmen abriet. Schon bei meinem ersten Rundgang durch die Klinik hatte ich gegenüber den Vertretern der Bauabteilung meine Verwunderung über den niedrigen technischen Standard geäußert. Außerdem, so mein Eindruck, gab es zu viele kleine Krankenstationen, durch deren Zusammenlegung auch Kosten eingespart werden konnten. Schließlich waren wir nun ein Wirtschaftsbetrieb, und alle unnötigen Ausgaben gingen auf Kosten der für Forschungsprojekte verfügbaren Mittel. Die Bauabteilung hatte verstanden: Ich wollte eine völlige Sanierung der Klinik und des Kraepelinbaus, und das kostete viel Geld. Hinzu kamen noch die Ausgaben für den mir sehr wichtigen Laborneubau.

Bereits Emil Kraepelin hatte eine psychiatrische Forschung im Blick gehabt, die experimentelle Forschung war und sich von der

Psychologie bis zur Biochemie erstreckte. Auf Kraepelin geht auch die Erkenntnis zurück, dass die Psychiatrie auf naturwissenschaftlichen Methoden aufgebaut sein muss, wenn sie diagnostische und therapeutische Erfolge wie andere medizinische Fächer erzielen will. Er erhielt seine medizinische Ausbildung im letzten Drittel des 19. Jahrhunderts, in dem die klinisch-psychiatrische Forschung durch theoretische Auseinandersetzungen um die Ursachen, die richtige Einteilung und Beschreibung der psychischen Krankheitsbilder, die Grundlagenforschung hingegen durch die Hirnanatomie und -pathologie geprägt war. Kraepelin erkannte, dass keiner dieser beiden Wege allein zum Ziel führen würde. Aufgrund seiner Weiterbildung bei dem Psychologen Wilhelm Wundt in Leipzig war Kraepelin zu der Überzeugung gelangt, dass auch psychische Phänomene experimentell untersucht und zahlenmäßig beschrieben werden können. Dabei war ihm bewusst, dass psychische Krankheiten erst einmal auf möglichst vielen Ebenen charakterisiert werden müssen, um Aussagen über ihre Ursachen und ihre Prognose treffen zu können. Dies erreichte Kraepelin einerseits durch eine langfristige Beobachtung des Krankheitsverlaufs. Hierauf beruhte die von ihm vorgeschlagene Einteilung der psychischen Krankheiten, deren Kernpunkte bis heute gültig blieben. Andererseits forderte Kraepelin, möglichst viele naturwissenschaftliche Verfahren zur Untersuchung psychischer Auffälligkeiten anzuwenden. Dazu zählte er nicht nur die experimentelle Psychologie oder die Neuropathologie, sondern auch die Chemie. Allerdings boten die Verhältnisse an deutschen Universitätskliniken um 1900 nicht die Voraussetzungen, um Kraepelins Forschungsplan zu verwirklichen. Schon damals wurde die Überlastung der medizinischen Lehrstuhlinhaber mit Verwaltungs- und Unterrichtsaufgaben beklagt. Aus diesem Grund fasste Kraepelin schon vor dem Ersten Weltkrieg den Plan, ein Institut zu gründen, das sich ausschließlich mit psychiatrischer Forschung befassen sollte. Dieses Vorhaben konnte er 1917 mit Hilfe des Wissenschaftsmäzens James Loeb umsetzen – die Deutsche Forschungsanstalt für Psychiatrie wurde gegründet, das heutige Max-Planck-Institut für Psychiatrie.

Zu Kraepelins Zeit waren die technischen Möglichkeiten nur begrenzt gegeben gewesen, um sein Konzept erfolgbringend umzusetzen. Nun aber bot sich mir die Möglichkeit, durch ein neues, großzügiges Laborgebäude, in dem Biochemie, Molekularbiologie, Genetik und Organische Chemie ein gemeinsames Dach fanden, ein langfristig zukunftsfähiges Forschungsinstitut für Psychiatrie zu schaffen. Noch heute wundere ich mich, wie wenig überrascht ich war, als ich erfuhr, mein Wunsch nach einem Laborgebäude, in dem mehrere Max-Planck-Abteilungen untergebracht werden können, würde erfüllt werden. Es begannen Jahre intensiver Bautätigkeit. Ich erhielt zunächst ein Büro im Kraepelinbau, die Klinik wurde bis auf die Mauern saniert. Jedes Patientenzimmer erhielt ein Bad und jede Station ein Labor, in dem Patienten, die an Forschungsprojekten teilnahmen, untersucht werden konnten. Die auf einer Etage voneinander getrennten Stationen wurden zusammengelegt, sämtliche Holzpaneele und Teppiche entfernt, alles wurde viel heller.

Ich hatte das Glück, dass eine größere Zahl von Mitarbeitern mit mir von Freiburg nach München mitgekommen war, unter ihnen auch der Ingenieur Erwin Boll, mit dem ich schon in Mainz und Freiburg reichlich «Bauerfahrung» hatte sammeln können, und meine Sekretärin Helga Rüster, der die Aufgabe zufiel, das Büro ihres sehr umtriebigen und ungeduldigen Chefs zu organisieren. In München stießen wir aber auf ein schier unlösbares Problem: Wenn wir die Klinik von Grund auf sanieren wollten, was sollte in dieser Zeit mit den Patienten geschehen? Daran, die Klinik eineinhalb Jahre zu schließen, war gar nicht zu denken, wir brauchten die Einnahmen aus der Krankenversorgung. Außerdem hätten wir die Zusammenarbeit mit den niedergelassenen Nervenärzten gefährdet, auf deren Patienteneinweisungen wir angewiesen waren, um den Klinikbetrieb aufrechtzuerhalten und um Patienten für unsere Forschungsprojekte zu gewinnen. Die Lösung war die Anmietung von Wohncontainern, in denen wir zumindest zwei Stationen unterbringen konnten. Doch als wir unser Vorhaben umsetzen wollten, gerieten wir an den Rand des Scheiterns. Es war das Jahr 1990 – die Wiedervereinigung führte zu einem enormen Bedarf an Wohncontainern als Übergangslösungen im Osten des Landes. Die Firma, mit der wir uns noch vor der Wiedervereinigung verständigt hatten, setzte nun alles daran, aus dem Vertrag auszusteigen, um lukrativere Geschäfte in den Neuen Ländern machen zu können. Es half aber nichts, schließlich bekamen wir, was wir vereinbart hatten. Doch jetzt traten alle erdenklichen sonstigen Missgeschicke ein: In der Klinik wurde eine aufwendige Asbestsanierung nötig, Mauern stürzten ungeplant ein, unter den Bodenfliesen im Kraepelinbau fanden sich größere Mengen von Quecksilber, und im Wohncontainer, in dem die Patienten nun untergebracht waren, brach der Fußboden durch. Der Baulärm, vor allem durch den Abriss der alten Bauten zwischen dem Kraepelin- und dem Klinikbau, machte jede Forschungsarbeit unmöglich. Alles dauerte erheblich länger, als ich gehofft hatte, auch wenn es um einiges schneller ging, als sich solche Maßnahmen gewöhnlich an der Universität hinzuziehen pflegen. 1995 waren die Bauarbeiten dann beendet. Besonders stolz war ich auf den Hörsaal, an dessen Entwurf ich mitgewirkt hatte. Er ist immer noch einer der schönsten, die ich kenne.

Meine «Baulust» war für die Mitarbeiter sicher sehr anstrengend. Es wurden Überlegungen angestellt, ob es sich vielleicht um eine von meinem Urgroßvater ererbte Veranlagung handle. Nicht ohne Hintersinn schenkten mir meine Mitarbeiter zum 60. Geburtstag das «Goldene Buch des Bauens», in dem sich unter anderem eine fotografische Ablichtung von mir befindet mit dem leicht abgewandelten Zitat des Philosophen Descartes: «Ich baue, also bin ich.»

Wie sich bald herausstellte, stand ich unter besonderer, wenn auch wohlwollender Beobachtung durch die Kollegen des damals noch «Max-Planck-Institut für Psychiatrie – Theoretisches Institut» bezeichneten Teilinstituts. Dort, unter einem Dach mit dem Max-Planck-Institut für Biochemie in Martinsried, gab es vier Abteilungen, die ursprünglich einmal ihren Sitz in den Münchner Gebäuden des Instituts gehabt hatten. Zumindest auf dem Papier handelte es sich noch um ein gemeinsames Institut, mit einem theoretischen und einem klinischen Teil. Besonders gelungen erschien mir die Bezeichnung «Theoretisches Institut» nicht, man wollte sich mit diesem Namen wohl von der klinischen «praktischen» Arbeit am Patienten abgrenzen. Ich schätzte alle Kollegen im «Theoretischen Institut» sehr, nicht nur weil sie es waren, die meine Berufung an das «Klinische Institut» vorgeschlagen hatten, ich hatte auch großen Respekt vor ihrer wissenschaftlichen Leistung. Bald wurde mir jedoch klar, mit welcher Skepsis sie anfangs meine Bestrebungen verfolgten, die Grundlagenforschung am «Klinischen Institut» anwendungsorientierten Zielen unterzuordnen. Noch zur Zeit meiner Berufung war Grundlagenforschung per se der heilige Gral in der biomedizinischen Forschung der Max-Planck-Gesellschaft. Diejenigen, die Forschung zur Lösung alltäglicher Probleme «instrumentalisieren» wollten, gerieten rasch in Verdacht, zweitklassige Wissenschaft zu betreiben. Vor allem das Misstrauen gegenüber Medizinern in der Grundlagenforschung war groß. Einer der Direktoren warnte denn auch, «wenn man Mediziner in die Grundlagenlabors aufnähme, dann sei das so wie mit den Mexikanern in Kalifornien. Es werden immer mehr, man würde sie bald nicht mehr los.» Er übersah dabei, dass er selbst ursprünglich Mediziner war und wohl auch, dass Kalifornien im 19. Jahrhundert eine mexikanische Provinz war. Mir scheint, bei Medizinern, die zu reinen Grundlagenforschern werden, verhält es sich wie bei Menschen, die erst später im Leben zum katholischen Glauben konvertieren. Sie sind der katholischen Kirche, respektive der Grundlagenforschung, äußerst intensiv verbunden.

Beide Teilinstitute gingen eigene Wege, die Institutseinheit mit all ihren administrativen Sonderbelastungen war einer gedeihlichen Zusammenarbeit eher im Weg. Die beste Lösung, so schien mir, war die formale Trennung der beiden Teil- in zwei voneinander unabhängige Institute. Auch die Kollegen in Martinsried waren dieser Ansicht. Das «Theoretische Institut» hieß fortan «Max-Planck-Institut für Neurobiologie», ein Name, der recht genau widerspiegelte, woran dort gearbeitet wurde. Unser «Klinisches Institut» behielt den Namen «Max-Planck-Institut für Psychiatrie». Seither funktioniert die Zusammenarbeit in konkreten Projekten viel besser. Die ausschließliche Wertschätzung einer rein auf wertfreie Grundlagenforschung basierenden wissenschaftlichen Arbeit hat sich ohnehin gewandelt. Heute steht Forschung durchaus nicht mehr in dem Verdacht, zweitklassig zu sein, wenn sie sich der Lösung konkreter Anwendungsfragen zuwendet, die unsere Gesellschaft besonders bedrängen. Anwendbarkeit muss dabei gar nicht unbedingt der Ausgangspunkt eines bestimmten Projekts sein; es ist aber nicht mehr anrüchig, wenn man sich mit der Möglichkeit, aus einer Entdeckung ein nützliches Projekt zu machen, auseinandersetzt. Wie ich noch an einigen Beispielen zeigen werde, besteht die Stärke unseres Instituts vor allem darin, eine Fragestellung, die sich in der klinischen Forschung ergeben hat, durch verschiedene, jeweils auf bestimmte Methoden spezialisierte Arbeitsgruppen zu «schleusen» und auf diesem Wege eine enge Verzahnung zwischen klinischen und grundlagenorientierten Forschergruppen herzustellen.

Zug um Zug entstanden Arbeitsgruppen, die sich in das integrierte System, so wie ich es mir vorgestellt hatte, gut einfügten, und langsam zeichnete sich ab, wie die Institutsidee verwirklicht werden könnte. Zusehends wurde ich aber auch mit einem anderen chronischen Problem konfrontiert. Wenn eine Forschergruppe besonders gute Leistungen aufwies, dann dauerte es nicht lange, bis der Leiter oder die Leiterin ein attraktives Angebot einer Universitätseinrichtung erhielt. So sind in den ersten 18 Jahren meiner Amtszeit am Institut 25 Berufungen auf Lehrstühle an Mitarbeiter ergangen. Das macht eine organische Entwicklung nicht leichter.

Ein Max-Planck-Institut ist nicht dazu da, für alle Zeiten ein bestimmtes Thema zu bearbeiten. Im Gegenteil, die Max-Planck-Gesellschaft hält sich noch heute an das Prinzip des Theologen und ersten Präsidenten der Kaiser-Wilhelm-Gesellschaft, Adolf von Harnack. Nicht zuletzt auf seine Initiative hin wurde 1911 die Kaiser-Wilhelm-Gesellschaft als außeruniversitäre Forschungsgesellschaft zur Förderung von naturwissenschaftlicher Forschung auf höchstem Niveau ins Leben gerufen. Auf Anordnung der Alliierten wurde nach dem Zweiten Weltkrieg die Kaiser-Wilhelm-Gesellschaft nach dem Physiker Max Planck, Harnacks Nachfolger im Präsidentenamt, benannt. Das Harnack-Prinzip ist aber erhalten geblieben.

Weil die Institute im Grunde für den Direktor entwickelt werden, muss man die Mitarbeiter verstehen, die auf attraktive Angebote hin das Institut verlassen. Für die Entwicklung eines nachhaltigen Institutskonzepts, das im Idealfall auch als Modell für klinische Forschung in anderen Einrichtungen, z. B. den Universitäten oder privaten Einrichtungen im Ausland, dienen könnte, ist diese ständige Fluktuation vor allem in der Anfangszeit nicht dienlich gewesen. Erst über die Jahre entwickelte sich so viel Vitalität, dass wir erfolgreiche Abwerbungen verkraften konnten. Es gab Situationen, in denen ein Projekt von zentraler Bedeutung in ein entscheidendes Stadium gelangt war und wir auf die Expertise eines ganz bestimmten Wissenschaftlers angewiesen waren. Wenn in einem solchen Augenblick gerade dieser Wissenschaftler durch ein sehr attraktives Angebot weggelockt wird, kann dies ein schlimmer Rückschlag sein, der auch die Gefahr in sich birgt, gegenüber der Konkurrenz das Nachsehen zu haben. Moderne Wissenschaft, vor allem in Bereichen der Grundlagenforschung mit Anwendungsorientierung, steht immer in erheblicher Konkurrenz zu anderen Forschungsgruppen, die auf einem ähnlichen Gebiet arbeiten. Nur wer eine Entdeckung als Erster in einem wissenschaftlichen Journal veröffentlicht, kann den Erfolg für sich verbuchen. Da kann es schon zu Verwerfungen und Unredlichkeiten kommen. Die Öffentlichkeit hat darin Einblick gewonnen, als der koreanische Forscher Hwang Woo-Suk fälschlicherweise behauptete, ihm sei die Klonierung menschlicher Stammzellen gelungen. Ein anderes Beispiel war die Vergabe des Nobelpreises an Luc Montagnier und Françoise Barré-Sinoussi für die Entdeckung des HI-Virus, durch den die Immunerkrankung AIDS entsteht. Ursprünglich hatte der Amerikaner Robert Gallo vom National Institute of Health in den USA unter großer Medienanteilnahme die Entdeckung für sich beansprucht. Erst später stellte sich heraus, dass er sich ein Präparat, in dem sich das Virus der französischen Wissenschaftler befand, «ausgeliehen» hatte.

Doch auch in dem Fall, dass ein unentbehrlicher Mitarbeiter am Institut gehalten werden muss, um den Erfolg eines Projekts nicht zu gefährden, besitzt die Max-Planck-Gesellschaft Rettungsmechanis-

men, vorausgesetzt, das Institut ist wirklich erfolgreich. Oft bin ich
an die Weisheit erinnert worden, die mir Edmund Marsch, der für
mich zuständige Verbindungsmann zur Generalverwaltung der Max-
Planck-Gesellschaft, mitgegeben hatte: «Wissen Sie, Herr Holsboer,
bei uns ist das so: Wenn man will, geht bei der Max-Planck-Gesellschaft fast alles, wenn man nicht will, geht fast gar nichts.»

Entscheidend ist einzig und allein der wissenschaftliche Erfolg,
und den bewertet alle zwei bis drei Jahre ein international besetztes
Gutachtergremium, der wissenschaftliche Beirat. Dieser wird auf
Vorschlag des Instituts vom Präsidenten der Max-Planck-Gesellschaft berufen. Durch diesen Beirat lernte ich viele hochkarätige
ausländische Forscherpersönlichkeiten kennen und war glücklich,
als der Vorsitzende dieses Gremiums, der holländische Biologe
Ronald de Kloet, das Beurteilungsergebnis kurz so zusammenfasste:
«Das Programm zur Erforschung von Depressionen und Angsterkrankungen ist das beste der Welt.» Immerhin saßen in dem Gre-
mium Direktoren der Universitäten von Harvard und Stanford, aber
auch von Spitzeneinrichtungen in Europa wie dem Karolinska-Ins-
titut in Stockholm.

Diese Wertschätzung unseres Instituts als Forschungseinrichtung,
deren vorrangiges Ziel die Erforschung der Ursachen psychischer Erkrankungen und die Entdeckung neuer Therapien mit den Methoden
der Grundlagenwissenschaft ist, reflektiert auch den Wandel in der
Forschungspolitik der Max-Planck-Gesellschaft. Er kam Anfang der
2000er Jahre durch den jetzigen Präsidenten der MPG, Peter Gruss,
sowie den Vizepräsidenten Herbert Jäckle. Bevor sie ihre heutigen
Ämter übernahmen, befassten sich die beiden Wissenschaftler mit sogenannten Kontrollgenen, also Informationen auf unserer Erbsubstanz, die für den Körperbauplan zuständig sind. Gruss forschte an
Mäusen und Jäckle an Fruchtfliegen. Sie waren in der Lage, diejenigen Gene zu aktivieren, die das wichtige Hormon Insulin produzieren
und mit deren Hilfe sich die Zellen in unserer Bauchspeicheldrüse regenerieren können. Auf diese Weise gelang es ihnen, Einblick in Stoffwechselprozesse zu gewinnen und Mechanismen aufzudecken, die
zur Fettleibigkeit und zur Zuckerkrankheit, dem Diabetes mellitus,

führen. Diese Erkenntnisse kann man nutzen, um für diese Krankheiten geeignete Therapien zu entwickeln. Die Vision von Gruss und Jäckle, ausgehend von Kontrollgenen in kleinen Organismen zur Therapie von Stoffwechselstörungen des Menschen zu gelangen, wurde mit dem Zukunftspreis aus den Händen des Bundespräsidenten gewürdigt. Ob aus der Entdeckung tatsächlich einmal Medikamente werden, lässt sich jetzt noch nicht mit Gewissheit sagen.

Anders bei Axel Ullrich, der Direktor am Max-Planck-Institut für Biochemie in Martinsried ist und weltweit als Pionier bei der Umsetzung von Ergebnissen der Grundlagenforschung in neuartige Krebstherapien gilt. Er hat einen Antikörper entdeckt, der gegen eine besondere Form des Brustkrebses heute die Therapie der Wahl ist, und auch eine Reihe anderer Entdeckungen gemacht, die erhebliches Potential für die Entwicklung neuer Medikamente gegen Krebs haben. Rund 60 Patente hat Axel Ullrich gemeinsam mit seinen Kolleginnen und Kollegen angemeldet. Im Jahr 2006 ist eines davon als Medikament gegen eine Sonderform des Nierenkrebses ebenfalls auf den Markt gekommen. Axel Ullrich hat vier Biotechnologie-Firmen gegründet, drei davon in unmittelbarer Nachbarschaft zum Max-Planck-Institut für Biochemie. Mittlerweile gibt es eine eigene Gesellschaft, deren Aufgabe darin besteht, Wissenschaftler der Max-Planck-Gesellschaft bei der Umsetzung von Ergebnissen der Grundlagenforschung in marktfähige Produkte durch Firmengründungen oder Patent- und Lizenzvereinbarungen zu unterstützen. Allein seit dem Jahr 2000 sind 40 derartige Ausgründungen erfolgt. In der Zwischenzeit ist ein neues Tochterunternehmen, die Lead Discovery Center GmbH, von der Max-Planck-Gesellschaft gegründet worden, das vielversprechende Projekte aus der Grundlagenforschung über die verschiedenen Stufen der Wirkstoffentwicklung bis hin zu pharmazeutisch aktiven Substanzen begleiten will. Hier ist erstmals die Chance gegeben, Ideen aus der Grundlagenforschung professionell sehr weit zu entwickeln, ohne den üblichen Spielregeln des Kapitalmarkts unterworfen zu sein. Auf diese Weise kann nun die Wissenschaft viel länger als sonst üblich Einfluss auf die Entwicklung nehmen.

Auch an unserem Institut bestand einige Zeit lang die Hoffnung, eine Entdeckung aus dem Grundlagenlabor zu einem Marktprodukt reifen zu lassen. Eine holländische Wissenschaftlerin, die sich mit der Gehirnstromtätigkeit während des Schlafs im Rattenhirn beschäftigte, wollte den Schlafstörungen des Menschen auf die Spur kommen und hatte dabei eine originelle Idee: Sie wollte testen, ob ein Medikament, das von einer Pharmafirma gegen Epilepsie entwickelt worden war, eventuell auch als Schlafmittel eingesetzt werden könnte. Sie registrierte die Hirnstromtätigkeit während des Schlafs und fand tatsächlich eine schlafstimulierende Wirkung dieser Substanz – zunächst allerdings nur bei Ratten. Als sie mir dies erzählte, riet ich ihr, rasch zu prüfen, ob die Herstellerfirma dieses Epilepsie-Medikaments die Anwendung als Schlafmittel bereits patentiert hatte. Tatsächlich war dies nicht der Fall und sie holte dies rasch nach.

Als wir die Pharmafirma über unsere Beobachtung informierten, war man dort zunächst sehr angetan, wollte unsere Forschung unterstützen und prüfen, ob das Epilepsie-Medikament nicht als Schlafmittel klinisch bis zur Marktreife entwickelt werden sollte. Wir machten die Firma darauf aufmerksam, dass die Entdeckerin und die Max-Planck-Gesellschaft die Anwendung des Medikaments als Schlafmittel bereits patentiert hätten. Dies rief bei den Managern erhebliche Unruhe hervor, denn nun musste die Firma erst einmal unserem Institut und der Wissenschaftlerin große finanzielle Zuwendungen machen, um die klinische Entwicklung beginnen zu können. Das Risiko des Scheiterns schätzten wir als äußerst gering ein, denn das Medikament hatte als Epilepsie-Mittel schon alle Hürden genommen. Unsere eigenen klinischen Studien waren vielversprechend, die Patienten schliefen mit dem Medikament gut und klagten nicht über Nebenwirkungen, wie wir sie von anderen Schlafmitteln kennen. Vor allem waren sie besser ausgeruht und hatten keinen «Hangover». Unser Hochgefühl war unbeschreiblich: Von allen Börsenanalysten und sonstigen Wirtschaftsprognostikern wurde das Medikament, das den Namen Gaboxadol erhielt, als äußerst vielversprechendes neues Schlafmittel mit erstklassigen Marktchancen eingestuft. Es fehlte auch nicht an Hochrechnungen, die prognostizierten, das Institut würde in den Jahren nach der Markteinführung Lizenzeinnahmen in der Größenordnung unseres Forschungszuschusses seitens der Max-Planck-Gesellschaft erzielen. Wir haben nie erfahren, weshalb das Pharmaunternehmen die Entwicklung eingestellt hat und es nicht zum ganz großen Geldregen gekommen ist. Angeblich sollen unerwartete Nebenwirkungen aufgetreten sein, die gegen die Weiterentwicklung sprachen. Wir konnten das nicht verstehen, denn bereits bei der Entwicklung als Medikament gegen Epilepsie waren keine Nebenwirkungen bekannt geworden. Auch wir hatten bei unseren Studien keine negativen Effekte beobachten können. Trotz dieser betrüblichen Entwicklung war der finanzielle Erfolg für das Institut erheblich. Bis zum Abbruch der klinischen Entwicklung musste die Pharmafirma viele Millionen Euro an das Institut überweisen, die der Forschungskasse zugute kamen.

Ein Institut im Osten – das Nebenamt

Die Zeit meines Amtsantritts am Max-Planck-Institut für Psychiatrie fiel mit der wohl größten «Baustelle» zusammen, die unsere noch junge Republik bisher einrichten musste: die Vereinigung Westdeutschlands mit der ehemaligen DDR. Auch für die Wissenschaftler und die Organisationen, denen sie angehörten, entstanden vielfältige Aufgaben, von denen niemand so recht wusste, wie sie zu bewältigen seien. Ich hatte anfangs gedacht, ich hätte mit dem Aufbau des Instituts in München eine Aufgabe, die so groß war, dass mir kein Raum für übergeordnetes politisches Engagement in Zusammenhang mit der Wiedervereinigung bliebe. Allmählich wurde der Druck aber doch erheblich und schließlich nahm ich die Aufforderung an, dem Gesundheitsforschungsrat des Bundesministeriums für Forschung und Technologie als Gründungsmitglied beizutreten. Fast 25 Jahre, nachdem ich als Fachschaftssprecher der Chemiestudenten zurückgetreten war, war ich dort nun wieder politisch tätig. Ich ertrug viele von mir als langweilig empfundene Sitzungen, die mich an das Zitat von Karl Valentin: «Es ist schon alles gesagt, aber nicht von allen» und dann wieder an Kurt Tucholsky: «Wo ein Deutscher hingrübelt, wächst kein Gras mehr» erinnerten. Es gab aber auch viele positive Begegnungen. So war etwa Harald zur Hausen, damals Vorstand des Deutschen Krebsforschungszentrums in Heidelberg, Mitglied des Gesundheitsforschungsrats. Wir nahmen uns vor, gemeinsam mit einem weiteren Kollegen die deutsche Forschungslandschaft zu durchleuchten, insbesondere um herauszufinden, wie es mit der Mittelvergabe durch die Ministerien und mit der Qualitätskontrolle stünde. Daraus wurde ein Buch, das nicht allen Politikern Freude bereitet hat. Zu diesem Zeitpunkt ahnte ich natürlich nicht, dass zur Hausen fast zwanzig Jahre später den Nobelpreis für seine Entdeckung erhalten würde, dass ein spezielles Virus Gebärmutterkrebs auslösen kann.

Eine andere kurze Begegnung hatte für mich weitreichende Folgen: Der damalige Forschungsminister Riesenhuber, ebenso wie ich gelernter Chemiker, fragte mich, ob ich denn bereit sei, ein Institut der Akademie der Wissenschaften – so hieß die außeruniversitäre Forschungsorganisation in der DDR – zu besichtigen, das sich mit Stressforschung und Pharmakologie befassen würde. Es bestand damals der Plan, die verschiedenen Forschungsinstitute der ehemaligen DDR hinsichtlich ihrer Qualität zu analysieren, um sie dann in eine im Westen etablierte Forschungsorganisation zu überführen. Auf meine vorsichtige Frage, ob es denn um dieses Institut so schlimm stünde, dass man dafür einen Psychiater bräuchte, bekam ich keine wirklich aussagekräftige Antwort. Ich dachte mir aber, wenn ich für eine so diffizile Aufgabe – die Integration eines DDR-Instituts in eine westdeutsch geprägte Forschungsgemeinschaft – ausersehen wurde, dürfe ich mich dem nicht entziehen. Fast zehn Jahre begleitete ich dann das besagte Institut und lernte viel über den Alltag und den Wissenschaftsbetrieb in der DDR, in welch hohem Ausmaß sich Forscher den politischen Vorgaben hatten unterwerfen müssen und dabei doch Wege gefunden hatten, eigenständige Projekte zu entwickeln.

Das Institut, am Rande Berlins gelegen, trug den beziehungsreichen Namen «Institut für Wirkstoffforschung», und es war nicht schwer, dahinter eines der Zentren zu vermuten, deren Ziel die Leistungsoptimierung von Sportlern mit Dopingmitteln gewesen war. Beweisende Dokumente wurden uns nicht zugänglich gemacht, damit waren andere Behörden befasst. Das Thema Doping, heute wieder hochaktuell, hatte im gesamten Osten an Institutionen dieser Art eine außerordentlich breit gefächerte wissenschaftliche Basis. Da ging es nicht nur um Muskelkraft und Ausdauer, da ging es auch um Optimierung psychischer Leistungsbereitschaft, um Bewältigung stressbedingter Anspannung, heute würde man sagen, um «Brain-Doping». Es fiel mir schwer, hier nicht weiter nachzuforschen, aber meine Hauptaufgabe war ja die Neustrukturierung eines Instituts aus Beständen einer Einrichtung der ehemaligen DDR. Das gelang schließlich auch, wir veranlassten den Umzug nach Berlin-Buch, einem im Aufbau befindlichen Wissenschaftscampus, und dank der reichlichen Mittel, die vom Staat für derartige Entwicklungsprogramme bereitgestellt wurden, entstand ein gut ausgestattetes Institut. Wir gaben ihm den Namen «Forschungsinstitut für molekulare Pharmakologie» und schafften es, dorthin renommierte und engagierte Wissenschaftler zu berufen, die genug Pioniergeist mitbrachten, um etwas Neues zu schaffen.

Aufarbeitung der Vergangenheit

In meiner Anfangszeit am Institut in München gab es noch eine ganz besondere «Baustelle»: die Aktivitäten der deutschen Psychiater während der Zeit des Nationalsozialismus. Nach dem Krieg war jedem Psychiater bewusst gewesen, dass sein Fachgebiet in den besagten zwölf Jahren nicht selten eine verheerende Rolle gespielt hatte. Schon während meiner Zeit in Freiburg war ich mit diesem Thema in Berührung gekommen. Einer meiner Vorgänger auf dem dortigen Lehrstuhl war Alfred Hoche gewesen, der gemeinsam mit dem Strafrechtler Karl Binding bereits 1920 eine Broschüre mit dem Titel «Die Freigabe der Vernichtung lebensunwerten Lebens. Ihr Maß und ihre Form» herausgegeben hatte. Nach heutigen Wertmaßstäben ist die darin niedergelegte Denkweise unbegreiflich. In dieser weitverbreiteten Schrift waren die Autoren vom ärztlichen Gebot der Lebensverlängerung um jeden Preis abgerückt und hatten konstatiert, dass die Kosten zur Pflege von «Ballastexistenzen» angesichts der leeren Staatskassen den Bürgern nicht zumutbar seien. Hoche hat sich später immer tiefer in die menschenverachtende Argumentation zur Tötung unwerten Lebens – er spricht von «Vollidioten» – verstrickt. Seine Thesen bildeten eine der Grundlagen der sogenannten T4-Aktion, der Ermordung psychisch kranker Anstaltspatienten während des Zweiten Weltkriegs. Aber Hoche stand nicht allein: Zahlreiche deutsche Psychiater wirkten an der Zwangssterilisation mit und hatten darüber hinaus durch ihr Eintreten für Rassenhygiene, Entartungstheorie und Sozialdarwinismus schon vor dem Ersten Weltkrieg wichtige Voraussetzungen für die Entstehung der nationalsozialistischen Ideologie geliefert.

Die Aktivitäten deutscher Psychiater sind nicht nur unter politischem Druck erfolgt, vielmehr entsprachen sie dem nationalen und internationalen Zeitgeist. Es waren unter anderem die Forschungsergebnisse Kraepelins und seiner Mitarbeiter gewesen, die Hinweise auf die Erblichkeit psychischer Erkrankungen geliefert hatten. Das NS-Regime hatte bereits kurz nach der Machtergreifung 1933 das «Gesetz zur Verhütung erbkranken Nachwuchses» erlassen, wonach die Sterilisation auch bei Schizophrenie, manisch-depressiver Erkrankung und Alkoholismus ermöglicht wurde. Aber auch in anderen Ländern, z. B. in den USA und Schweden, wurden Anfang des letzten Jahrhunderts zur vermeintlichen Verhinderung der Ausbreitung psychischer Erkrankungen Sterilisationen durchgeführt, allerdings in weitaus geringerem Umfang als in Deutschland.

Bis Ende der 1970er Jahre bestand erstaunlich wenig Interesse an einer wissenschaftlichen Auseinandersetzung mit der Psychiatrie während des Nationalsozialismus. Ein Journalist und ein Historiker, Ernst Klee und Götz Aly, nahmen sich dieses Themas in den 1980er Jahren an. Gerade als ich mein Amt übernommen hatte, gewann ich den Eindruck, nicht tatenlos abwarten zu dürfen und meinen Teil zur Aufarbeitung dieses dunklen Kapitels der jüngsten Geschichte des Instituts beitragen zu müssen.

Ein wissenschaftlicher Mitarbeiter von Emil Kraepelin, der aus St. Gallen stammende Schweizer Psychiater Ernst Rüdin, hatte seit 1917 die Abteilung für Genealogie und Demographie, heute würde man kurz Humangenetik sagen, geleitet. Rüdin hatte für die psychiatrische Humangenetik Bedeutendes geleistet, indem er, gestützt auf verlässliches Datenmaterial, Hypothesen über mögliche formale Erbgänge aufstellte. Bereits als junger Student aber hatte Rüdin der rassenhygienischen Bewegung angehört, die unter anderem glaubte, psychische Erkrankungen durch die Sterilisation Betroffener «ausmerzen» zu können. Schon 1903 hatte er gefordert, Sterilisation unter Umständen auch gegen den Willen der Erkrankten durchzusetzen. Rüdin, der 1915 Professor für Psychiatrie wurde, hatte aufgrund seiner Forschungsarbeiten zwischen den Weltkriegen erhebliches Ansehen im In- und Ausland gewonnen, was auch seine Berufung zum Direktor der Basler Heil- und Pflegeanstalt Friedmatt, der heutigen psychiatrischen Universitätsklinik Basel, widerspiegelt. Dort wirkte er von 1925 bis 1928, kehrte aber bald an die Deutsche Forschungsanstalt für Psychiatrie zurück. Aufgrund seiner Forschungsergebnisse und seines internationalen Ansehens, aber vor allem auch der von ihm vertretenen Positionen verwundert es nicht, dass er 1933 von den Nationalsozialisten dazu herangezogen wurde, den amtlichen Kommentar zum Zwangssterilisationsgesetz zu verfassen. Ernst Rüdin, der seit 1931 Direktor des heute von mir geleiteten Instituts war, erlangte ab 1933 eine zentrale Position in der nationalsozialistischen Gesundheits- und Psychiatriepolitik, übernahm zahlreiche öffentliche Ämter und wurde 1937 Mitglied der NSDAP. Im Gegenzug wurden seine Forschungsarbeiten am Institut in erheblichem Maße zum Teil direkt durch die Reichskanzlei finanziert. Bei Kriegsende 1945 wurde ihm das Schweizer Bürgerrecht aberkannt; die Alliierten ließen ihn nach einjähriger Internierung frei, weil er nur ein «Mitläufer» gewesen sei. Als er 1952 starb, stand in der Todesanzeige des Instituts, Rüdin sei «einer der herausragendsten Begründer der genetischen Forschung in der Psychiatrie» gewesen. Das mag richtig sein; dass ich aber in Freiburg Nachfolger des Vordenkers der Euthanasie, Alfred Hoche, und in München des

NSDAP-Mitglieds und Verfechters der Rassenhygiene, Ernst Rüdin, geworden war, nahm mich in die Pflicht, Licht in das Dunkel der Vergangenheit zu tragen.

Dabei war es ein glücklicher Umstand, dass ein junger Assistenzarzt, Matthias Weber, den nicht nur hohe fachliche Kompetenz auszeichnete, sondern der auch erhebliches Wissen über Psychiatriegeschichte besaß, auf mich zukam. Er berichtete mir von seinen Recherchen, die darauf hinzuweisen schienen, dass Wissenschaftler des Instituts auch experimentell an den Geschehnissen der Nationalsozialistischen Hirnforschung beteiligt gewesen waren. Am Institut hatte es nämlich seit 1917 eine neuropathologische Abteilung gegeben, an die Gehirne Verstorbener zur Befunderhebung geschickt wurden. Unter diesen Gehirnen waren auch solche Behinderter, psychisch Kranker oder lediglich nur sozial auffälliger Kinder, die ab 1939 in den sogenannten «Kinderfachabteilungen» ermordet wurden. Anders als bei anderen neuropathologischen Instituten gibt es beim jetzigen Max-Planck-Institut für Psychiatrie aber keine Anhaltspunkte dafür, dass Kinder hier sozusagen aus absurdem menschenfeindlichem Forschungsinteresse heraus gezielt getötet wurden. Matthias Weber machte es zu seiner Hauptaufgabe, das historische Archiv des Instituts mit all seinen Schätzen, aber auch mit der Möglichkeit, etwas zu entdecken, was für das Institut belastend sein könnte, zu neuem Leben zu erwecken. Er wurde von klinischen Aufgaben entlastet und entwickelte mit seinem Mitarbeiter Wolfgang Burgmair ein neues Archivkonzept. Schließlich verfasste Weber eine kritische Biographie über Rüdin. Dieses Werk hat vor allem international großes Aufsehen erregt. In der Auseinandersetzung mit der Vergangenheit hat unser Institut innerhalb der Max-Planck-Gesellschaft eine Vorreiterrolle eingenommen. Dies rechnete mir der frühere Präsident, Hubert Markl, ein weitsichtiger Modernisierer der Max-Planck-Gesellschaft, hoch an.

Noch heute ist das Archiv ein Kernstück des Instituts – vor allem auch in Verbindung mit der auf der Welt einmaligen hirnpathologischen Sammlung. Dort befinden sich viele wertvolle Präparate, nicht nur von Kraepelins bekanntestem Mitarbeiter Alois Alzheimer, dem Entdecker der nach ihm benannten Krankheit, sondern auch zahlreicher späterer Koryphäen auf diesem Gebiet.

Bei der Aufarbeitung der Vergangenheit des Instituts unter dem NS-Regime haben wir uns für eine Strategie entschieden, die uns unangreifbar machen sollte. Von Institutsseite übernahmen wir zwar den gesamten logistischen und finanziellen Aufwand, die wissenschaftliche Federführung wollten wir aber einer außenstehenden Kapazität überantworten. Dafür gewannen wir Paul Unschuld, den damaligen Ordinarius für Medizingeschichte der Ludwig-Maximilians-Universität, einen Kollegen, der diese Aufgabe gewissenhaft und kenntnisreich übernahm. Das Ergebnis, wonach Mitarbeiter des Instituts sich nicht an der systematischen Ermordung psychiatrischer Patienten, der T4-Aktion, beteiligt hatten, war uns vor Abschluss seiner Untersuchungen nicht bekannt. So blieben die Aktivitäten Rüdins das wichtigste Menetekel aus der Nazizeit. Ich war Rüdins Tochter, Edith Zerbin-Rüdin, die am Institut als Wissenschaftlerin tätig war, stets dankbar, dass sie unsere Arbeit unterstützt hat, obwohl ihr das nicht immer leichtgefallen ist. Wie groß die Anteilnahme des Auslands an dieser speziellen Arbeit war, wurde mir erst bewusst, als mich das American College of Psychiatry zum Ehrenmitglied ernannte. Es gab damals etwa nur ein Dutzend Ehrenmitglieder und ich war der einzige Vertreter seitens der deutschen Psychiatrie. Man wollte zeigen, wie sehr man den Mut schätzte, die Auseinandersetzung mit der Vergangenheit psychiatrischer Forschung in der Nazizeit endlich anzugehen.

Ich habe lange darüber nachgedacht, weshalb die Generation meines Vorgängers Detlev Ploog hier nicht schon viel früher aktiv geworden ist. Lange Zeit ist Ploog gegenüber dem historischen Interesse seiner Mitarbeiter skeptisch geblieben. Dabei war ihm die historische Dimension seines Fachs durchaus bewusst, auch war er mit den geschilderten Zusammenhängen in ihren Grundzügen zumindest vertraut, sah deren Erforschung jedoch nicht als seine vorrangige Aufgabe an. Diese Haltung war typisch für seine Generation, die – aus nachvollziehbaren Gründen – lieber nach vorne blickte und den Wiederaufbau der wissenschaftlichen Einrichtungen in Deutschland als ihre wesentliche Obliegenheit ansah. Auch das Verhältnis der Wissenschaftler dieser Generation zu ihren Lehrern war zweischneidig. Man wusste um deren «Verstrickung» in das nationalsozialistische System, wollte dem aber nicht offensiv nachgehen. Erst wenige Jahre vor seinem Tod konnte Ploog hierüber offen sprechen und diese Ambivalenz an einem anschaulichen Beispiel beschreiben: Werner Villinger, einer seiner psychiatrischen Lehrer, gehörte zu den sogenannten T4-Gutachtern, das heißt jenen Psychiatern, die anhand der Aktenlage über Tod oder Leben der Kranken in den psychiatrischen Anstalten entschieden. Ploog hatte nach dem Krieg in Marburg Villinger bei vielen Krankenvisiten erlebt, wobei dieser sich äußerst zugewandt, einfühlsam und umgänglich verhalten habe. Obwohl Ploog einerseits ohne Weiteres einräumte, dass Villingers Tätigkeiten für die T4-Aktion unzweifelhaft seien, konnte er es sich «menschlich einfach nicht vorstellen».

Auch die Max-Planck-Gesellschaft hat sich mit ihren Verflechtungen mit dem nationalsozialistischen Regime zunächst sehr behutsam auseinandergesetzt. Erst nachdem anhand der Sektionsbücher in Frankfurt und München einige hundert Hirnschnitte identifiziert worden waren, die sehr wahrscheinlich von Opfern der Euthanasie-Aktion stammten, entschied der damalige Präsident der Max-Planck-Gesellschaft, Heinz Staab, diese in einen Acrylblock einzuarbeiten und in einem Ehrengrab auf dem Münchner Waldfriedhof würdevoll beizusetzen.

Die große weite Welt

Die Kooperation mit Kolleginnen und Kollegen im Ausland ist in der Max-Planck-Gesellschaft ganz selbstverständlich; fast ein Drittel aller Max-Planck-Direktoren sind Ausländer. In den letzten Jahren hat sich in der Max-Planck-Gesellschaft ein weiterer Wandel vollzogen, bei dem die Internationalisierung weit über die Zusammenarbeit einzelner Forscher hinausgeht. Unter ihrem jetzigen Präsidenten Peter Gruss hat sie sich auch physisch im Ausland positioniert. Das führte zu einem Max-Planck-Institut in Palm Beach in

Florida und einem Partnerinstitut in Shanghai. Für mich persönlich führte diese Internationalisierung zu ganz besonderen Begegnungen im fernen Argentinien.

Vor vielen Jahren arbeitete ein junger Biochemiker, Eduardo Arzt, an unserem Institut und war dabei äußerst erfolgreich. Nachdem er wieder in seine Heimatstadt Buenos Aires zurückgekehrt war, machte er rasch Karriere, wurde Professor für Molekularbiologie und Direktor einer Abteilung an der dortigen Universität. In regelmäßigen Abständen kam er nach München und verbrachte als Gastwissenschaftler einige Zeit an unserem Institut. Ich lernte ihn näher kennen und schätzen. Eines Tages lud er mich nach Buenos Aires ein, um einen Vortrag zu halten und um diese Stadt und ihre Menschen kennen zu lernen. Ich war tief beeindruckt von Buenos Aires, wo auf schwer zu beschreibende Weise europäische Kultur und südamerikanische Eigenart verschmolzen sind. Man kann diese Stadt vielleicht am ehesten mit Madrid vergleichen – aber mit höherer Testosteronkonzentration. Wir leben ja recht gut mit Klischees, und denkt man an Buenos Aires oder Argentinien, so kommen einem Assoziationen wie Tango, Rindersteaks und vor allem Fußball in den Sinn. Für mich war das außerordentlich hohe Bildungsniveau der jungen Argentinier eine große Überraschung. Es gibt in dieser Stadt sechs Universitäten: die größte davon, die Universität von Buenos Aires, hat über 300000 Studenten – eine für uns unfassbare Zahl. Eduardo Arzt und ich haben über die Jahre hinweg unsere Zusammenarbeit intensiviert und unsere Ergebnisse gemeinsam publiziert; schließlich wurde der argentinische Professor und Freund externes wissenschaftliches Mitglied unseres Instituts; er ist der erste Forscher Lateinamerikas, dem diese Ehre zuteil wurde.

Das war aber erst der Anfang der Verflechtung zwischen Buenos Aires und der Max-Planck-Gesellschaft; denn die argentinische Regierung, die unter ihrem Präsidenten Nestor Kirchner und seiner Nachfolgerin und Ehefrau Christina ein klares Bekenntnis zur Forschungsförderung abgegeben hat und dies auch politisch umsetzt, hat beschlossen, ein großes Forschungszentrum mit je einem geisteswissenschaftlichen, einem chemisch-physikalischen und einem

biologisch-medizinischen Institut mitten in Buenos Aires zu errich-
ten. Die Ähnlichkeit der drei Hauptausrichtungen mit denen der
Max-Planck-Gesellschaft war gewollt. Eduardo Arzt wurde zum
Gründungsdirektor des biologisch-medizinischen Instituts ernannt.
Ich konnte erreichen, dass dieses neue Institut ein Partnerinstitut
der Max-Planck-Gesellschaft wurde. Das bedeutet, dieses vollständig aus Mitteln des argentinischen Staates finanzierte Institut un-
terwirft sich in all seinen Regularien, vor allem auch in Bezug auf
Qualitätskontrolle und Berufung von Wissenschaftlern auf Lei-
tungspositionen, den Verfahren der Max-Planck-Gesellschaft. Mir
fiel dabei die Rolle zu, den ganzen Vorgang gemeinsam mit unserem
Vizepräsidenten Herbert Jäckle zu steuern.

Zu den Begegnungen in Buenos Aires zählen nicht nur diejenigen mit vielen Wissenschaftlerinnen und Wissenschaftlern, sondern
auch die mit der Fußballbegeisterung dieser Stadt. Niemand, der
nicht selbst erlebt hat, welche Stimmung im wohl berühmt-berüch-
tigtsten Stadion der Welt, der «Bombonera», herrscht, kann sich die
Intensität und Leidenschaft der Fans vorstellen. Das ist dann gar
nicht mehr europäisch. Die «Bombonera» befindet sich im Stadtteil
La Boca und dort spielt der erfolgreichste und berühmteste Verein
der Stadt, die Boca Juniors. Ich war von diesem Verein, in dem auch
Diego Maradona spielte, so begeistert, dass es der deutschen Botschaft ein Anliegen war, für mich eine Mitgliedschaft zu erreichen –
eine Bitte, die netterweise auch gewährt wurde, obwohl der Verein
aus Kapazitätsgründen keine neuen Mitglieder mehr aufnehmen
darf. So verbinde ich meine beruflich bedingten Aufenthalte in Buenos Aires, wann immer es geht, mit dem Besuch der «Bombonera».
Mein Freund Eduardo begleitet mich dabei nicht, er ist Anhänger
eines anderen Clubs dieser Stadt – und Argentinier nehmen solche
Vereinszugehörigkeiten besonders ernst.

Hätte ich, der ich seit meiner Kindheit dem heute nur noch mittel-
mäßig erfolgreichen Fußballclub TSV 1860 München angehöre, eine
ebenso rigorose Haltung gegenüber dem Verein eines Lokalrivalen,
wäre es zu einer anderen Begegnung, die mir viel bedeutete, nicht
gekommen: Ich lernte Oliver Kahn kennen, den damaligen Kapitän

des FC Bayern München, der noch während seiner aktiven Zeit zu einer Torhüterlegende wurde. Er kam auf mich zu, weil er im Internet und in der Presse erfahren hatte, wir würden uns mit der Biologie von Stressreaktionen befassen. Er wollte wissen, ob es neue Forschungsergebnisse zu der Frage gebe, wie man am besten mit Stress umgeht. Ich lernte in ihm den Prototyp eines Vollblutprofis kennen, der jede Gelegenheit, jedes Wissen nutzt, um sich selbst weiterzubringen – «immer weiter», wie sein Leitmotiv lautete. Wir haben uns in den vergangenen Jahren oft getroffen und darüber diskutiert, wie Menschen auf ganz unterschiedliche Weise mit Drucksituationen umgehen. Er, der von der internationalen Sportpresse zum besten Torhüter der Welt gewählt wurde, wollte fehlerfrei, immer nur der Beste sein. Mir wurde bei seinen Schilderungen erst richtig bewusst, was in einem Spitzensportler vorgehen muss, der infolge der extremen inneren Anspannung, etwa vor einem Entscheidungsspiel, keinen Schlaf findet und deshalb um seine Leistungsfähigkeit am nächsten Tag bangen muss. Hier kommt eine Spirale in Gang, die wir alle kennen, die aber bei einem Sportler wie Oliver Kahn, der sich selbst gegenüber kein Pardon kennt, extreme Ausmaße annehmen kann. Oliver Kahn hat das alles in seinem Buch eindrucksvoll beschrieben. Sein Beispiel ist für manchen, der das Gefühl hat, dem Druck der auf ihm lastenden Anforderungen nicht mehr gewachsen zu sein, eine große Hilfe. Ursprünglich kam er zu mir, um sich von mir Ratschläge geben zu lassen, wenn der berufliche Druck wieder einmal besonders groß war. Mit der Zeit habe aber auch ich von ihm viele gute Hinweise bekommen, wie man schwierige Situationen meistert.

Durch meine immer wieder unternommenen Anläufe, das Institut in eine wissenschaftliche Partnerschaft mit der pharmazeutischen Industrie zu bringen, lernte ich viele Geschäftsleute, Finanz- und Industriemanager sowie Politiker kennen und erfuhr, wie schwer es grundsätzlich ist, bei der Umsetzung von Forschungsergebnissen einen «langen Atem» zu behalten. Viele gute Ideen versinken in den Strudeln des Kapitalmarkts, ähnlich wie Schiffe im geheimnisumwitterten Bermudadreieck zwischen Florida, Puerto Rico und den Bermudainseln im Atlantik.

Ein Versuch, der sich für das Institut dennoch als finanziell besonders ergiebig erwiesen hat, wurde durch einen Experten der Pharmaindustrie ausgelöst, Michael Steiner, der als ehemaliger Wissenschaftler an einem Münchner Max-Planck-Institut unserer Gesellschaft besonders nahestand. Wir standen gerade vor der Frage, wie wir denn ein Labor aufbauen sollten, das uns rasch in die Lage versetzen würde, mit modernster Technologie humangenetische Studien an psychiatrischen Patienten in großem Stil in Angriff zu nehmen. Wegen der hohen Kosten – es handelte sich um mehrere Millionen Euro – sah ich nur die Möglichkeit, die Startphase in Kooperation mit einem großen Pharmaunternehmen durchzuführen. Michael Steiner stellte den Kontakt zu Managern von GlaxoSmithKline her; dort war man tatsächlich bereit, eine gemeinsam genutzte Anlage, die höchsten Standards entsprechen sollte, auf unserem Institutsgelände einzurichten. Der damalige bayerische Wirtschaftsminister, Otto Wiesheu, spielte bei diesem Vorgang eine wichtige Rolle, weil er unsere Projekte im Rahmen der Wirtschaftsförderung unterstützte. In den drei Jahren gemeinsamer Arbeit mit dem Pharmakonzern war aber doch zu spüren, wie unterschiedlich die Denkstile in akademischer und industrieller Forschung sind. Deshalb wollte ich, zum Erstaunen sowohl der Pharmamanager von GlaxoSmithKline als auch der Beamten des Wirtschaftsministeriums, den Kooperationsvertrag nicht verlängern. Mit Hilfe der Max-Planck-Gesellschaft konnten wir nun auf eigenen Füßen stehen und wollten nicht länger über die Frage streiten, wem denn im Einzelfall das geistige Eigentum an Forschungsergebnissen zuzusprechen sei. Auch die von mir angestrebte Verknüpfung unserer kleinen Biotechnologie-Firma mit dem großen Pharmakonzern gelang nicht.

Ungeachtet der Fehlschläge, einige Projekte unseres Instituts in Kooperation mit der Pharmaindustrie durchzuführen, haben meine Anstrengungen gleichwohl zu einer unerwarteten glücklichen Begegnung geführt. Eine Anwaltskanzlei, die sich vorwiegend mit Wirtschaftsfragen beschäftigt und alle Rechtsangelegenheiten der von mir gegründeten Biotechfirma erledigte, hatte mich zum Oktoberfest eingeladen. Dort traf ich in der Käfer-Schänke eine junge

Rechtsanwältin, Valerie Naumann, in die ich mich sofort verliebte. Schon viele Jahre lebte ich damals allein in München; meine Frau Edith, die in Basel geblieben war, und ich waren eigene Wege gegangen, aber unsere tiefe Freundschaft haben wir uns erhalten. Nun lebe ich seit Jahren glücklich mit Valerie zusammen, einer Frau, der ich ohne meine Bemühungen um Industriekooperationen nie begegnet wäre.

Ein Max-Planck-Institut hat für viele Menschen, gerade auch für solche, die im öffentlichen Leben stehen, ein besonderes Flair. Auch wenn der Begriff heute teils inflationär gebraucht, teils auch kritisiert wird, Forscher der Max-Planck-Gesellschaft gelten als die wissenschaftliche Elite im Lande. Da kommt es zu ungewöhnlichen Begegnungen mit Menschen, die im öffentlichen Leben stehen, selbst zwar keine Wissenschaftler sind, sich aber doch in vielfältiger Weise für die Forschung interessieren und sich auch für Spitzenleistungen engagieren können.

Eine Begegnung dieser Art ist in jeder Hinsicht besonders ungewöhnlich – die mit Gunter Sachs. Natürlich wusste ich, wer Gunter Sachs war. Schließlich stand sein Name für die lebensfrohe Entwicklung der sich neu ordnenden Bundesrepublik nach dem Zweiten Weltkrieg, die vom Wiederaufbau der zerstörten Städte und dem Bemühen geprägt war, mit den schrecklichen Folgen des Krieges, aber auch mit den Gräueltaten des Nationalsozialismus fertigzuwerden. Da erschien es beinahe wie eine Kulturrevolution, als der junge Industriellensohn aus Schweinfurt die Bühne des internationalen Jetsets betrat und auf ihr stilvoll zu brillieren verstand. Gunter Sachs war nicht nur ein gutaussehender, draufgängerischer Sportler, der Bobrennen in St. Moritz gewann und sich gern und erfolgreich mit schönen Frauen umgab, sondern auf seine Art auch Diplomat einer neuen Lebensweise. Während der französische Staatspräsident Charles de Gaulle zunächst mit dem deutschen Bundeskanzler Konrad Adenauer über die Aussöhnung der beiden Völker verhandelte und dann mit dessen Nachfolger Ludwig Erhard in den 1960er Jahren einen gemeinsamen Vertrag über die deutsch-französische Zusammenarbeit unterzeichnete, heiratete kurze Zeit später Gunter

Sachs die französische Filmschauspielerin Brigitte Bardot. Diese Ehe mit der französischen Ikone hat möglicherweise mehr für die Verständigung beider Völker bewirkt als der Vertrag zwischen de Gaulle und Erhard.

So viel war mir von Gunter Sachs bekannt. Was ich nicht wusste, war, wie angesehen er als Fotograf und Filmemacher war, sein Film «Happening in White» wurde Kult. Viele seiner Arbeiten wurden mit Preisen ausgezeichnet und der Erlös floss wohltätigen Stiftungen zu. Die Ausstellung seiner Fotografien war äußerst erfolgreich, nicht zuletzt auch, weil er einen eigenen Stil der Aktfotografie entwickelt hat, der unter Ausschöpfung aller technischen Möglichkeiten erotisch-anziehend, aber niemals vulgär ist. Völlig überrascht hatte mich, wie sehr er sich für Naturwissenschaft interessiert. Bei einem unserer ersten Gespräche erzählte er mir, er habe Mathematik studiert und sich der Astrologie zugewandt. In einem äußerst erfolgreichen Buch hat er den mathematisch gut abgesicherten Beweis eines Zusammenhangs zwischen Sternzeichen und persönlichem Verhalten erbracht. Das Buch, ein Bestseller, ist sogar von Mathematikern des Statistischen Bundesamtes geprüft und die darin berichteten Ergebnisse sind für richtig befunden worden. Ich fand das recht originell, hatte und habe aber von Astrologie keinerlei Ahnung, obwohl ich mir bei der einen oder anderen Reaktion oder Handlungsweise aus meiner Umgebung immer wieder anhören muss: «typisch Zwilling».

Richtig hellhörig wurde ich bei unserem Gespräch, als Gunter Sachs mir von seiner Freundschaft mit Francis Crick, dem Pionier der Gentechnik, berichtete. Crick arbeitete am berühmten Salk-Institut in der Nähe von San Diego in Kalifornien, das Sachs während seiner Aufenthalte in Kalifornien häufig besuchte. Als Crick ihm einmal erzählte, die Methoden der Genetik würden zunehmend auf statistische Berechnungen zurückgreifen und seien auf hocheffiziente Computer angewiesen, entschloss sich Sachs, dem Salk-Institut eine hochmoderne Rechneranlage zu stiften, die erstmals die Vernetzung zwischen verschiedenen Kooperationspartnern erlaubte. Ich war beeindruckt von dieser mir unbekannten Seite von Sachs.

Bei seinen Besuchen am Salk-Institut hatte Sachs nun auch andere Wissenschaftler getroffen, die ihn auf die Max-Planck-Gesellschaft und speziell auf unser Institut aufmerksam gemacht hätten. Als er mir dies erzählte, erwähnte ich eine gerade von einem amerikanischen Begutachtungsinstitut herausgegebene Bewertung der erfolgreichen Forschungseinrichtungen der Welt und wies Herrn Sachs – etwas unbescheiden – darauf hin, dass unser Institut auf dieser Rangliste an erster Stelle stünde. Ich zeigte ihm die Liste, die ich zu dieser Zeit immer griffbereit hatte. Natürlich darf man solche Reihungen nicht überbewerten, denn es gibt ja keine absoluten Messgrößen für Forschungsqualität. Jedenfalls imponierte dies Gunter Sachs sehr und er meinte Wochen später, er könne sich durchaus vorstellen, auch unser Institut zu unterstützen. Ich war hellauf begeistert, denn solche Zuwendungen, die gewissermaßen ohne irgendeine Bindung an verwaltungstechnische Vorschriften zur Verfügung gestellt werden, geben uns genau die Flexibilität, die wir so dringend brauchen. Um unerwartete wissenschaftliche Probleme rasch bearbeiten zu können, die sich etwa während einer längeren Experimentierreihe ergeben, sind wir auf solche Quellen angewiesen.

Wir verabschiedeten uns und trafen uns einige Zeit danach mit seiner wunderschönen und charmanten Frau Mirja zum Abendessen. Auch diesmal sprachen wir über Forschungsarbeiten. Bei meinen Schilderungen unserer molekularbiologischen, genetischen und klinischen Arbeiten, mit denen ich ihn beeindrucken wollte, unterbrach er mich halb ernst, halb schmunzelnd: «Das haben Sie mir alles schon beim letzten Mal erzählt. Gibt es denn nichts Neues?» Heute würde mir das nicht mehr passieren, aber damals wusste ich nicht, was mir später ein enger Mitarbeiter von ihm anvertraute: Der «Meister» – so wird er intern genannt – habe ein Gedächtnis «wie ein Elefant», aber nur für Dinge, die ihn interessieren. Nach meinem verlegenen Schweigen fragte er mich nach einiger Zeit fast beiläufig: «Bei Ihren Projekten gehen Ihnen sicherlich öfter mal die Mittel aus?» Seither unterstützt der Mann, der noch heute als letzter der großen Playboys gilt, unsere Forschung mit großzügigen Spenden. Er ist Mitglied im Kuratorium unseres Instituts, das er, wann immer sich ihm die Gelegenheit bietet, besucht, um sich nach den neuesten Entwicklungen zu erkundigen.

Darüber hinaus hat sich eine richtige «Männerfreundschaft» entwickelt. Schon des Öfteren hat mich unser Kurator Sachs in eines seiner Häuser in der Schweiz, in New York oder an der Côte d'Azur eingeladen, um sich mit mir über Wissenschaft, aber auch Alltägliches zu unterhalten und mich in seinen Freundeskreis einzuführen. So lernte ich die Fürstin Sayn-Wittgenstein kennen, die mich seither zum sommerlichen Gulaschessen nach Fuschl einlädt, hörte dem Fürsten Bismarck an Silvester beim Gitarrespielen zu, fachsimpelte mit Günther Netzer über Fußball und lernte auf einer Segelyacht Thomas Gottschalk kennen, als wir beide seekrank wurden. Besonders berührt hat mich, als ich in St. Tropez Mario Adorf traf, der sich, als er meinen Namen hörte, sofort nach meinem Vater erkundigte, mit dem er, fünfzig Jahre zuvor, auf der Bühne am Zürcher Schauspielhaus und gelegentlich auch vor der Filmkamera gestanden habe. Und natürlich traf ich auch viele der schönen Frauen, die man sonst nur aus den Bildbänden von Gunter Sachs kennt.

Im Vorfeld seiner Ausstellung in Leipzig, in der unter dem Titel «… die Kunst ist weiblich» neben Hunderten seiner fotografischen Arbeiten auch ein maßstabgetreuer Nachbau seiner legendären Turmwohnung im Hotel Palace in St. Moritz ausgestellt wurde, trafen wir uns zum Essen in einem Restaurant. Da erzählte mir Herr Sachs, er wolle auch eine Fototapete mit all seinen guten Bekannten, Freunden und den wichtigen Ereignissen seines Lebens zeigen. «Von uns gibt es aber gar kein richtiges Foto.» Zu meiner Überraschung kramte er aus seiner Hosentasche eine Pocketkamera hervor, winkte den Kellner herbei und sagte: «Machen Sie von uns beiden mal ein gutes Bild.» Der Kellner war sehr erschrocken, tat aber, wie ihm geheißen, und somit fand ich mich nicht nur als Ehrengast bei der Eröffnungsausstellung in Leipzig wieder, sondern prangte auch mit dem «Meister» auf einer riesigen Wandtapete.

10 Vom Stress und den Genen

Die an unserem Institut entwickelte Hypothese, die bei Depressiven
beobachtete andauernde Erhöhung der Stresshormone, insbesondere des Cortisols, sei das Ergebnis der Störung eines spezifischen
Regulationsmechanismus, konnten wir mit molekularbiologischen
und genetischen Methoden über Jahre hinweg intensiv bearbeiten.
Wir hatten bereits aussagekräftige klinische Hinweise für den kau-
salen Zusammenhang zwischen der andauernden Erhöhung des im
Gehirn gebildeten Freisetzungshormons CRH und der Krankheitsentstehung erarbeitet. Aber was genau passiert dabei eigentlich?

Die Stress-Hypothese der Depression

Die ersten Versuche, die angestellt wurden, um die Stress-Hypo-
these der Depression zu überprüfen, bestanden darin, die Auswirkungen von CRH-Injektionen in verschiedene Hirnregionen auf das
Verhalten von Ratten zu studieren. Solche Versuche belasten das
Versuchstier nicht besonders, denn das Gehirn ist ein Gewebe, das
zwar Schmerzsignale aus der Umgebung sehr genau registrieren
kann, selbst aber keine Schmerzwahrnehmung besitzt. Dennoch
sind wir uns der Verantwortung bewusst, die uns jedes Tierexperiment auferlegt. Es muss immer abgewogen werden, ob die zu erwar-
tenden Erkenntnisse den kranken Menschen auf lange Sicht helfen
und infolgedessen der Aufwand gerechtfertigt ist. Wenn die mit
CRH behandelten Tiere hinsichtlich ihres Verhaltens untersucht
werden, dann verwendet man sehr genau standardisierte Versuchs-

anordnungen. Eine dieser Apparaturen besteht aus rechtwinklig zueinander angeordneten schmalen Brettern, auf denen eine Ratte oder eine Maus laufen kann, ohne herunterzufallen. Eines dieser Bretter ist mit Seitenwänden versehen. Setzt man ein Tier darauf, dann treibt es irgendwann seine Neugierde dazu, das offene Brett zu betreten, um sich alles anzusehen und sich zu orientieren. Ein ängstliches Tier ist zwar auch neugierig, bei ihm wird aber seine Neigung, den Balken zu betreten, durch seine Angst gebremst; daher bleibt es lieber auf dem sicheren, durch Seitenwände geschlossenen Brett. Verhaltensbiologen messen die Zeit, die das Tier auf den offenen bzw. geschlossenen Partien der Apparatur verbracht hat, und ziehen daraus Schlüsse über dessen Ängstlichkeit. Der Mitarbeiter, der diese Untersuchung am Institut zur Perfektion entwickelt hatte, Rainer Landgraf, fand tatsächlich eine deutliche Angstvermehrung, wenn die Ratten mit CRH behandelt worden waren. Ich hatte Rainer Landgraf, der seine wissenschaftliche Karriere in Leipzig begonnen hatte, bei einer meiner Reisen in die ehemalige DDR kennen gelernt und glücklicherweise erkannt, wie wichtig die Verhaltensbiologie von Tiermodellen für unsere Forschungsvorhaben wurde.

Normalerweise gibt es für jeden Botenstoff im Gehirn mehrere Andockstellen, also Rezeptoren, die das Signal in die Zelle weiterleiten. Das ist auch beim CRH-Rezeptor der Fall; wir mussten nur entscheiden, auf welchen der verschiedenen Rezeptoren wir unser Augenmerk richten sollten. Diese Entscheidung war sehr wichtig, da wir eine Technik nutzen wollten, die es gestattete, einzelne Gene durch spezielle Methoden auszuschalten. Ich war völlig fasziniert von der Möglichkeit, die Aktivität einzelner Gene im Mausgenom zu verändern, um so einen Weg beschreiten zu können, der uns hilft, herauszufinden, welche Gene für welches Verhaltensmerkmal relevant sind. Ich konnte Wolfgang Wurst, einen besonders ideenreichen Mausgenetiker, für unsere Arbeit am Institut gewinnen. Ihm gelang es, mit seinen Mitarbeitern denjenigen Rezeptor zu inaktivieren, durch den das CRH-Molekül im Gehirn die Angstsymptomatik bei Mäusen hervorruft. Den gesamten Experimentalaufwand einschließlich der Zeit für die Züchtung hatte ich aber unterschätzt.

Daher war es eine harte Probe, Jahre warten zu müssen, bis die heiß ersehnte Maus, die plakativ «CRH-Rezeptor Knockout Maus» heißt, für unsere Verhaltensexperimente zur Verfügung stand. Diese Maus war wohl die Erste ihrer Art, die es in Tageszeitungen, Magazine und ins Fernsehen geschafft hat. Sie hatte erheblich weniger Angst als normale Mäuse, aber auch andere depressionstypische Eigenschaften fehlten ihr. Wie wenig Angst sie hatte, konnten auch Reporter des Wochenmagazins FOCUS erleben. Als die Fotografen mich mit der Maus in der Hand ablichteten, versteckte sie sich nicht, wie das gewöhnlich Mäuse tun würden, sondern biss mich zur allgemeinen Erheiterung aller Anwesenden in den Finger.

Natürlich hat sich auch die pharmazeutische Industrie für die Blockade der Wirkung von CRH interessiert. Gestützt auf unsere Veröffentlichung der «angstfreien» Maus, der ein Rezeptor für CRH fehlt, entstand bald ein reger Gedankenaustausch mit einer Biotech-Firma in Kalifornien, die auf dem Gebiet der pharmakologischen Beeinflussung der CRH-Wirkung führend war. Nachdem diese Firma eine Substanz entwickelt hatte, die den CRH-Rezeptor auf pharmakologischem Wege zu blockieren vermochte, waren wir es, die dieses Medikament als Erste auch klinisch testen konnten. Es war eine große Befriedigung, nach so vielen Jahren die Hypothese, das wichtigste Stresshormon unseres Gehirns, das CRH, verursache dann eine Depression, wenn es dauerhaft erhöht bleibt, nun an Patienten mit Depression zu überprüfen. Natürlich waren wir in einem solchen frühen Entwicklungsstadium noch nicht in der Lage, eine groß angelegte Studie unter kontrollierten Bedingungen durchzuführen. Vielmehr untersuchten wir lediglich 20 Patienten mit ausgeprägter Depression und verabreichten ihnen den CRH-Rezeptor-Blocker in aufsteigender Dosierung. Wir fanden eindeutige Belege für die gute Verträglichkeit und vor allem auch für die gute antidepressive Wirksamkeit dieser Prüfsubstanz. In der Überzeugung, auf dem richtigen Weg zu sein, wurden wir dadurch bestärkt, dass wir auch bei vielen anderen Patienten, deren Depression mit etablierten Medikamenten behandelt worden war, eine Vielzahl von klinischen Untersuchungen durchgeführt hatten und nun unsere neuen

Ergebnisse mit denen in unserer Datenbank vergleichen konnten. Dieser Vergleich war sehr ermutigend, er untermauerte das Potential, das CRH-Rezeptor-Blocker als Antidepressiva hatten. Wir veröffentlichten unsere Ergebnisse und ernteten viel Anerkennung. Die Biotech-Firma allerdings hatte inzwischen ihre Rechte an der Entwicklung von CRH-Rezeptor-Antagonisten an einen Pharmakonzern verkauft. Gerade als die Planungen für eine große kontrollierte Studie abgeschlossen schienen, die unter unserer Leitung durchgeführt werden sollte, erreichte uns die Mitteilung, der Konzern habe beschlossen, das Medikament nicht weiterzuentwickeln. Es hätten sich Nebenwirkungen gezeigt, die zu dieser Entscheidung geführt hätten. Tatsächlich hatten in einer Verträglichkeitstestung zwei in London lebende Patienten unter klinisch nicht relevanten, extrem hohen Dosen erhöhte Leberenzymwerte entwickelt. Wir hatten bei den in der Studie verwendeten Dosierungen keine solchen Nebenwirkungen gefunden. Im Gegenteil, das Präparat wurde ausgezeichnet vertragen und gerade die bei üblichen Antidepressiva auftretenden Nebenwirkungen konnten wir mit der Prüfsubstanz nicht beobachten.

Manager in Pharmafirmen haben oft keine Vorstellung davon, in welchem Ausmaß Wissenschaftler aus akademischen Forschungseinrichtungen zur Entscheidungsfindung beitragen könnten. In den Firmen existiert immer noch das Bild vom weltfremden Professor, der vom «Business» keine Ahnung hat und mit dem sich Gespräche über den möglichen kommerziellen Wert einer Entdeckung nicht lohnen. Außerdem unterhalten die großen Pharmafirmen selbst Forschungslabors, deren Wissenschaftler sich gegenüber der Konkurrenz in den akademischen Einrichtungen gerne abschirmen. Entstünde eine bessere Kommunikationskultur zwischen kommerzieller und akademischer Forschung, würden davon alle profitieren. Die wahren Gründe, weshalb das Projekt nicht weitergeführt wurde, haben wir auch im Falle des CRH-Rezeptor-Blockers nie erfahren. In auffälliger Weise sind wir aber von allen Informationsketten in dieser Sache ausgeschlossen worden. Am Ende waren wir Statisten bei einer Entwicklung, die wir selbst auf den Weg gebracht hatten.

Für unsere Forschungsarbeit war dies ein erheblicher Rückschlag; denn es war unsere Absicht gewesen, an diesem Beispiel zu zeigen, wie eine klinische Beobachtung an depressiven Patienten zu Fragestellungen führt, die mit den Methoden der Molekularbiologie und Genetik in den Grundlagenlabors weiterbearbeitet werden kann, bis die Lösung in Form eines Medikaments wieder beim Patienten am Krankenbett ankommt. In der Folgezeit haben nahezu alle Pharmaunternehmen den Versuch unternommen, CRH-Rezeptor-Blocker zu entwickeln. Leider hat es bis heute keines dieser Medikamente zur Marktreife geschafft. Mittlerweile sind von einigen Pharmakonzernen Studien mit CRH-Rezeptor-Blockern bei Patienten mit leichten Angststörungen und Depression durchgeführt worden und haben keine überzeugenden Ergebnisse geliefert. Wir waren davon nicht überrascht oder enttäuscht und sagten uns: Es ist anzunehmen, dass nicht alle Patienten mit Angst und Depression eine erhöhte CRH-Produktion aufweisen. Wir müssen eben einen Labortest finden, der uns anzeigt, bei welchen Patienten dies der Fall ist. Diese Patienten würden von einem CRH-Rezeptor-Blocker besonders hohen Nutzen haben. Bei Patienten, deren CRH-System dagegen völlig normal funktioniert, wäre ein CRH-Rezeptor-Blocker ohnehin wirkungslos.

Die Suche nach einem solchen Labortest konnte nur auf dem Wege eines Tiermodells gelingen. In diesem Zusammenhang hatte Rainer Landgraf eine besonders gute Idee. Er beobachtete Mäuse auf dem vorhin beschriebenen Balkenkreuz. Der Wissenschaftler griff sich die besonders ängstlichen weiblichen und männlichen Mäuse heraus und brachte sie in einem gemeinsamen Käfig unter, in dem sie sich fortpflanzen sollten. Die daraufhin geborene Mäusegeneration unterzog er immer wieder derselben Prozedur, bis er allmählich einen Mäusestamm hatte, der von Natur aus sehr viel ängstlicher war als Mäuse, die nicht gezielt auf das Symptom erhöhte Ängstlichkeit hin gezüchtet worden waren. Die genaue Analyse dieser Mäuse bestätigte unsere Erwartungen. Wir fanden im Gehirn der besonders ängstlichen Mäuse deutlich mehr CRH als bei normalen Mäusen oder solchen, die nur ganz wenig Angst hatten. Dies ermutigte uns zur Durchführung eines weiteren Experiments. Wir wollten nun wissen, was mit einer Maus geschieht, in deren Erbsubstanz viel mehr CRH produziert würde als in normalen Tieren. Wir näherten uns dem Problem von zwei Seiten: Zum einen gaben wir das Symptom Angst vor und züchteten, bis das CRH im Gehirn erhöht war. Zum anderen modifizierten wir Mäuse gentechnisch so, dass sie im Gehirn vermehrt CRH produzierten: Dies gelang uns, indem wir ein zusätzliches Gen in die Erbsubstanz einschleusten. Außerdem sorgten wir dafür, dass im Falle einer Überaktivität von CRH dies ausschließlich in Nervenzellen stattfindet. Tatsächlich fanden wir auch bei diesen Mäusen eine Reihe der erwarteten Verhaltensauffälligkeiten. Am wichtigsten war bei diesen Experimenten aber der Effekt des CRH-Rezeptor-Blockers. Tatsächlich konnten wir zeigen, dass sich die Verhaltensauffälligkeiten sowohl bei den durch gezieltes Züchten als auch bei den genetisch veränderten Mäusen durch den CRH-Rezeptor-Blocker wieder rückgängig machen ließen. Damit war die CRH-Hypothese der Depression tierexperimentell untermauert. Auch andere Arbeitsgruppen fanden Hinweise, dass das Eiweißmolekül CRH depressionstypische Verhaltensänderungen hervorruft, die sich wieder rückgängig machen lassen, indem man deren Wirkung am Rezeptor für CRH blockiert.

Für die klinische Forschung war das Problem damit aber nicht gelöst. Wir wollen natürlich nicht Patienten auf bestimmte Symptome hin entwickeln oder ihnen ein überzähliges CRH-Gen in das Erbgut einschleusen. Wir suchten daher nach objektiven Labordaten, die man sowohl beim Menschen als auch am Tiermodell messen kann und die einen direkten Hinweis darauf liefern, wer eine erhöhte CRH-Bildung im Gehirn hat. Schon zu der Zeit, als wir in Mainz und Freiburg nach Kenngrößen für Depression gesucht hatten, hatte ich der Schlafforschung besondere Aufmerksamkeit geschenkt. Es gibt wohl kaum einen depressiven Patienten, der nicht über Schlafstörungen klagt. Bei depressiven Patienten ist, wie in Kapitel 7 bereits ausführlich beschrieben, eine Schlafphase besonders stark ausgeprägt, die paradoxer oder auch Rapid-Eye-Movement-(REM-)Schlaf genannt wird. In diesen Schlafphasen, die etwa 20 bis 30 Prozent der

Gesamtschlafdauer ausmachen, träumen wir besonders intensiv, deswegen spricht man hier auch von Traumschlafphasen. Diese sehr charakteristischen Abschnitte unseres Schlafs sind bei depressiven Patienten viel intensiver ausgeprägt. Vor allem vergeht bei Menschen mit Depression sehr viel weniger Zeit, bis nach dem Einschlafen die ersten Traumschlafphasen beobachtet werden können, auch die Augenbewegungen erfolgen bei diesen Patienten rascher. Wie kann uns dieses Schlafstadium nun helfen, diejenigen Patienten zu identifizieren, in deren Gehirn zu viel CRH produziert wird und die deswegen an Depressionen leiden? Wie so oft in der Wissenschaft ist uns dies erst nach einigen Umwegen klar geworden. Bei Mäusen, die aufgrund eines molekulargenetischen Kunstgriffs unter Stressbedingungen zu viel CRH produzieren, haben wir in einem Schlaflabor für Mäuse die Hirnstromtätigkeit in ähnlicher Weise wie bei Menschen gemessen. Dies ist bei Mäusen natürlich viel schwieriger als beim Menschen. Die Maus wiegt etwa 30 Gramm und ihre Schädeloberfläche, an der man die Elektroden befestigen muss, ist gerade einen knappen Quadratzentimeter groß. Vor kurzem hat man am Ufer des Rio de la Plata, dem Fluss zwischen Uruguay und Argentinien, die Überreste einer riesigen, über eine Tonne schweren «Maus» gefunden. Allein der Schädel dieses gigantischen Nagetiers hat eine Länge von einem halben Meter. Unter vielen Gesichtspunkten ist es wohl ganz gut, dass diese «Monstermaus» ausgestorben ist. Bei einem solchen Tier wäre das Anbringen der Elektroden und die Ableitung der Hirnstromtätigkeit allerdings wesentlich einfacher als bei den winzigen Mäuschen, mit denen wir arbeiten. Es hat lange gedauert, bis ein Team um die japanische Wissenschaftlerin Mayumi Kimura am Institut eine Technik entwickelt hatte, mit der wir die Elektroden auf dem Mäuseschädel fixieren konnten und über eine Apparatur verfügten, dank derer die elektrischen Drähte, mit denen wir die Hirnströme messen, förmlich über dem Tier schweben. Als die ersten Messergebnisse von den CRH-überproduzierenden Mäusen vorlagen, waren wir hoch erfreut: Diese Mäuse hatten ebenfalls mehr paradoxen Schlaf, wie man es häufig bei Patienten mit Depression beobachtet. Wir glauben nun, einen Labortest gefunden zu haben, der uns bei einem depressiven Patienten anzeigt, ob er vermehrt CRH produziert, mit der Folge, dass er besonders gut auf einen CRH-Rezeptor-Blocker ansprechen sollte. Natürlich kann der paradoxe Schlaf bei Menschen mit Depression viele andere Ursachen haben, die Analogie zur CRH-überproduzierenden Maus ist dennoch sehr eindrucksvoll.

Im Herbst 2009 jährt sich die erste Beschreibung unserer klinischen Beobachtungen mit CRH, die wir bei depressiven Patienten in Mainz machen konnten, zum 25. Mal. Noch immer sind keine Medikamente in Sicht, die auf direktem Wege die CRH-Wirkung im Gehirn depressiver Patienten blockieren können. Dafür werden in schöner Regelmäßigkeit immer neue Antidepressiva auf den Markt gebracht, die sich von den vorhandenen Medikamenten gegen Depression nicht grundsätzlich unterscheiden und weiterhin auf der Grundannahme einer gestörten Signalwirkung von Noradrenalin und Serotonin, also der Monoamin-Hypothese, basieren. Uns stellte sich natürlich auch die Frage, ob sich die beiden Hypothesen, die Monoamin-Hypothese und die Stresshormon-Hypothese, durchdringen oder – genauer gesagt – welcher Zusammenhang zwischen den Botenstoffen wie Serotonin und dem Stresshormon Cortisol und CRH besteht. Nicht nur wir am Max-Planck-Institut für Psychiatrie, auch viele andere Forschergruppen in Europa und den USA haben sich mit dieser Frage befasst. Cortisol hat ja die besondere Fähigkeit, fettlöslich zu sein, und ist deshalb in der Lage, leicht in alle Zellen einzudringen, auch in diejenigen des Gehirns. In einer außerordentlich großen Zahl dieser Zellen bindet das Cortisol an ein Eiweißmolekül, das diesem Stresshormon als Rezeptor dient. Dieser Komplex, bestehend aus Cortisol und seinem Rezeptor, hat nun die besondere Eigenschaft, im Zellkern an der Erbsubstanz, der DNA, zu binden und hierdurch benachbarte Gene zu aktivieren oder stilllegen zu können. Auf diesem Wege kann sich Cortisol auch selbst regulieren; die Stresshormonhypothese besagt ja, dass der durch den Cortisol-Rezeptor-Komplex gesteuerte Signalmechanismus bei Patienten mit Depression gestört sei. In jahrelanger aufwendiger Laborarbeit an Zellen und Mäusen konnten wir schließlich zeigen, wie herkömmliche Antidepressiva es schaffen, überschießendes CRH zu unterdrücken. Wir fanden nämlich Hinweise auf eine verstärkte Neusynthese dieser Cortisol-Rezeptoren bei Mäusen und Ratten, die mit Antidepressiva behandelt waren. Und wir konnten auch zeigen, wie der Mechanismus aussieht, mit dessen Hilfe der Cortisol-Rezeptor die CRH-Synthese unterdrückt. Kurz gesagt, wir entdeckten einen Mechanismus, der erklären kann, auf welche Weise Antidepressiva durch Stimulation der Cortisol-Rezeptor-Synthese die Aktivität des CRH-Gens zu unterdrücken und somit das überschüssige CRH zu reduzieren vermögen. Natürlich ist dies ein langwieriger Prozess, was eine der möglichen Erklärungen dafür sein mag, weshalb es so lange dauert, bis die Wirkung von Antidepressiva einsetzt.

Der Stresshormoneffekt hat aber noch andere Facetten. Es besteht heute kein Zweifel mehr an der Behinderung der Wirkung des Serotonins im Gehirn durch Cortisol und CRH. Auch die seit einigen Jahren sehr beliebte Hypothese, Antidepressiva würden durch die Neusynthese von Nervenzellen im Gehirn wirken, indem sie die Steigerung eines Nervenwachstumsfaktors hervorrufen, liegt mit der Stresshormonhypothese auf einer Linie, denn Cortisol unterdrückt diesen Vorgang. Anders als vor einigen Jahren in der Tagespresse berichtet, gehen die Nervenzellen im Gehirn durch die länger andauernde Erhöhung von Cortisol, so wie sie bei Depressiven vorkommt, nicht verloren. Nach dieser Zeitungsmeldung mussten wir oftmals beunruhigten Patienten erklären, dass ihr Hirn durch die Depression keinen bleibenden Schaden nimmt. Tatsächlich ist ein solcher Effekt, der zum Nervenzelltod führt, bei Cortisolkonzentrationen, wie sie bei Depressiven im Gehirn vorkommen, nicht zu erwarten.

Und was ist mit den Genen?

Die Möglichkeit, durch fortwährenden Stress eine Depression auslösen zu können, ist seit langem bekannt. Als alleinige Erklärung scheint aber weder «Dauer-Stress» noch ein akutes psychisches Trauma in jungen oder späteren Jahren auszureichen. Dafür ist die

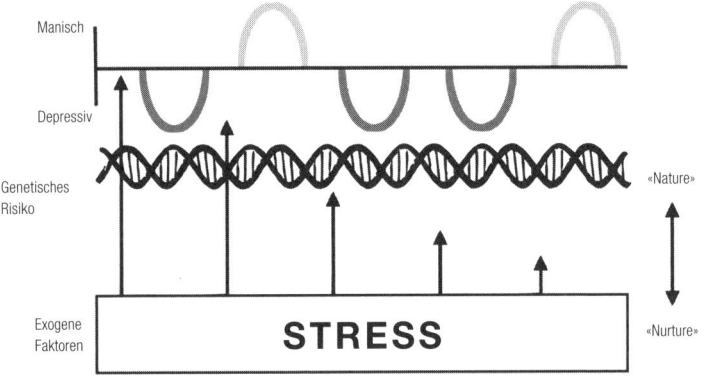

Wechselwirkung von Stress und Genen. Je nach genetischer Disposition können durch Stressbelastung manische oder depressive Krankheitsepisoden ausgelöst werden. Das genetische Risiko kann sich auf viele Gene und ihre Regulatoren erstrecken. Genetische Variationen können auch zu erhöhter Resilienz, d. h. Widerstandsfähigkeit gegenüber Stressoren, führen.

Komplexität des Hirnstoffwechsels viel zu groß. Wir haben gelernt, dass Erkrankungen wie die Depression durch äußere Einflüsse ausgelöst werden können. Wir wissen aber auch, dass die genetische Veranlagung, eine Depression zu erleiden, gegeben sein muss. Die Erblichkeit für solch eine komplexe Erkrankung wie die Depression liegt erstaunlich hoch. Wie erwähnt, beträgt das Risiko, an einer Depression zu erkranken, im Bevölkerungsdurchschnitt, sehr konservativ geschätzt, also nur die schweren Fälle gerechnet, etwa 10 bis 15 Prozent. Hat man einen Verwandten ersten Grades in der Familie, der an einer Depression leidet, verdoppelt sich bereits das Risiko. Noch deutlicher ist der Effekt bei der manisch-depressiven Krankheit. Hier ist das Erkrankungsrisiko siebenmal größer, wenn Vater, Mutter oder Geschwister an dieser Störung leiden. Bei eineiigen Zwillingen beträgt das Erkrankungsrisiko für eine manisch-depressive Krankheit 60 bis 70 Prozent, d. h., wenn einer der beiden Zwillingsgeschwister erkrankt ist, nimmt die Wahrscheinlichkeit, dass auch der andere Zwilling erkrankt, von 1 Prozent der Normalbevölkerung um das 60 bis 70-Fache zu. Diese Zahl verdeutlicht aber auch die Wichtigkeit äußerer Einflüsse; denn eineiige Zwillinge

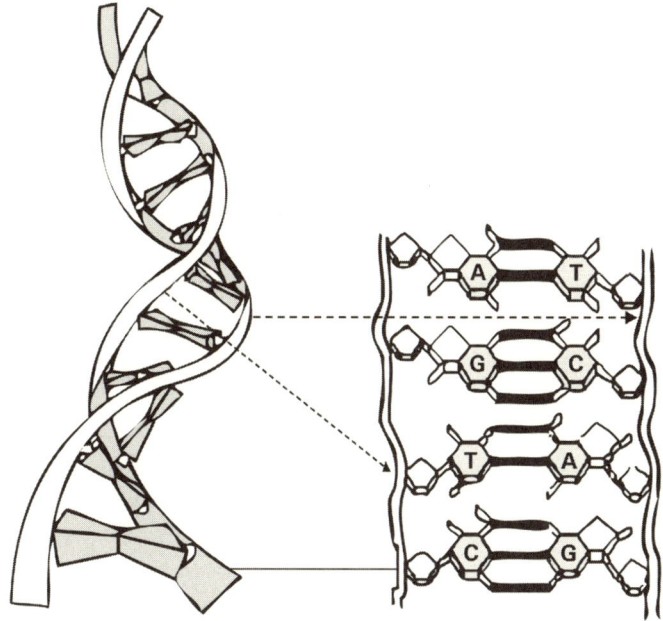

Unsere Erbsubstanz, die Desoxyribonukleinsäure (DNA), ist als schraubenförmige Doppelhelix organisiert. Die langen Kettenmoleküle sind aus Nukleotiden zusammengesetzt. Jedes Nukleotid besteht aus einem Phosphatmolekül, einem Zuckermolekül und einer der vier organischen Basen Adenin (A), Thymin (T), Cytosin (C) und Guanin (G). Die Brückenbildung, die «Sprossen», zwischen den Einzelketten entsteht durch chemische Bindung (Wasserstoffbrücken) von Adenin und Thymin oder Cytosin und Guanin. Die gesamte, auf alle Chromosomen verteilte Erbsubstanz besteht aus etwa drei Milliarden Basenpaaren. Jeweils drei aufeinanderfolgende Basen enthalten den genetischen Code für eine der Aminosäuren, aus denen die Zelle Proteine (Eiweiß) synthetisiert.

haben die identische Erbsubstanz. Wenn nur die Gene die Erkrankung verursachen würden, müsste das Erkrankungsrisiko für beide eineiigen Zwillingen 100 Prozent betragen.

Vor 20 Jahren galt der Gedanke, einzelne Gene zu untersuchen, um herauszufinden, ob eine Genvariation vielleicht mit einem erhöhten Erkrankungsrisiko einhergeht, noch schlichtweg als naiv. Die Methode, mit der man damals nach genetischen Veränderungen suchte, war äußerst zeitaufwendig. Im Prinzip geht es bei solchen

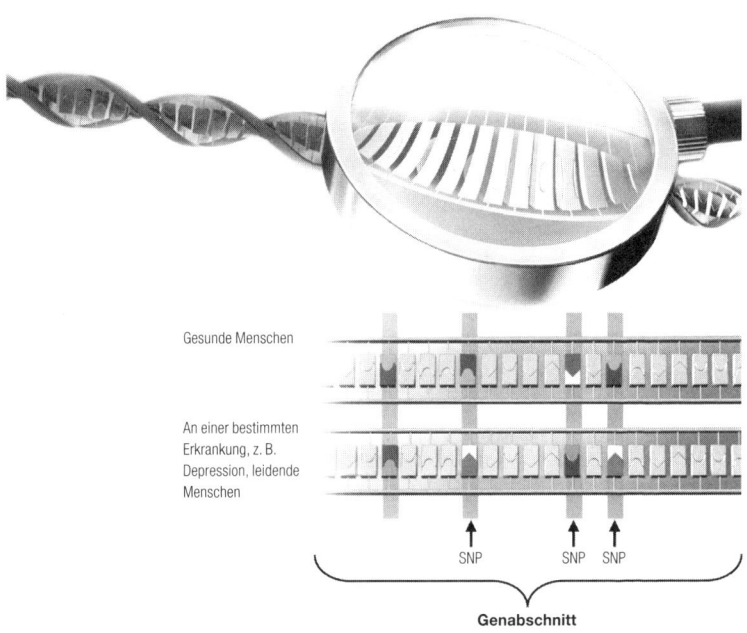

Gesunde Menschen

An einer bestimmten
Erkrankung, z. B.
Depression, leidende
Menschen

SNP   SNP SNP

Genabschnitt

Genetische Variation und Krankheit. Variationen von einzelnen Basenpaaren (Single Nucleotide Polymorphism, SNP) können zu Veränderungen der Genprodukte (Proteine) oder der Genaktivität führen. Derartige geringfügige Veränderungen in mehreren Genen sind imstande, die Entstehung einer komplexen Erkrankung, z. B. der Depression, und deren Therapieverlauf zu bestimmen.

Laboruntersuchungen immer darum herauszufinden, ob eine oder mehrere Bausteine der Erbsubstanz – der DNA – verändert sind. Wie Crick, Watson, Wilkins und Franklin in den 1950er Jahren entdeckt haben, besteht die DNA aus nur vier Bausteinen, den sogenannten Nukleinbasen. Diese stehen sich, nach einem festgelegten Bauprogramm, wie auf einer gewundenen Strickleiter – der Doppelhelix – gegenüber. Wird ein Gen aktiviert, öffnet sich die Strickleiter und aus der Abfolge von je drei solcher Nukleinbasen wird in einem recht komplizierten Mechanismus eine Aminosäure aus dem Zellinneren als Baustein für das im Gen kodierte Eiweißmolekül ausgelesen. Für die Eiweißmoleküle oder Proteine – bestehend aus einer langen Kette von Aminosäuren – dient der Satz von drei Nukleinbasen gewissermaßen als Alphabet. Die Reihenfolge dreier solcher Basen bestimmt die Auswahl der nächsten Aminosäure in dem Eiweißmolekül. Insgesamt besteht die gesamte DNA aus drei Milliarden aneinandergereihter Nukleinbasen. Selbst wenn die 20 000 bis 25 000 Gene, die wir besitzen, in nur etwa 5 Prozent der gesamten Erbsubstanz niedergelegt sind, bleibt noch genügend Spielraum für viele Variationen. Ebenfalls eine außerordentlich große Rolle für die Stimulierung oder Unterdrückung der Genaktivität spielen die Nukleinbasensequenzen außerhalb der Gengrenzen. Besteht nun innerhalb eines Gens im Bereich der Information für die Zusammensetzung eines Proteins eine Variation, wird eine Aminosäure eingebaut, die im Normalfall nicht vorkommt. Man kann sich leicht vorstellen, wie eine «falsche» Aminosäure auch die biologische Wirkung eines Eiweißmoleküls verändern kann. Mindestens ebenso wichtig sind aber auch diejenigen Sequenzen von Nukleinbasen, die nicht für die Proteinbausteine selbst zuständig sind, sondern über die Aktivierung oder Stilllegung von Genen entscheiden. Solche regulierenden Nukleinbasen können direkten Kontakt zur Gensequenz haben, aber auch weit davon entfernt sein. Stellen wir uns vor, ein Genaktivator will an dem dafür von der Natur vorgesehenen Ort auf der DNA binden, kann dies aber nicht tun, weil gerade dort eine Nukleinbasen-Variation ist. Seine Bindung an die DNA ist nämlich von der korrekten Sequenz der Nukleinbasen abhängig. Die Folge ist eine veränderte Genaktivierung. Solche kleinen Veränderungen kommen millionenfach auf unserer Erbsubstanz vor, sie bestimmen unsere Individualität, aber auch unser Risiko, zu erkranken.

Über die beschriebenen Mechanismen liegt seit einigen Jahren detailliertes Wissen vor. Lange Zeit war mir nicht klar, wo man nach Genvarianten überhaupt hätte suchen sollen. Von den krankheitsverursachenden Mechanismen hatten wir damals keine Vorstellung. Als sich dann die Messmethoden zum Aufspüren genetischer Veränderungen deutlich verbesserten, wurden zunächst Studien durchgeführt, die sich mit dem Serotoninsystem auseinandersetzten. Das lag auch nahe, denn die meisten Antidepressiva greifen in Me-

chanismen ein, die etwas mit Serotonin zu tun haben. Tatsächlich
hat man hier interessante Beobachtungen gemacht: Dasjenige Gen,
das die Information für das Eiweißmolekül besitzt, mit dem der
Neurotransmitter Serotonin wieder in das Nervenzellende rück-
transportiert wird, aus dem er gekommen ist, existiert in zwei verschiedenen Varianten, die unterschiedlich lang sind. Dies ist schon
deshalb interessant, weil an diesen Strukturen auch Antidepressiva
einen ihrer Angriffspunkte haben. Wissenschaftler aus Neuseeland
untersuchten 1000 Kinder bis zum jungen Erwachsenenalter und
überprüften, ob ein Zusammenhang zwischen Genlänge und dem
Risiko des jungen Erwachsenen besteht, als Folge eines emotional
belastenden Lebensereignisses eine Depression zu bekommen. Tatsächlich hatten diejenigen jungen Menschen, die auf ihrer Erbsubstanz die kurze Genversion für den Serotonintransporter trugen,
ein wesentlich größeres Risiko, an einer schweren Depression zu
erkranken, als diejenigen mit dem langen Gen. Dieses Beispiel illustriert besonders deutlich, wie Gene und Umwelteinflüsse miteinander in Wechselwirkung stehen und gemeinsam darüber entscheiden,
ob wir krank werden oder nicht, nachdem wir etwa ein psychisches
Trauma erlebt haben.

Anfang der 1990er Jahre traf ich auf einem Kongress einen kanadischen Kollegen, Nicholas Barden, der eigentlich Biochemiker war,
sich aber für Genetik interessierte. Er erzählte mir, in der kanadischen Provinz Quebec gäbe es eine kleine Stadt, in der besonders
viele Menschen mit einer manisch-depressiven Krankheit lebten.
Diese Störung käme dort in mehreren, sehr großen Familien ungewöhnlich häufig vor. Von besonderem Interesse sei es, dass diese
Stadt am Ende eines Sees läge, der etwa acht Monate im Jahr zuge-
froren sei, so dass sich die Möglichkeiten der Partnerwahl während
der meisten Zeit des Jahres auf die Bevölkerung dieses Städtchens
beschränken müssten. Diese nur auf das Städtchen reduzierte Partnerwahl sowie die ursprüngliche Herkunft der dort ansässigen
Familien aus Europa, überwiegend Frankreich, sei aus statistischen
Gründen ein großer Vorteil für genetische Studien. Ich verstand von
statistischer Genetik gar nichts, intuitiv leuchtete mir die Argumen-

tation aber ein, vor allem weil der kanadische Kollege, obwohl selbst
sehr an Hormonforschung interessiert, eine Strategie gewählt hatte,
die sich nicht an irgendeiner Hypothese, also weder an Serotonin
noch an Stresshormonen, orientierte. Wir beschlossen, auf diesem
Gebiet zusammenzuarbeiten. Für uns beide war es eine gute Gelegenheit, in die humangenetische Forschung bei komplexen Erkrankungen einzusteigen. Wie erwähnt, hat die Depressionsforschung
den Nachteil, dass es keinen wirklich guten allgemeinverbindlichen,
objektiv belegbaren Labornachweis gibt, mit dem sich eine Depression eindeutig klassifizieren ließe. Eine Manie hingegen hat recht
eindeutige Symptome. Die Patienten sind ständig in heiterer Stimmung, von innerer Unruhe getrieben, kommen bei Gesprächen vom
«Hundertsten ins Tausendste» – man nennt dies Ideenflucht – und
zeigen ein sich selbst, aber auch anderen gegenüber kritikloses Verhalten, oft auch sexuelle Ausschweifungen. Eine manische Phase ist
oft Auslöser für eine Suchterkrankung, weil die Patienten auch im
Umgang mit Alkohol und Drogen dazu neigen, unkritisch zu werden. Die in den letzten Jahren unter großer Anteilnahme der Medien
zu beobachtenden Verhaltensweisen der Popsängerin Britney Spears
sind hierfür ein gutes Beispiel, sie unterstützen, was Zeitungsberich-
ten zufolge aus der Umgebung der Künstlerin wiederholt geäußert
wurde, nämlich, dass sie an der manisch-depressiven Krankheit leide.
Für die genetische Forschung sind solche Vermischungen zwischen
verschiedenen Erkrankungen ungünstig. Man weiß dann nicht mehr,
wonach man suchen soll: nach der genetischen Disposition zur manisch-depressiven Krankheit oder der Suchtneigung.

Tatsächlich fand der kanadische Kollege nach vielen Jahren eine
Genvariante, die offenbar das Erkrankungsrisiko für die manisch-
depressive Krankheit erheblich erhöht. Von dem Gen, das bei Erkrankten sehr viel öfter eine Variation aufwies als bei gesunden Ver-
gleichspersonen, hatte ich bis dahin noch nie etwas gehört. Es wird
mit den Buchstaben P2RX7 abgekürzt und trägt die Information für
ein großes Molekül, das in der Membran von Gehirnzellen sitzt.
Wenn ein spezieller Botenstoff an das Molekül bindet, öffnet sich
eine Pore in der Zellmembran, durch die elektrisch geladene Atome,

sogenannte Ionen, fließen können. In diesem Sinne steht P_2RX_7 für einen Rezeptor, an den Moleküle binden können. Auf diese Weise werden viele Gene im Zellkern reguliert. Allerdings hatte man dieses Molekül bisher nur in Zusammenhang mit Entzündungsreaktionen betrachtet; welche Bedeutung es für die Entstehung der Depression haben könnte, war völlig unklar. Zur Überprüfung dieser Entdeckung wiederholten wir die Analyse an einer sehr großen Zahl von Patienten, die nur in wenigen Fällen die Kriterien einer manisch-depressiven Krankheit erfüllten; die meisten hatten lediglich depressive Episoden. Im Gegensatz zu den kanadischen Patienten stammten sie aus Bayern, dessen Bevölkerung viel stärker ethnisch durchmischt ist als die Versuchspersonen des kleinen entlegenen Städtchens in Kanada. Wir erwarteten eigentlich, die kanadischen Ergebnisse nicht wiederholen zu können. Doch es kam anders: Das P_2RX_7-Gen wies auch bei den depressiven Patienten in Bayern eine ganze Reihe von Veränderungen auf, ähnlich denen, die wir in Kanada gefunden hatten. Wir versuchten nun festzustellen, welche Konsequenzen diese Genvariation auf die Funktion des Moleküls haben könnte. Hierbei half uns wieder das Tiermodell. Mit einer gerade neu entdeckten Technik, für die Andrew Z. Fire und Craig C. Mellow 2005 den Nobelpreis erhielten, unterdrückten wir die Synthese des P_2RX_7-Moleküls in der Maus und fanden dabei eine Verstärkung des depressions-analogen Verhaltens.

Wie an anderer Stelle schon gesagt, erscheint die Übertragung von Verhaltensänderungen bei der Maus auf die Depression des Menschen spekulativ. Allerdings halte ich das Konstrukt einer psychiatrischen Diagnose so lange ebenfalls für spekulativ, bis man sie durch objektive Labordaten absichern kann. Noch heute wird die Diagnose einzig und allein auf der Grundlage einer Reihe psychischer Symptome gestellt. Zu diesen zählen Angst, Appetit-, Antriebs-, Schlaf- und vegetative Störungen – um nur einige zu nennen. Für diese Symptome können wir aber mit Hilfe von Verhaltensbeobachtungen bei Tieren recht zuverlässig Analogien beobachten. Daher sind die Schlussfolgerungen aufgrund von an Mäusen beobachteten Verhaltensänderungen, bei denen die Aktivität eines Gens verändert ist, schon berechtigt. Zur Verdeutlichung: Wir haben in unseren genetischen Analysen von Menschen mit Depression ein für den Rezeptor P2RX7 kodierendes Gen identifiziert, das weniger aktiv ist als bei gesunden Versuchspersonen. Um herauszufinden, ob diese Aktivitätsminderung die Symptome der Depression des Menschen beeinflussen kann, haben wir das Gen bei Mäusen durch ein biochemisches Experiment in seiner Aktivität geschwächt. Die betreffenden Mäuse zeigten in verschiedenen Experimenten insofern ein depressionsähnliches Verhalten, als sie z. B. ängstlicher waren. Wir haben daraus den Schluss gezogen, dass die genetisch bedingte Schwächung der Funktion des P2RX7-Rezeptors an der Entstehung depressionstypischer Symptome wie z. B. erhöhter Ängstlichkeit beteiligt sein müsste. Nun begann die Suche nach einem Medikament, das diesen Rezeptor stimuliert und dadurch seine genetisch bedingte Schwächung kompensiert. Immerhin, so ergaben unsere humangenetischen Analysen, findet sich diese Genvariante bei fast 30 Prozent aller Menschen. Natürlich werden nicht alle Menschen, bei denen diese geringfügige Genvariation vorliegt, depressiv, es müssen zumeist noch andere genetische und Umweltfaktoren zusammenwirken. Aber nach allem, was wir wissen, handelt es sich bei dieser Genvariante um einen besonders wichtigen Faktor, der zur Depression führen kann.

Wie man ein Medikament entwickelt

Diese Anfang der 2000er Jahre gemachte Entdeckung schien auch kommerziellen Wert zu besitzen; denn unter der Voraussetzung, dass sich mit Hilfe eines Gentests diejenigen Patienten mit Depression identifizieren lassen, bei denen eine solche Genvariante vorliegt, sollten die Betroffenen auf ein Medikament, das den P2RX7-Rezeptor stimuliert, besonders gut ansprechen. Wir patentierten unsere Entdeckung und waren von der Idee, auf dem genetischen Befund aufbauend ein Medikament zu entwickeln, so fasziniert, dass wir uns auf das Glatteis der Gründung einer Biotech-Firma begaben. Natürlich gehört die Umsetzung eines in der akademischen Forschung entdeckten Krankheitsmechanismus in die Medikamen-

tenentwicklung nicht in das Aufgabengebiet eines aus öffentlichen
Mitteln finanzierten Instituts. Ich habe das immer bedauert, denn
der eingefahrene Ablauf, wonach die akademischen Forschungsinstitute sich um die Mechanismen der Krankheitsentstehung kümmern, die Industrie hingegen die entsprechenden Medikamente
produziert, scheint ja nicht zu funktionieren. Schließlich sind, wie in
Kapitel 3 bereits ausführlich beschrieben, die heute gebräuchlichen
Medikamente gegen Depression nicht weniger, aber auch nicht
mehr als die Verfeinerung eines Wirkprinzips, das vor mehr als
50 Jahren in der Schweiz entdeckt wurde. Dabei wird jedes Jahr mit
dem Verkauf von Antidepressiva ein Umsatz von 20 Milliarden Euro
erzielt, und die jährlichen Gewinnsteigerungen der Pharmakonzerne resultieren ganz wesentlich auch aus diesen Einnahmen. Angesichts dieser Zahlen kann man sich leicht vorstellen, wie gering
das Interesse bei großen Konzernen ist, auf diesem Gebiet schwer
vorhersehbare Risiken einzugehen. Leider bergen Medikamente,
die völlig neuartige Wirkmechanismen in Gang setzen, aber solche
Risiken. Die Pharmaindustrie hatte in den vergangenen Jahrzehnten
ein gutes Leben: Man brachte ein Medikament auf den Markt, das
eine kleine Modifikation der bereits erfolgreich etablierten Wirkstoffe darstellte, und fand eine etwas geringere Nebenwirkungsrate
als bei dem bald nicht mehr unter Patentschutz stehenden Vorläu-
ferpräparat. Jetzt musste man nur noch den Ärzten deutlich machen,
wie viel besser das neue Arzneimittel war, und die Sache war gelau-
fen. Bis vor kurzem haben die Krankenkassen ja auch alles erstattet,
was verschrieben wurde. Angesichts dieses Mangels an Anreizen
muss es uns heute nicht wundern, wenn wir keine wirklich innovativen Medikamente von der Großindustrie erwarten können. Als die
Ärzte bemerkten, wie gering in der Praxis die Vorteile der neuen
Präparate gegenüber den etablierten, oft auch kostengünstigeren
Vorgängerpräparaten waren, und die Pharmaindustrie feststellte,
dass sie mit der Produktion zwar immer neuer, tatsächlich aber sehr
ähnlicher Wirkstoffe in eine Sackgasse geriet, folgte Fusion auf
Fusion: Man übersah jedoch, dass auch die Zusammenlegung leerer
Portfolios nichts Neues hervorbringen kann. Die eng mit aka-

demischer Forschung verzahnten Biotechnologie-Unternehmen, die in den 1990er Jahren in großer Zahl gegründet wurden, schienen einen Ausweg aus der durch die Überheblichkeit der Pharmaindustrie entstandenen Innovationskrise zu bieten. Zunächst suchten wir einen passenden Namen und nannten die Firma «NeuroNova». Einen geeigneten Geschäftsführer zu finden, war dann schon schwieriger; schließlich wechselte der Vorstand einer Göttinger Biotech-Firma, Herbert Stadler, nach München und war bereit, das neue kleine Unternehmen aufzubauen. Auch einige besonders begabte und erfolgreiche Mitarbeiter aus dem Institut konnten gewonnen werden, was natürlich ein erheblicher Vorteil für die Firma war, denn so war gesichert, dass der wissenschaftliche Max-Planck-Geist in die Firma getragen wurde. Darüber hinaus half auch die Unterbringung des jungen Unternehmens in angemieteten Räumen des Instituts. Eine völlig neue Erfahrung hingegen war die Begegnung mit Investoren, die bereit sind, ein hohes Risiko einzugehen, dafür aber auch den Firmengründern erhebliche Zugeständnisse abverlangen. Als wir schließlich die Firma 2002 auch offiziell in der rechtlichen Form einer Aktiengesellschaft gegründet hatten und die erste Finanzierungsrunde geglückt war, hofften wir, nun unsere Erfindungen aus der Humangenetik so weiterentwickeln zu können, bis große Pharmafirmen Interesse daran fanden. Wie immer in der Forschung – ganz gleich, ob in kommerziell ausgerichteten Firmen oder in reinen Forschungslabors –, wissenschaftliche Fortschritte lassen sich nicht planen. Vor allem dann nicht, wenn es um völlig neuartige pharmakologische Wirkmechanismen geht.

Die Suche nach Substanzen, die im Prinzip den gewünschten Wirkmechanismus haben, aber mit chemischen Methoden noch verfeinert werden müssen, bis sie zu Medikamenten heranreifen können, ist eigentlich eine Spezialität der großen Pharmaunternehmen. Dort gibt es Sammlungen, auch Bibliotheken genannt, in denen mehrere Millionen verschiedener Substanzen aufbewahrt werden. Mit hocheffizienten Robotern werden diese Substanzen einer chemischen Reaktion zugeführt, die anzeigen soll, welche von ihnen die pharmakologisch gewünschten Eigenschaften besitzt und welche nicht. Auf diese Weise kann man eine größere Anzahl «heißer» Kandidaten finden und dann die am besten geeigneten für die weitere Entwicklung auswählen.

Ich habe selbst viel Mühe und Zeit darauf verwendet, in großen Pharmafirmen Überzeugungsarbeit für unsere Sache zu leisten. Ich bin zu den Großen in der Schweiz, den USA und Japan gereist. Meine Gesprächspartner, denen ich unsere Entdeckung und unsere Pläne zu ihrer Umsetzung in neuartige Therapien vortrug, zeigten jedoch wenig Interesse. Derartige Strategien seien für das Pharmaunternehmen noch viel zu früh; wenn wir weiter fortgeschritten seien, also erste Medikamentenkandidaten hätten, sollten wir uns wieder melden. Also blieben die wenigen Wissenschaftler der Biotech-Firma bei der Entwicklung von Methoden, mit deren Hilfe aus großen Substanzbibliotheken mögliche Kandidaten herausgefunden werden können, ganz auf sich gestellt. Erschwerend kam hinzu, dass wir in unserer Firma nur die chemische Reaktion entwickeln konnten, die Suche nach Substanzen mussten wir Dienstleistern überlassen, die leider keine besonders geeigneten Medikamentenkandidaten fanden. So kam es, wie es kommen musste: Uns ging das Geld aus, wir mussten mehrere neue Finanzierungsrunden überstehen, und in der Firma herrschte nun nicht mehr der visionäre Geist des Beginns, sondern es ging zunehmend nur noch um die Finanzen. Die Investoren versuchten alles Erdenkliche, die Firma nach außen so darzustellen, als hätte sie schon Produkte entwickelt, die für die klinische Anwendung bereit sind. Die Firmenangestellten erfreuten sich zwar ihrer Gehälter, die höher sind als an öffentlichen Forschungsinstituten. Die Anfangsbegeisterung und der Max-Planck-Geist gingen aber verloren, die persönlichen Ziele waren notgedrungen auf den Augenblick gerichtet. Es steht mir nicht an, die berufsmäßigen Investoren zu kritisieren, ich verstehe, dass sie nach fünf bis sechs Jahren unter Druck geraten und «Kasse machen» müssen. Schließlich gehen genügend kleine Biotech-Firmen Pleite, da muss man alles daransetzen, aus denen, die am Leben geblieben sind, möglichst viel herauszuholen, um die Verluste an anderer Stelle zu kompensieren. In Deutschland existiert aber ein wichtiger Konstruktionsfehler, der in einigen Ländern zum Wohle aller Beteiligten vermieden wird: Durch neue Finanzierungsrunden werden hierzulande die Anteile der Gründer rasch immer kleiner; wird die Firma verkauft, stehen ihre Ansprüche an letzter Stelle. Durch diesen Verdrängungsmechanismus gehen die akademischen Wissenschaftler – denn das sind ja zumeist die Gründer – dem Unternehmen als Ideengeber verloren. Dieser Verlust ist für die kleinen Biotech-Unternehmen weniger leicht zu verschmerzen als für die Großunternehmen, in deren Macht es läge, die ausgetretenen Pfade zu verlassen und mit den kleinen, aber ideenreichen Biotech-Firmen zusammenzuarbeiten. Solange die großen Pharmafirmen dies nicht tun, werden die Investoren, um den Schein neuer klinisch verwertbarer Erfolge zu erwecken, die Biotech-Firmen zu Pharmaentwicklungen verleiten, die weder den Patienten noch der Gesundheitsökonomie zugute kommen. Das ist in einem Lande, das neben der Schweiz einmal die «Apotheke der Welt» war, besonders bedauerlich. Die meisten großen Entdeckungen, die wir noch heute in der Pharmakologie nutzen, gehen auf den Erfindergeist der Wissenschaftler in diesen Ländern zurück. Ich kann mir nicht vorstellen, dass es nicht möglich sein sollte, hieran wieder anzuknüpfen.

Welche Genanalyse führt zum Ziel?

Auch in unserem Institut haben wir das Thema der P2RX7-Zielstruktur weiterverfolgt und arbeiten dabei eng mit unserem Partnerinstitut in Buenos Aires zusammen. In der Zwischenzeit hat auch eine andere genetische Forschergruppe an der Universität London unsere Forschungsergebnisse durch eigene Untersuchungen untermauert. Dies war sehr wichtig, denn nur die unabhängige Bestätigung eines solch spektakulären Befundes erhöht dessen wissenschaftliche Glaubwürdigkeit. Wie gesagt, es wäre völlig unrealistisch, davon auszugehen, dieses eine Gen würde die Erkrankung ganz alleine auslösen. Das genetische Risiko wird natürlich von vielen Genen bestimmt, die miteinander in Wechselwirkung treten können. Auch müssen nicht immer alle in Frage kommenden Gene verändert sein, mal ist es die eine Gruppe von Genen, mal die andere. Selbst der Anteil genetischer Varianten am Erkrankungsrisiko muss nicht immer der gleiche sein, im Gegenteil. Es können viele verschiedenartige genetische Veränderungen auftreten, wobei manche in höherer, andere mit sehr niedriger Wahrscheinlichkeit vorkommen. Dazu zählt auch das Fehlen eines kleinen Teils eines Gens oder aber das wiederholte Erscheinen eines Gens an verschiedenen Orten der Erbsubstanz. Die genetische Veränderung muss auch nicht in jedem Falle von den Eltern ererbt sein, es gibt auch zufällige oder spontane Mutationen. Wir fangen erst langsam an zu verstehen, weshalb die Häufigkeit, in der psychiatrische Erkrankungen innerhalb der Bevölkerung vorkommen, konstant ist. Für die manisch-depressive Erkrankung oder die Schizophrenie beispielsweise beträgt das Risiko, wie erwähnt, seit jeher weltweit 1 Prozent. Dies ist nur unter der Voraussetzung zu verstehen, dass genügend spontane Mutationen auftreten, denn Patienten, vor allem solche mit Schizophrenie, haben weniger eigene Kinder, die ihr Erbgut weitergeben könnten. Hier ist wohl ein Gleichgewicht zwischen abnehmenden vererbbaren Mutationen und kompensierenden spontanen Mutationen eingetreten.

Bedenkt man dies, so ist die von uns zuerst gefundene Mutation im P2RX7-Gen, die immerhin bei etwa 30 Prozent der Patienten mit Depression und nur bei 10 Prozent in der gesunden Bevölkerung vorkommt, schon ein sehr vielversprechender Kandidat für die Auslösung von Verhaltensmodifikationen. Um herauszufinden, ob dieses Gen im Falle seiner Mutation auch als alleiniger Auslöser in Frage kommt, führen wir nunmehr folgendes genetisches Experiment durch: Wir schneiden aus der Erbsubstanz der Maus deren P2RX7-Gen heraus und ersetzen es durch die mutierte Form dieses Gens, die genauso verändert ist, wie wir es bei Patienten mit Depression gefunden haben. Noch haben wir diese Experimente nicht abgeschlossen, und es würde uns sogar wundern, wenn diese Maus spontan Verhaltensauffälligkeiten zeigte, die eine gewisse Analogie zu Symptomen von Menschen mit Depression hätten. Da wir wissen, wie sehr auch äußere Einflüsse an der Entstehung der Depression beteiligt sind, hoffen wir nun, dass die Mäuse mit der P2RX7-Genvariante von Menschen mit Depression auf chronischen Stress mit depressionsähnlichen Verhaltensweisen reagieren. An einem solchen Tiermodell ließen sich natürlich auch mögliche Medikamentenkandidaten testen. Zu diesem Zweck müssten sie aber erst einmal von einem Pharmaunternehmen hergestellt werden.

Derzeit gelingt es nicht nur uns, sondern auch anderen Forschergruppen, Gene zu entdecken, deren Veränderungen mit der Depressionsentstehung in Verbindung gebracht werden. Aber auch hier besteht das alte Dilemma fort: Alle Patienten werden bezüglich der Diagnose «in einen Topf» geworfen. Das hat Folgen: Untersucht man eine Gruppe depressiver Patienten, muss man zunächst feststellen, ob die durch die offizielle Diagnostik vorgegebenen Kriterien für eine Depression erfüllt sind. Wir wissen aber aus unserer Forschung, dass nicht bei allen diesen Patienten, auch wenn sie identische Diagnosekriterien erfüllen, die gleichen Krankheitsmechanismen vorliegen. Es können ganz unterschiedliche biochemische Prozesse in unseren Hirnzellen zu einer Depression führen, die sich in den psychischen Symptomen nicht voneinander unterscheidet. Aus Untersuchungen an eineiigen Zwillingen, die ja genetisch identisch sind, sind uns Fälle bekannt, in denen die Symptome ganz unterschiedlich ausfielen, obwohl beide an Depression erkrankt waren. Daher passiert es gelegentlich, dass sich in einer Patientengruppe eine Genvariante findet, die sich von derjenigen einer anderen, diagnostisch identischen Gruppe stark unterscheidet. Je nachdem, wie die Untersuchungsgruppen zusammengesetzt sind, kann mal der eine, mal ein ganz anderer Befund zutage treten. Deswegen hat keine der beiden Forschergruppen unrecht. Nur wenn die beobachtete Genvariante sehr häufig ist, besteht die Chance für die Bestätigung einer solchen Entdeckung durch andere Wissenschaftler.

Die Beantwortung der Frage, wie das Problem zu lösen sei, ähnelt derzeit einem wissenschaftlichen Glaubenskrieg. Die einen sagen, man solle sich auf solche Gene konzentrieren, deren biologische Bedeutung aufgrund angehäufter Forschungsergebnisse außer Zweifel stehen. Andere sagen, man solle gleich das gesamte

Genom durchmessen, damit man nicht sozusagen in der «gewohnten Umgebung» forscht; man müsse dabei aber sehr große Stichproben heranziehen, um statistisch abgesicherte Ergebnisse zu erhalten. Der Einwand liegt auf der Hand: Wenn man 20 000 bis 25 000 Patientengenome analysieren muss, um etwas Relevantes zu finden, ist der Effekt der Genvariation vielleicht doch zu klein, um für die klinische Forschung Bedeutung zu haben.

Wie der Königsweg in diesem Falle aussieht, weiß noch niemand. Wir haben uns für eine Vorgehensweise entschieden, die sich nicht von vornherein auf diejenigen Gene konzentriert, die uns besonders am Herzen liegen, sondern die gesamte Erbsubstanz nach Variationen absucht. Wir kombinieren diese Analyse aber mit parallel durchgeführten biologischen Experimenten bis hin zur Maus, die eine individuelle, beim Menschen gefundene Mutation in ihrer Erbsubstanz trägt. Die Reise in die Welt der Genetik derart komplexer Erkrankungen wie die der Depression hat erst begonnen und sie wird immer spannender. Manchmal befallen mich aber auch Zweifel, ob wir unser Ziel jemals erreichen werden.

11 Medikamente nach Maß

Ich bin nicht besonders schicksalsgläubig, doch ein Ereignis der jüngsten Zeit hat auch mein Verständnis für die Auswirkungen «geschichtlicher Vorgänge» nachhaltig beeinflusst: ich meine den 11. September 2001. Während ich gerade im Hotelzimmer in New York meinen Koffer für die Heimreise packte, fiel mir ein riesiges Loch in einem der beiden Türme des World Trade Centers auf, aus dem Rauchschwaden stiegen. Von der Straße her tönten Sirenen von Polizei- und Feuerwehrfahrzeugen. Ich hielt beim Packen inne und verfolgte erstaunt ein Passagierflugzeug, das sich von Norden her kommend den Türmen näherte. Alles schien ganz unwirklich, ich hatte noch nie ein großes Flugzeug über Manhattan gesehen, und wo kam das Loch im Turm her? Während mir dies durch den Kopf schoss, flog die Maschine auf den etwas weiter entfernten südlichen Turm zu und prallte gegen ihn, ja es schien, als würde sie sich durch ihn hindurchbohren. Eine gewaltige Explosion erzeugte einen Feuerkranz rund um die Stelle, an der das Flugzeug eingedrungen war. Ich stand am Fenster meines Hotelzimmers und sah aus ziemlicher Nähe dieses Unglaubliche geschehen. Später habe ich mich nach Art der Journalisten gefragt: Was hast du dabei empfunden? Offen gestanden, ich weiß es nicht mehr genau. Als Kind meiner Zeit schaltete ich den Fernseher im Zimmer an. Dort erfuhr ich wenige Minuten nach der Katastrophe, dass die Terroristengruppe Al Quaida und ihr Anführer Osama Bin Laden Drahtzieher des Attentats seien. Ich hörte, auch auf das Pentagon in Washington sei ein Angriff erfolgt. Unklar blieb, ob es jetzt mit den Flugzeugangriffen auf Manhattan

so weiterginge, UN-Gebäude, Chrysler- und Empire State Building
standen immerhin noch. Jeglicher Telefonkontakt nach draußen, um
Angehörige und Bekannte zu informieren, war unmöglich. Im Fernsehen wich die dramatische Berichterstattung zahlreichen Politiker-
Interviews, deren zur Schau gestellte Ruhe und Besonnenheit völlig
unrealistisch erschienen. Die Senatorin von New York, Hillary Clin-
ton, und der Bürgermeister, Rudolph Giuliani, machten dabei eine
gute Figur, Präsident Bush weniger. Kurze Zeit später brach der zuletzt getroffene Turm in sich zusammen und bald darauf auch der
andere; ein Wahrzeichen von New York war verschwunden. Eine unglaublich unangenehm riechende Staubwolke zog zunächst Richtung
Norden, Staub und Gestank wurden von den Klimaanlagen aufgeso-
gen. Später drehte der Wind erst in Richtung Brooklyn, dann wieder
nach Manhattan. Der zum Husten reizende Geruch war für jeden
unerträglich, für einen Allergiker wie mich in besonderem Maße. Die
Klimaanlage ließ sich nicht mehr anstellen, weil sie nicht auf eine so
hohe Staubbelastung ausgelegt war. Im Fernsehen erfuhr man, im
World Trade Center befänden sich um diese Zeit über 20 000 Angestellte und man müsse annehmen, mindestens die Hälfte sei in den
Trümmern begraben. Erst Tage später hörte man, es seien glücklicherweise wesentlich weniger Opfer zu beklagen.

Ich war unfähig, zu begreifen, was ich gerade erlebt hatte, und
kann auch nicht nachträglich deuten, weshalb ich etwa vier Stunden
nach der Katastrophe zum Friseur ging. Vielleicht wollte ich einfach
nur mit jemandem sprechen. Keiner der Menschen, die sich in Manhattan aufhielten, konnte die Insel verlassen, Brücken und Tunnels
waren gesperrt. Da erreichte mich überraschend ein Anruf der Ge-
neralsekretärin der Max-Planck-Gesellschaft, Dr. Barbara Bludau,
die sich nach mir erkundigte und mir Hilfe anbot, mich «da herauszuholen». Die Max-Planck-Gesellschaft kümmerte sich um ihre
Mitglieder, das tat in dieser Situation gut, auch wenn das Angebot
wohl nicht realisierbar gewesen wäre.

Der Schock war für viele Menschen, die dieses Trauma überlebt
haben, weil sie sich, noch bevor die Türme zusammenbrachen, retten
konnten und nicht von den umherfliegenden Stein- und Metall-

trümmern getroffen wurden, ein äußerst einschneidendes Erlebnis, von dem sich viele bis zum heutigen Tage nicht erholt haben. Bei einer großen Zahl von Menschen, die diese Katastrophe überstanden haben, hinterließen die Ereignisse so ausgeprägte Veränderungen in ihrem Nervensystem, dass sie krank wurden. Diese Veränderungen führen zu einer Reihe von Symptomen, die erhebliche Konsequenzen haben können: Dazu gehört ein unwillkürliches Wiedererleben des Ereignisses, das ohne unmittelbaren äußeren Bezug erfolgt. Bei diesen Patienten kommt es oft zu emotionaler Abstumpfung, chronischer Angst, Schlafstörungen und Alpträumen. Einige sind schnell beunruhigt, aggressiv und vermeiden Situationen, die sie an das Ereignis erinnern, etwa Flugreisen. Bei manchen Patienten klingt die Symptomatik nach Monaten wieder ab, viele hingegen werden chronisch krank. Man nennt dieses Leiden posttraumatische Stresserkrankung (PTSD). Ihre typischen Symptome wurden in anderem Zusammenhang und unter anderer Bezeichnung bereits vor geraumer Zeit beschrieben, u. a. von Sigmund Freud. Bei vielen Kriegsveteranen sowie Überlebenden von Konzentrationslagern, aber auch bei Menschen, die körperlich attackiert wurden, vor allem bei Vergewaltigungsopfern, findet sich die PTSD.

Mit einer Kollegin, Rachel Yehuda, von der jüdischen Eliteuniversität, der Mount Sinai School of Medicine in New York, habe ich mich nach dem Terroranschlag vom 11. September 2001 zusammengesetzt und überlegt, wie wir herausfinden könnten, worin sich jene Menschen, die noch Jahre später an dieser Krankheit leiden, hinsichtlich ihrer biologischen Regelmechanismen von denjenigen unterscheiden, die den Anschlag zwar nicht vergessen haben, aber davon nicht mehr im Sinne einer psychischen Krankheit belastet sind. Sicher gibt es genetische Faktoren, die bei einigen Menschen zur Entwicklung einer solchen Krankheit führen. Aber wie können wir auf molekulargenetischer Ebene herausfinden, worin die Veränderungen, die durch die Katastrophe herbeigeführt wurden, tatsächlich bestehen? Wenn es uns gelänge, diesen Mechanismus aufzuklären, hätten wir – das war die Hoffnung – einen Weg gefunden, den Einfluss von Lebensereignissen oder Umweltfaktoren auf unsere biologische Regulation zu verstehen. Wir könnten dann genetische Konsequenzen, aber auch solche aufgrund äußerer Einflüsse, für unsere Gesundheit sowie für die Behandlung unserer Krankheiten erkennen.

Wie einschneidende Erfahrungen uns krank machen können

Auch hier hat die tierexperimentelle Forschung erste Einblicke geliefert. So konnten Wissenschaftler in Kanada und in den USA zeigen, dass Rattenbabys, die von ihrer Mutter liebevoll behandelt und vor allem als Neugeborene intensiv und ausdauernd geleckt werden, zeitlebens weniger ängstlich und stressanfällig sind. Hinweise darauf hatte man schon durch die Arbeiten von Seymour Levine erhalten, einem Pionier der Stressforschung, der diesen Zusammenhang in den 1960er Jahren beschrieben hat. Zu enträtseln, was durch solche frühkindlichen Erfahrungen, denen die Tiefenpsychologie seit Sigmund Freud so große Bedeutung beigemessen hat, genau mit unserer Erbsubstanz passiert, ist eine der großen Zukunftsaufgaben der Molekularbiologie und Biochemie.

Um die posttraumatische Stresserkrankung besser behandeln zu können, müssen wir herausfinden, welche molekularen Veränderungen ein Trauma in den Nervenzellen betroffener Patienten hervorruft. Hier haben sich der Molekularbiologie großartige neue Möglichkeiten eröffnet. Die Erbsubstanz, kurz DNA, bleibt in ihrer Grundstruktur erhalten, aber die Aktivität, mit der Gene «abgeschrieben» werden, um Eiweißmoleküle hervorzubringen, kann durch ein Trauma für immer verändert werden.

Dazu muss man sich zunächst vorstellen, wie eng unsere Erbsubstanz gepackt ist. Die drei Milliarden Bausteine, die Nukleinbasen, würden, wären sie nebeneinander aufgereiht, die Länge von zwei Metern einnehmen. Tatsächlich ist unsere Erbsubstanz aber extrem eng als Knäuel von wenigen Tausendsteln eines Millimeters im Zellkern untergebracht. Gelangt nun ein Signal mit Hilfe eines Botenstoffs in eine Zelle mit dem Ziel, Gene zu aktivieren oder stillzulegen, muss es erst einmal die richtige Stelle der Erbsubstanz tref-

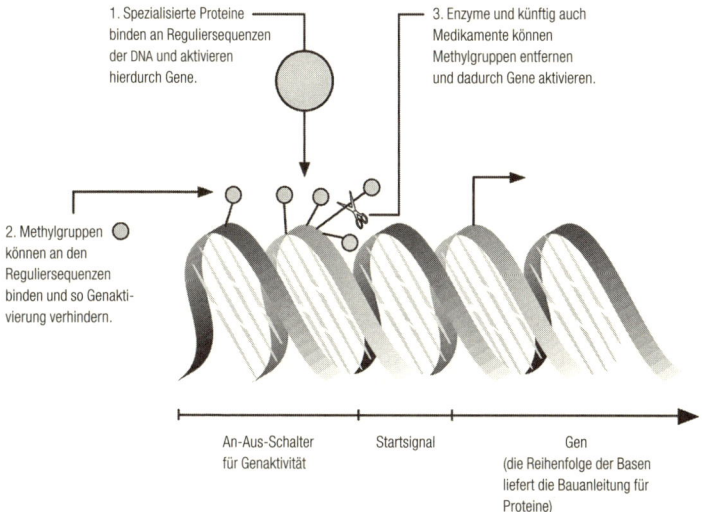

1. Spezialisierte Proteine binden an Reguliersequenzen der DNA und aktivieren hierdurch Gene.

2. Methylgruppen können an den Reguliersequenzen binden und so Genaktivierung verhindern.

3. Enzyme und künftig auch Medikamente können Methylgruppen entfernen und dadurch Gene aktivieren.

An-Aus-Schalter für Genaktivität

Startsignal

Gen (die Reihenfolge der Basen liefert die Bauanleitung für Proteine)

Die Regulation der 20 000–25 000 Gene des Menschen wird auch von epigenetischen Vorgängen bestimmt. Durch ein einschneidendes Erlebnis (Trauma) können chemische Veränderungen (z. B. Methylierung) erfolgen und die Aktivierbarkeit eines Gens reduzieren. Künftige Medikamente sind in der Lage, hier entgegenzuwirken.

fen. Ob die Maschinerie zur Regulierung der Gene funktioniert, hängt ganz entscheidend davon ab, ob die Signale, denen diese Aufgabe von der Natur zugedacht ist, das DNA-Knäuel lockern können, um Zugang zu finden. Zwei Mechanismen erleichtern oder erschweren das Zurücklegen dieses Weges. Einer davon ist die chemische Verknüpfung der DNA mit Methylgruppen an den dafür vorgesehenen Stellen der Erbsubstanz.

Durch Methylierung von Nukleinbasen wird der Zugang zur Genregulation erschwert, das Gen wird inaktiviert. Ein Mechanismus, der die Regulierung der Erbsubstanz indirekt bestimmt, ergibt sich aus der Sonderaufgabe, die denjenigen Eiweißmolekülen zukommt, um die unsere DNA ganz eng gewickelt ist. An diese Eiweißmoleküle – Histone genannt – können als Folge traumatischer Erlebnisse ebenfalls verschiedene kleine chemische Molekülgruppen gebunden werden. In diesem Falle lockert sich das enge Knäuel etwas und die Regulatoren aus dem Zellinneren können leichter ihre Signalwirkung auf die Aktivität derjenigen Gene ausüben, die in der Nähe dieser Modifikation lokalisiert sind.

Die Gesamtheit der Modifikationen unserer Erbsubstanz, die sich als Folge von Erfahrungen ergibt – insbesondere solcher, die als Trauma empfunden wurden –, nennen wir das Epigenom. Es ist vor allem deshalb besonders schwierig, epigenetische Prozesse beim Menschen zu erforschen, weil diese nicht in jeder Zelle ein und desselben Individuums gleich sind. Einen Gentest können wir grundsätzlich in jeder beliebigen Körperzelle vornehmen, weil die DNA überall dieselbe Nukleinbasen-Sequenz hat. Ob die epigenetische Modifikation, die wir als Folge einer akuten Stressbelastung etwa in Zellen des Immunsystems finden, die gleiche ist wie in Zellen der Mandelkerne oder anderen Strukturen des Gehirns, ist jedoch zweifelhaft.

An unserem Institut haben wir neugeborene Mäuse unmittelbar nach ihrer Geburt kurze Zeit von der Mutter getrennt, und als sie älter waren, die Stresshormonregulation im Gehirn biochemisch analysiert. Parallel dazu haben wir ihr Verhalten studiert und bei den Mäusen, die von ihrer Mutter getrennt worden waren, größere Ängstlichkeit nachweisen können. Das war nicht überraschend; völlig neu ist aber, dass unsere Wissenschaftler aufklären konnten, welcher epigenetische Mechanismus der durch das frühkindliche Trauma hervorgerufenen Veränderung des Verhaltens und der Stresshormonregulation zugrunde liegt. Auf diese Weise hoffen wir nun, Mechanismen zu entdecken, die auch ein therapeutisches Einschreiten erlauben. Im Prinzip scheint das zu funktionieren; Wissenschaftler in den USA haben Ratten in einem Käfig leichte elektrische Schläge gegeben, worauf sie eine Art Angststarre einnahmen. Wurden sie später wieder in den gleichen Käfig gesetzt, nahmen sie auch dann vor Angst eine starre Haltung ein, wenn sie unbehelligt blieben. Anscheinend hatten sie sich in dem Käfig an die elektrischen Schläge, die sie früher dort erhielten, erinnert. Bekamen die gleichen Tiere jedoch in ihren Hippokampus, eine Hirnregion, die für die Gedächtnisbildung besonders wichtig ist, eine Substanz injiziert, durch die sich die Methylierung des Genoms verhindern lässt, bewegten sie sich im Käfig völlig normal. Die Mäuse konnten sich offenbar nicht mehr an die unangenehmen elektrischen Schläge erinnern. Die Konditionierung – ein auf der Erinnerung an ein Ereignis basierendes Verhalten – findet offenbar nicht mehr statt, wenn die Methylierung durch eine chemische Substanz verhindert wird. Auch an unserem Institut erforschen wir seit langem, ob und auf welche Art und Weise traumatisierende Lebenserfahrungen im Erwachsenenalter zu Veränderungen von Verhalten und von biochemischen Funktionsabläufen im Gehirn führen können. Wie so oft beginnen wir auch bei diesen Untersuchungen mit der Maus als Modell. Durch gezieltes Züchten versuchen wir, wie ich es am Beispiel der besonders ängstlichen Maus beschrieben habe, einen Mäusestamm hervorzubringen, der nach einer traumatisierenden Erfahrung Symptome entwickelt, die denjenigen des Menschen mit einer posttraumatischen Stresserkrankung (PTSD) ähneln. Dabei wird ein elektrischer Fußreiz immer mit einem akustischen Signal verbunden. Wir wissen natürlich nicht, ob diese Tiere sich an den Fußreiz erinnern, wenn sie auf ein akustisches Signal besonders ängstlich reagieren. Aber die vielfältigen Verhaltensexperimente, die wir durchgeführt haben, lassen doch den Schluss zu, dass die Erinnerung an die unangenehme Erfahrung zu generalisierter Ängstlichkeit und entsprechendem Vermeidungsverhalten führt. Interessanterweise lassen sich durch Medikamente, vor allem wenn sie rasch nach dem Trauma eingesetzt werden, die Symptome allmählich vermindern.

Aus unseren bisherigen Studien an Menschen, die seit dem Erleben des Terrorangriffs auf das World Trade Center an einer posttraumatischen Stresserkrankung leiden, haben wir ebenfalls Hinweise auf derartige, durch epigenetische Mechanismen hervorgerufene Veränderungen bei der Aktivierung solcher Gene gefunden, die mit der Stressregulation in Zusammenhang stehen. Wir können natürlich nur spekulieren, ob bei Menschen, die Zeugen einer Katastrophe wie der vom 11. September 2001 in New York waren, ähnliche Prozesse im Gehirn stattfinden wie bei unseren Tiermodellen. Und

natürlich hätte man nicht allen direkt oder mittelbar Betroffenen
ein Medikament geben können, um die Entwicklung einer posttraumatischen Stresserkrankung zu verhindern. Denkt man aber an die
25 Prozent aller Menschen, die nach einem schweren Trauma an
einer posttraumatischen Stresserkrankung leiden, würde man sich
einen Test wünschen, der hilft, diejenigen zu identifizieren, bei denen man nach dem Trauma mit einer solchen Krankheit rechnen
muss. So könnte man helfen, den Krankheitsprozess zu stoppen, ehe
die Krankheit für den Patienten spürbar wird. Man müsste bei posi-
tivem Testergebnis mit einer Therapie beginnen, noch bevor die
ersten klinischen Symptome einsetzen. Das trifft besonders auf Ver-
gewaltigungsopfer zu, bei denen sich in weit über der Hälfte der
Fälle eine posttraumatische Stresserkrankung entwickelt, aus der
später auch schwere Depressionen werden können. Ob sich nach
einem so schrecklichen Erlebnis wie einer Vergewaltigung eine
PTSD-Erkrankung entwickelt, hängt natürlich in besonderer Weise
von der psychotherapeutischen Fürsorge ab. Aber nicht nur: Damit
eine biochemische Verankerung des Traumas auf die Erbsubstanz
erfolgen kann, müssen bestimmte Konstellationen von Nukleinbasen vorhanden sein. Diese können von Individuum zu Individuum,
wie bei jeder Genvariante, verschieden sein. Anders ausgedrückt:
Auch das Risiko, nach einem Trauma, sei es in früher Kindheit oder
im späteren Leben, eine posttraumatische Stresserkrankung zu erleiden, ist auf unserer Erbsubstanz verankert.

Wie wichtig Überlegungen sind, mit geeigneten Therapien tat-
kräftig die Entwicklung traumabedingter Erkrankungen zu verhindern, ergibt sich aus einigen Beobachtungen, die wir noch gar nicht
verstehen. Anfang des 19. Jahrhunderts gab es einen französischen
Wissenschaftler, Jean Baptiste Lamarck, der die Idee hatte, Lebewesen würden ihre durch Gebrauch oder durch Erfahrung erwor-
benen Merkmale an ihre Nachfahren vererben. Hierfür hatte er ein
besonders bildhaftes Beispiel herangezogen, nämlich den Giraffen-
hals. Dieser sei so muskulös und lang, weil die Giraffe in der Dürre
lebe und die zur Nahrung dienenden Blätter nur auf hohen Bäumen
zu finden seien. Durch das fortwährende Strecken des Halses sei

über Generationen hinweg der Hals immer länger und muskulöser geworden. Die von Lamarck vertretene zielgerichtete Evolutionstheorie wurde von der bis heute gültigen Theorie Charles Darwins widerlegt. Nach Darwin ist die Anpassung der Lebewesen an äußere Verhältnisse, also die Genmutation und nachfolgende Selektion, rein zufallsgesteuert. Ohne Zweifel stellt die Darwin'sche Evolutionstheorie einen der Wendepunkte der Biologie dar, hat sie doch die naturwissenschaftliche Erklärung für die Artenvielfalt geliefert. Wie neue Untersuchungen zeigen, lag Lamarck aber nicht vollständig falsch. Besonders ein fürchterliches Kriegsereignis lässt seine Hypothese in neuem Licht erscheinen: Gegen Ende des Zweiten Weltkrieges schnitt die deutsche Wehrmacht einen Teil des dicht besiedelten Westteils Hollands von Lebensmittellieferungen ab. Die Menschen hungerten einen langen kalten Winter, und 30 000 von ihnen sollen dabei ums Leben gekommen sein. Es ist nicht verwunderlich, dass in der ersten Generation der Nachkommen die Kinder, deren Mütter in der Schwangerschaft so bitteren Hunger leiden mussten, nicht nur ein geringeres Geburtsgewicht hatten, sondern auch ein erhöhtes Risiko für Stoffwechselerkrankungen, vor allem Diabetes, für Herz-Kreislauf-Erkrankungen, ja sogar für Krebs aufwiesen. Schließlich waren aufgrund der Hungersnot die schwangeren Frauen nicht in der Lage, die notwendigen Nahrungsstoffe aufzunehmen und sie an das ungeborene Kind weiterzugeben. Nicht so einfach zu erklären ist allerdings, weshalb die Töchter dieser Mütter das erhöhte Erkrankungsrisiko an ihre eigenen Kinder weitervererbten, obwohl sie ja selbst keine Hungersnot mehr erleiden mussten. Wenn tatsächlich Erfahrungen vererbt werden können, dann fällt auch das Dogma, wonach epigenetische Modifikation durch den Zellteilungsprozess wieder verloren geht. Demnach ist Epigenetik eine vererbbare Genfunktion, die nicht auf Veränderungen der Erbsubstanz beruht. Es ist natürlich auch denkbar, dass es sich hierbei um eine erhöhte Rate an Spontanmutationen handelt. Besonders einschneidende Erfahrungen sind auf die eine oder andere Weise also potentiell vererbbar. Lamarck lag demnach doch nicht ganz falsch.

Diesen epidemiologischen Untersuchungsergebnissen wurde
zunächst in Tierexperimenten weiter nachgegangen. Ein eindrucksvolles Beispiel, wie durch äußere Einflüsse das Erscheinungsbild
verändert werden kann, ist erst seit kurzer Zeit bekannt. In der Erbsubstanz einer ganz besonderen Maus, der sogenannten Agoutimaus,
existiert eine Genmutation, die zu einem bestimmten Zeitpunkt des
Haarwachstums die Haare dazu anregt, ein gelbes Pigment zu produzieren. Darüber hinaus kommt es aufgrund der Mutation bei diesen Mäusen auch zu Fettleibigkeit und zu Diabetes. Der sensationelle
Befund aber war das Ergebnis der gezielten Fütterung trächtiger
Mäuse mit verschiedenen Substanzen, die auf die epigenetische Modifikation, speziell die Methylierung, einwirken können. Die Nachkommen dieser Mäuse hatten ein dunkles Fell und waren gesund.
Offenbar ist durch die Methylierung das «Agoutigen» epigenetisch
verändert worden. Welche Konsequenzen das für unsere Ess- und
Trinkgewohnheiten haben wird, ist nicht klar. An der Tatsache, dass
auch die Erbsubstanz des Menschen zeitlebens epigenetischen Veränderungen unterworfen ist, lässt sich allerdings nicht mehr zweifeln. Die Schwierigkeit, diesen Vorgang zu untersuchen, besteht in
der unterschiedlichen, vom jeweiligen Gewebe abhängigen epigenetischen Veränderung. Untersucht man Zwillinge mit identischer
Erbsubstanz – also eineiige Zwillinge – hinsichtlich ihrer epigenetischen Veränderungen in Blutzellen, so findet man einen interessanten Zusammenhang: Bei denjenigen Zwillingspaaren, die ein
gemeinsames Leben geführt haben, bleiben die epigenetischen Veränderungen zeitlebens sehr ähnlich. Trennen sich die Zwillinge dagegen in früher Jugend und unterscheiden sich in ihrer Biographie
erheblich, so sind auch ihre epigenetischen Spuren auf dem Genom
ganz verschieden. Nur, können wir dies auch auf psychische Erfahrungen übertragen? Wieso soll sich ein seelisches Trauma auf die
Modifikation der Erbsubstanz in Blutzellen auswirken?

Wie sich menschliche Erfahrungen auf Dauer in Form biochemischer Reaktionen auf unserer Erbsubstanz in Gehirnzellen nie-
derschlagen, haben kanadische Wissenschaftler herausgefunden. Sie
analysierten die Gehirne von Menschen, die an Suizid verstorben

waren. Dabei bestimmten sie die Aktivität von Genen im Hippokampus, einer Hirnregion, die für Gedächtnis und Lernprozesse besonders wichtig ist. Bei Menschen, die in ihrer Kindheit misshandelt worden waren, beobachtete man, dass zahlreiche Gene im Hippokampus weniger aktiv waren als bei Menschen, die von einer solchen Erfahrung verschont blieben. Offenbar wird durch das frühkindliche Trauma eine Vielzahl epigenetischer Veränderungen hervorgerufen. Dadurch hat sich die Zusammensetzung der Eiweißmoleküle, der wichtigsten Lebensbausteine unseres Körpers, bleibend verändert. Dies hat natürlich Konsequenzen für alle körperlichen Funktionen, einschließlich der des Gehirns, und zwar nicht nur im Jugend-, sondern auch im Erwachsenenalter. Sigmund Freud wäre von diesen Befunden sicherlich begeistert gewesen, liefern sie doch das biochemische Fundament der von ihm so intensiv erforschten Folgen frühkindlicher Prägung.

Unsere Individualität, mit anderen Worten die Tatsache, dass kein Mensch dem anderen gleicht, ist das Resultat des Zusammenwirkens persönlicher Erfahrungen und unserer Erbsubstanz. Weil wir aber ständig neue Erfahrungen machen und älter werden, ist unsere Individualität nicht statisch, sondern befindet sich stets im Wandel. Um bessere Therapieformen entwickeln zu können, müssen wir den Zusammenhang zwischen traumatischen Erlebnissen, dem Lebensalter, der individuellen genetischen Veranlagung und den Risikofaktoren sowie die epigenetischen Anpassungsprozesse verstehen lernen.

Erste Erfolge der personalisierten Depressionstherapie

Wir sind außerordentlich stolz darauf, ganz einzigartig, niemand anderem in Aussehen und Wesen gleich zu sein. Einzige Ausnahme davon sind eineiige Zwillinge, allerdings auch nur unter der Voraussetzung, dass sie ihre Lebenszeit unter identischen Umständen verbracht haben. Wenn wir aber so stolz darauf sind, in all unseren Eigenschaften ein Unikat zu sein, dann muss es doch immer wieder verwundern, weshalb wir bereit sind, diese Individualität beim Kranksein aufzugeben.

Jeder Einzelne der etwa 1,5 Millionen Menschen, die in Deutschland, wie bereits erwähnt, jedes Jahr erstmals an einer Depression erkranken, verliert dabei seine Individualität nicht, im Gegenteil – auch seine Erkrankung trägt höchst persönliche Merkmale. Es ist daher ein Irrtum, alle Menschen, die an einer Depression leiden, so zu betrachten, als sei ihre Erkrankung eine kollektive Normabweichung. Folgerichtig müsste das Kollektiv der Erkrankten ja auch ein Einheitsmedikament bekommen. Die Unsinnigkeit dieser Sichtweise ergibt sich aus den Therapiestudien, in denen neue Medikamente gegen Depression zur Überprüfung ihrer Wirksamkeit mit anderen Antidepressiva, die bereits etabliert sind, oder Placebopillen verglichen werden. Auch hier beobachtet man, was jeder klinisch tätige Arzt weiß, wie vielfältig die Reaktionsmuster bei einzelnen Patienten sein können. Das gilt für die erhoffte antidepressive Wirkung, die oft genug ausbleibt. Es gilt aber auch für die unerwünschten Nebeneffekte. Natürlich gibt es für die großen Krankheitsgruppen generelle Empfehlungen zur Therapie und Anhaltspunkte für die Prognose. Aber all diese Richtlinien orientieren sich an statistischen Durchschnittswerten, die im Einzelfall nicht von Bedeutung sein müssen. Die Idee, bei einer bestimmten Diagnose müsse eine Art Einheitsmedikament gegeben werden, ist in erster Linie dem Wunsch der pharmazeutischen Industrie entsprungen, den von ihr entwickelten Wirkstoff einer möglichst großen Patientenzahl verschreiben zu lassen – als könnte man eine so komplexe Erkrankung wie die Depression nach dem Prinzip der Hersteller von Baseballmützen «one size fits all» behandeln. So lautet übrigens auch der Titel eines berühmten Albums einer Rockband, mit dem in diesem Zusammenhang beziehungsreichen Namen «Mothers of Invention» («Mütter der Erfindung»). Um beim Vergleich mit der Baseballmütze zu bleiben: Der Wunsch der Industrie ist die medikamentöse Baseballmütze, die allen passt, und die Dosierung entspricht der Lochleiste, mit der man sie der Kopfgröße anpassen kann. Die große Angst der Industrie vor der personalisierten Medizin ist verständlich: Gäbe es nicht mehr einige Dutzend in ihrem Wirkprofil kaum unterschiedliche Antidepressiva, von denen jedes von sich behauptet, besonders gut zu sein, ja das Beste, sondern die gleiche Zahl in ihrem Wirkmechanismus ganz unterschiedliche Präparate, hätte dies für die Firmen den gravierenden Nachteil, dass der Markt fragmentiert würde. Darüber hinaus, so jedenfalls ein beliebtes Argument der Industrie, bestünde aber auch das Risiko, nicht zu wissen, welches der höchst unterschiedlichen Antidepressiva das Richtige für den einzelnen Patienten sei. Und schließlich – so die Industrie weiter – sei die Entwicklung einer großen Zahl unterschiedlicher Medikamente angesichts der Kosten wirtschaftlich nicht vertretbar. Mit diesen auf den ersten Blick sehr stichhaltigen Argumenten haben sich die Pharmafirmen das Thema «Medikamente nach Maß» oder «Personalisierte Medizin» lange Zeit vom Hals halten können.

Die Antwort der Wissenschaft auf diese Herausforderung war jedoch von hoher Durchschlagskraft und lässt sich mittlerweile nicht länger ignorieren. Der erste Impuls kam dabei von recht unerwarteter Seite. Bei einer Substanz, Warfarin genannt, die vor allem zur Blutverdünnung eingesetzt wird, also die Blutgerinnung herabsetzt, um Herzinfarkte und Schlaganfälle zu verhindern, fand man, dass eine Variation auf zwei Genen die Reaktion des einzelnen Patienten auf entscheidende Weise beeinflussen kann. Die Dosierung ist bei diesem Medikament äußerst wichtig. Gibt man zu wenig Warfarin, wird der vorbeugende Effekt für Herzinfarkt und Schlaganfall verfehlt. Gibt man zu viel, kann es zu Blutungen kommen. Tatsächlich führt die Gabe von Warfarin neben der von Insulin häufig dazu, dass Patienten aufgrund schwerer Nebenwirkungen auf einer Intensivstation aufgenommen werden müssen. Nun bauen ein Drittel aller Patienten, die mit Warfarin behandelt werden müssen, das Medikament in ihrer Leber in einer ganz anderen Art und Weise ab als die anderen mit Warfarin therapierten Menschen. Die beiden Gene bestimmen Abbaugeschwindigkeit und Ausmaß der Blutgerinnungshemmung durch Warfarin. Je nachdem, welche Genvariante ein Mensch trägt, benötigt man mehr oder weniger Warfarin, um den gewünschten klinischen Effekt zu erzielen. Interessanterweise war es die amerikanische Food and Drug Administration, FDA, die wichtigste Zulassungsbehörde der Welt, die sich erstmals für die Einführung von Gentests als Entscheidungshilfe für die Warfarin-Dosierung aussprach.

Natürlich ist es von der Messung der Blutgerinnung, die mit Hilfe von Blutuntersuchungen im klinisch-chemischen Labor genau und routinemäßig bestimmt werden kann, bis hin zu den Aufgaben der Psychopharmakologie ein Riesenschritt. Trotzdem ist es Wissenschaftlern des Max-Planck-Instituts für Psychiatrie gelungen, auch hier voranzukommen. Zunächst bewegten wir uns in sicherem Fahrwasser und blieben bei unserer Hypothese, die einen ursächlichen Zusammenhang zwischen dem guten Ansprechen auf ein Antidepressivum und der Normalisierung der Stresshormone postuliert. Wir hatten über viele Jahre hinweg Daten von unseren Patienten mit Depression gesammelt, jede Woche den Verlauf der Erkrankung, ihre klinischen Symptome und die Medikamente dokumentiert, wiederholt Hormontests durchgeführt und Proben zur Isolierung der Erbsubstanz entnommen. Die Studie nannten wir Munich-Antidepressant-Response-Signature-(MARS-)Project (auf Deutsch hieße das etwas umständlich «Münchner Kennlinienprojekt für das Ansprechen auf Antidepressiva»). Mittlerweile ist die Bezeichnung MARS-Projekt auch international gut eingeführt. Die aus dieser Studie gewonnenen Daten haben wir in der weltweit ersten genetischen Studie verwendet, die sich dem Zusammenhang zwischen Stresshormonen und dem Ansprechen auf Therapie widmete. Wir haben alle Gene durchsucht, von denen wir uns vorstellen konnten, dass die von ihnen aufgebauten Proteine etwas mit der Aktion von Stresshormonen, speziell dem Cortisol, zu tun haben können, und uns dabei auf solche Genvariationen konzentriert, die lediglich im Austausch einzelner Nukleinbasen in der DNA bestehen. Man nennt derartige Mutationen auch SNPs, oder im Labor-Jargon «Snips». Wir beobachteten bei über 400 Patienten, die mit den unterschiedlichsten Kombinationen antidepressiv wirkender Medikamente behandelt wurden, einen deutlichen Zusammenhang zwischen dem klinischen Ergebnis und der Genetik. Bei einem der von uns ausgewählten Gene beobachteten wir eine Variation, einen «Snip», der uns voraussagte, ob ein Patient auf eine antidepressive Therapie gut ansprechen würde. Das Gen trägt die wenig aussagekräftige Bezeichnung FKBP5 (eine Abkürzung seiner biologischen Funktion) und enthält den Bauplan für ein Protein, also ein Eiweißmolekül in der Zelle, das dem Stresshormon Cortisol hilft, das Signal an den Zellkern weiterzuleiten. Es ist ein äußerst wichtiger Transporteur des Stresssignals im Zellinnern. Diejenigen 15 Prozent der depressiven Patienten, die eine ganz bestimmte Variation in diesem FKBP5-Gen haben, reagieren auf jedes beliebige Antidepressivum viel besser und schneller als diejenigen, bei denen dies nicht der Fall ist. Mit diesem Ergebnis haben wir die grundsätzliche Möglichkeit aufgezeigt, mit Hilfe von Analysen derjenigen Gene, die für die Stresshormonregulation wichtig sind, Voraussagen über das Therapieergebnis machen zu können. Dieses Beispiel macht einmal mehr deutlich, weshalb ich nie etwas von klinischen Diagnosen in der Psychiatrie gehalten habe. Eine Diagnose sollte für den Arzt vor allem zwei Dinge leisten können: die Therapie festlegen und die Prognose abschätzen helfen. Unser Gentest kann offensichtlich beides besser. Solange aber genetische und andere neurobiologische Daten nicht in die Diagnoseschemata integriert werden, wird es nicht gelingen, die beiden für die Patientenbehandlung wichtigsten Aufgaben, Therapieauswahl und Prognose, zu erfüllen.

Unsere Beobachtung, durch einen Gentest vorhersagen zu können, ob ein Patient auf ein beliebiges Antidepressivum gut ansprechen wird, ist von der Fachwelt mit großem Interesse, aber auch mit einer gewissen Unruhe aufgenommen worden. Dies vor allem, weil man von jetzt an bei Studien, in denen man die Wirkung zweier Antidepressiva vergleicht, darauf achten muss, in allen Vergleichsgruppen gleich viele Patienten mit der «günstigen» Genvariante aufzunehmen. Man stelle sich vor, eine Pharmafirma hat ein neues Medikament entwickelt und benötigt noch einige klinische Studien, um von der Gesundheitsbehörde die Erlaubnis zu erhalten, das Medikament auf den Markt zu bringen. Ein raffinierter Prüfungsleiter bemüht sich nun, eine überproportional große Zahl von Patienten mit der «günstigen» Genvariante in diejenige Gruppe aufzunehmen, die mit dem neuen Medikament behandelt wird. Es ist aufgrund unserer Ergebnisse leicht vorherzusagen, dass in diesem Fall das neue Medikament gegenüber den Vergleichspräparaten viel besser abschneiden wird. Doch würde man in diesem Fall nicht mehr zwei Medikamente miteinander vergleichen, sondern hinsichtlich ihrer Prognose ungleiche Patientengruppen, ohne dass sich die Ungleichheit in den offiziellen Diagnosen widerspiegeln würde. Und dies ist nur ein Beispiel dafür, welch unerwartete Probleme sich bei Pharmastudien auftun können.

Im Laufe unserer Forschungsarbeiten haben wir immer mehr interessante Eigenschaften des FKBP5-Moleküls entdeckt. Unter gut standardisierten Bedingungen haben wir gesunde Versuchspersonen einer Stresssituation ausgesetzt, die in einer kurzen Rede vor Publikum sowie lautem Kopfrechnen besteht. Wird dieser Test korrekt durchgeführt, steigt bei vier von fünf Kontrollpersonen das Stresshormon Cortisol stark an, und zwar in Abhängigkeit von Variationen im FKBP5-Gen. Die wichtige Rolle des FKBP5-Moleküls nicht nur bei der Vorhersage des Ergebnisses einer Depressionstherapie, sondern auch zum Verständnis der Wechselwirkung von genetischer Disposition und äußeren Faktoren, wurde nach unserer Veröffentlichung von mehreren Forschergruppen in Europa und den USA bestätigt. Auch bei unserer Studie mit Patienten, die infolge der Ereignisse vom 11. September 2001 in New York an einer posttraumatischen Stresserkrankung leiden, haben wir wieder einen Zusammenhang mit dem FKBP5-Gen beobachten können. Offenbar verändert die Mutation des FKBP5-Gens den Bauplan für das Eiweißmolekül in einer besonderen Art und Weise. Wir haben uns daher gefragt, welche biologische Wirkung diese Veränderung haben könnte, und studieren nun Mäuse, bei denen das FKBP5-Gen ebenfalls verändert ist. Wir haben uns auch überlegt, ob man die durch die Genvariante veränderten Eigenschaften des FKBP5-Moleküls auch bei jenen Patienten hervorrufen könnte, die dieses «günstige» genetische Merkmal nicht haben. In einer solchen Situation müsste man ein Medikament finden, das an das FKBP5-Molekül bindet und dadurch dessen Eigenschaften so verändert, wie sie bei Patienten mit der «günstigen» Genvariante von Natur aus vorliegen.

Um derartigen Fragestellungen nachgehen zu können, haben wir eine neue Forschungsrichtung am Institut etabliert, die sich «Chemische Genomik» nennt. Ihr Ziel besteht darin, die Eigenschaften von Proteinen durch kleine chemische Moleküle, aus denen einmal Medikamente werden können, zu modifizieren. Dabei konzentrieren wir uns auf diejenigen Proteine, die wir aufgrund unserer genetischen Analysen für «hochverdächtig» halten, eine wichtige Rolle bei der Entstehung von psychischen Krankheiten und ihrer medikamentösen Therapie zu spielen. Tatsächlich fanden wir im FKBP5-Molekül eine Bindungsstelle für solche kleinen chemischen Substanzen und haben ein Verfahren entwickelt, das es gestattet, große Substanzbibliotheken vollautomatisch nach Medikamentenkandidaten zu durchsuchen. Wir hoffen, ein chemisches Molekül zu entwickeln, durch das auch diejenigen Patienten, die nicht die «günstige» FKBP5-Genvariante aufweisen, gut auf Antidepressiva ansprechen können. Diesen Schritt der Medikamentenentdeckung unternehmen wir auf eigene Faust, gemeinsam mit anderen Wissenschaftlern der Max-Planck-Gesellschaft. Auf die Zusammenarbeit mit der Pharmaindustrie haben wir hier verzichtet. Sicher hätten wir nur zu hören bekommen, dem Management sei es noch zu früh, jetzt schon einzusteigen. Wenn wir Glück haben, wird es in ein paar Jahren dafür zu spät sein, und wir können das Medikament selbst entwickeln.

Auch bei einem zweiten Beispiel aus unserer Forschung tritt der Zusammenhang zwischen genetischen Varianten und pharmakologischer Wirkung eines Medikaments besonders plausibel in Erscheinung. Nehmen wir ein Medikament ein, das seine therapeutische Wirkung in unserem Hirn entfalten soll, dann hat es eine schwierige Reise vor sich, die ich bereits in Kapitel 3 beschrieben habe. Das Gehirn ist unser sensibelstes Organ. Damit kein Fremdstoff ins Hirngewebe eindringt, der dort nicht hingehört, befindet sich zwischen den Blutgefäßen und dem Hirngewebe eine Barriere – oder Blut-Hirn-Schranke –, die das Eindringen unerwünschter Substanzen durch einen besonderen Mechanismus verhindert. Sobald eine chemische Verbindung aus dem Inneren eines Blutgefässes in die Gefäßwand eindringen will, um weiter ins Hirngewebe vorzustoßen, wird es von Eiweißmolekülen erfasst, die den Eindringling wieder zurück in die Blutbahn pumpen. Dieser Pumpmechanismus ist sehr differenziert entwickelt. So gibt es ganze Familien unterschiedlicher Pumpen, von denen jede auf ganz besondere chemische Substanzgruppen spezialisiert ist. Wir haben uns immer wieder die Frage gestellt, ob bei denjenigen Patienten, bei denen wir trotz geduldigen Wartens auf therapeutischen Erfolg nicht zum Ziel kommen, vielleicht die Blut-Hirn-Schranke schuld sein könnte, weil sie dem Medikament den Zugang zum Gehirn verwehrt. Möglicherweise ist bei Depressiven, die nicht auf bestimmte Antidepressiva ansprechen, die Blut-Hirn-Schranke für das Medikament ein unüberwindliches Hindernis. Um dieser Frage weiter nachzugehen, haben wir wieder auf ein geeignetes Tiermodell zurückgegriffen. Wir haben uns dabei auf einen ganz speziellen Transportmechanismus konzentriert, für den wir bereits Hinweise erarbeitet hatten, dass er für Antidepressiva und deren Transport ins Gehirn besonders wichtig ist. Dieses Molekül wird durch ein Gen aufgebaut, das die Bezeichnung ABCB1 trägt. Bei Mäusen haben wir getestet, welche unserer zahlreichen Antidepressiva von solch einer Pumpe, deren Bauplan durch das ABCB1-Gen vorgegeben ist, am Übertritt ins Gehirn gehindert werden. Dazu haben wir sowohl normale Mäuse als auch solche verwendet, bei denen das ABCB1-Gen ausgeschaltet war. Wir haben also Mäuse, die über diese spezielle Transportpumpe verfügen, mit solchen verglichen, bei denen sie fehlte. Gibt man diesen Mäusen jeweils verschiedene Antidepressiva und misst im Gehirn deren Konzentration, kann man leicht feststellen, welche Medikamente von der ABCB1-Pumpe am Eindringen ins Gehirn gehindert werden und welche nicht. Immer dann, wenn die Konzentration des Medikaments im Gehirn der normalen Maus kleiner ist als bei der Maus, der das ABCB1-Gen fehlt, können wir annehmen, dass das Medikament zu denjenigen chemischen Substanzen gehört, denen von der ABCB1-Pumpe der Eintritt ins Gehirn verwehrt wird.

Nachdem wir mit Hilfe der genetisch veränderten Mäuse, die kein ABCB1-Gen hatten, und normalen Tieren alle gängigen Antidepressiva durchgetestet hatten, stellten wir Überlegungen zu dem

Zusammenhang bei Menschen mit Depression an. Das Ergebnis war in seiner Klarheit verblüffend: Bei Patienten, die mit solchen Antidepressiva behandelt wurden, die von der ABCB1-Pumpe am Eindringen ins Gehirn gehindert werden, fanden wir einen Zusammenhang zwischen gutem Therapieergebnis und Variationen im ABCB1-Gen. Präziser gesagt, die Patienten sprachen dann besser an, wenn ihr ABCB1-Gen eine Variante aufwies, die seine Pumpenfunktion schwächt. Dadurch konnte das Medikament leichter in das Gehirn eindringen und besser wirken. Während wir mit unseren ersten Experimenten, die auf FKBP5 gerichtet waren, nur vorauszusagen vermochten, ob ein Patient mit einem guten klinischen Ergebnis auf jede beliebige Therapie rechnen konnte, waren wir in diesem Fall mit unserer Voraussage schon sehr viel spezifischer. Konkret hatten wir den ersten Schritt in Richtung «Therapie nach Maß» gemacht, denn anhand der genetischen Konstellation im ACBC1-Gen waren wir imstande, vorauszusagen, welche Medikamentengruppe für den betreffenden Patienten die geeignete ist. Die Veröffentlichung dieser Arbeit hat erhebliches Interesse geweckt und wurde von der Presseagentur *Reuters* um die Welt geschickt. Wir sind also erstmals in der Lage, mit Hilfe eines Gentests die Eignung eines bestimmten Medikaments für den individuellen Patienten festzustellen, wie dies für den Blutgerinnungshemmer Warfarin schon seit einiger Zeit üblich ist. Es wird nicht mehr lange dauern, bis dieser Gentest zur psychiatrischen Routinediagnostik gehört. In unserer Klinik wenden wir ihn bereits regelmäßig an. Das Studienergebnis widerlegt auch all diejenigen, die meinen, Antidepressiva seien unwirksam. Wäre dies der Fall, hätte es nicht die geschilderten Unterschiede im Therapieergebnis gegeben.

Was Biomarker sind und wozu wir sie benötigen

Die Versuchung liegt nahe, aus diesen beiden Beispielen abzuleiten, man müsste nur die richtigen Gentests entwickeln, um das Thema personalisierte Medizin weiterzuentwickeln. Die Erfahrungen in jüngster Zeit haben uns jedoch gezeigt, dass dies leider nicht so einfach ist. Wir haben nämlich die technische Möglichkeit genutzt, nicht mehr nur gezielt einzelne Gene zu analysieren, sondern alle 20 000 bis 25 000 Gene, die wir auf unserer Erbsubstanz haben. Dies gelingt, indem man auf einem Mikrochip, ähnlich wie man ihn in der modernen Elektronik verwendet, viele hunderttausend Genvariationen, die bereits erwähnten «Snips», gleichzeitig misst. Dabei stellten wir fest, wie viele genetische Variationen, von denen man dies gar nicht erwartet hätte, in das Geschehen der Therapie mit Antidepressiva involviert sind. Es sind nämlich nicht nur die Veränderungen in vielen einzelnen Genen, die das Therapieergebnis beeinflussen, sondern wir vermuten, dass zwischen den Genen eine ausgeprägte Wechselwirkung besteht. Es wird sogar noch komplizierter: Wir haben auch Veränderungen in solchen Bereichen der Erbsubstanz gefunden, in denen sich nicht nur keine Gene, sondern auch keine der bekannten Genregulatoren befinden. Was dies bedeuten könnte, war uns zunächst nicht klar. Bis vor nicht allzu langer Zeit ist es üblich gewesen, die 95 Prozent des Genoms, in dem sich keine Gene befinden, für bedeutungslos zu halten. Im Genetiker-Jargon hießen diese Riesenabschnitte auf der Erbsubstanz «Junk-DNA» oder auf Deutsch «Schrott-DNA». Erste Hinweise, es könnte sich auf diesen Abschnitten außerhalb der Gene doch nicht nur um «Schrott» handeln, ergaben sich, als man in der «genetischen Wüste», fernab von Gengrenzen, große Abschnitte von Nukleinbasen fand, die bei den verschiedensten Tierarten bis hin zum Menschen sehr ähnlich, manchmal sogar identisch waren. Diese Ähnlichkeit wäre von der Evolution nicht aufrechterhalten worden, würden darin nicht auch wichtige Funktionen stecken. Wir sind noch weit davon entfernt, alle diese Funktionen zu verstehen, aber eines können wir heute schon sagen: Sie alle sind direkt oder indirekt an der Regulation von Genen beteiligt.

Zu diesen Genen gehören auch diejenigen, die den Bauplan für solche Eiweißmoleküle enthalten, die in einer uns noch unbekannten Weise eine Rolle spielen und bestimmen, ob ein Patient auf ein Medikament anspricht oder nicht. Wir wundern uns also heute nicht mehr, wenn wir einen Zusammenhang zwischen genetischer Variation in uns völlig unbekannten Abschnitten des Erbguts und klinischen Therapieergebnissen finden. Allerdings würden wir diese Zusammenhänge gerne besser verstehen. Die neuen Entwicklungen, aber auch die geschilderten Umwelteinflüsse wie Traumata oder Krankheiten in einem früheren Lebensabschnitt, Lebensstil, Ernährung oder Medikamente, die durch die epigenetische Modifikation der Erbsubstanz zu bleibenden Veränderungen der Genaktivität führen, zwingen uns, das ursprüngliche Modell der personalisierten Medizin zu hinterfragen. Noch bis vor kurzem hatten wir gehofft, durch eine Reihe von Gentests für den individuellen Patienten das richtige Medikament in der richtigen Dosierung zu finden. Die Kompliziertheit der Genregulation lässt das Ziel der personalisierten Medizin aber auch nicht in unerreichbare Ferne rücken; allerdings können wir uns bei dieser «Individualisierung» nicht nur an der höchst persönlichen genetischen Ausstattung orientieren, sondern müssen auch den sich über das Leben hinweg ständig ereignenden Anpassungen unseres Organismus Rechnung tragen. Dem Philosophen Heraklit wird zugeschrieben, das Sein mit einem Fluss verglichen zu haben, indem er feststellte: «Alles fließt und nichts bleibt; es gibt nur ein ewiges Werden und Wandeln.» Dies gilt in unserem speziellen Fall auch für die Therapie von komplexen Erkrankungen wie der Depression.

Ein Antidepressivum, das vor einigen Jahren einmal bei einem Patienten gewirkt hat, mag bei einer akuten neuen Krankheitsepisode nicht mehr den gewünschten Effekt zeigen. Sicher hat sich bei diesem Patienten das Genom nicht geändert, wohl aber die Genregulation. Der Patient ist älter geworden, und viele neue Anpassungsmechanismen haben das Funktionieren seiner Nervenzellen verändert – im Extremfall in einem Ausmaß, wie ich ihn für die Ereignisse vom 11. September 2001 in New York geschildert habe. Infolgedessen müssen in der aktuellen Depressionsphase dieses Patienten andere Mechanismen durch Therapien angestoßen werden als noch bei seiner letzten Depression. Wie aber können wir herausfinden, welche Mechanismen dies sind? Die klinischen Symptome mögen durchaus die gleichen geblieben sein, aber auf die zugrunde liegenden biochemischen Mechanismen trifft das oft nicht mehr zu, weshalb der Patient nun eine andere Medikamentenkombination benötigt. Womit wir wieder mit dem alten Dilemma konfrontiert sind, dass sich die Medikamente, die uns bislang zur Verfügung stehen, in ihrem Hauptmechanismus nicht gravierend unterscheiden. Sie sind alle von der geschilderten Monoaminhypothese abgeleitet, unterstützen also die Effekte von Botenstoffen wie Serotonin. Lediglich ihr Abbau durch Stoffwechselvorgänge, ihre Nebenwirkungen und, wie gerade beschrieben, ihre Passage durch die Blut-Hirn-Schranke können variieren. Wir haben also nicht viele grundsätzlich voneinander unterscheidbare Therapiemöglichkeiten. Wie ungünstig sich Alter und schwer belastende Lebensereignisse auf die Therapie auswirken können, ist durch die zunehmende Schwierigkeit erkennbar, eine depressive Episode bei älteren Menschen zu behandeln. Dies ist vor allem dann der Fall, wenn sie schon viele Erkrankungsphasen hinter sich haben. Je mehr depressive Episoden ein Einzelner durchleiden musste, desto größer ist sein Risiko, therapieresistent, d. h. chronisch krank zu werden. Seine Gene haben sich dabei – daran sei nochmals erinnert – nicht verändert.

Um ein aktuelles Bild von der Verfassung des Patienten im Augenblick seiner Erkrankung zu bekommen, benötigen wir Biomarker. Dafür gibt es unterschiedliche Definitionen. Einer am Max-Planck-Institut für Psychiatrie getroffenen Übereinkunft zufolge sind Biomarker Ergebnisse von Laboruntersuchungen, die wie ein «Schnappschuss» die augenblickliche biologische Konstellation des Patienten abbilden. Dieses biologische Profil steht in ursächlichem Zusammenhang zum Entstehungsmechanismus der Erkrankung und zur Reaktion des Organismus auf die Therapie. Biomarker können der erste experimentelle Schritt nach der Analyse der Genvariation sein. Man spricht dabei vom Genexpressionsprofil. Mit seiner Hilfe wird die aktuelle Aktivität aller Gene auf einem Chip durch Farbkodierung abgebildet. Wir haben auf solchen Chips erkennen können, welche Gene im Maushirn durch ein Antidepressivum nach einwöchiger Einnahme aktiviert oder stillgelegt worden sind. Dadurch haben wir etwas über die Signalwege, die durch Antidepressiva in Gang gesetzt werden, erfahren. Diese Signalwege betreffen sowohl Vorgänge im Innern von Zellen als auch die Aktivitätsausbreitung über Zellverbände hinweg. Mit Hilfe der Chips haben wir auch die veränderte Genregulation von FKBP5 bei Patienten zeigen können, die sich am 11. September 2001 zum Zeitpunkt des Terrorangriffs in der Nähe des World Trade Centers aufgehalten hatten und daraufhin eine posttraumatische Stresserkrankung bekamen.

Unser nächster Schritt wird nun die Analyse der Gesamtheit aller im Körper in verschiedenen Konzentrationen vorhandenen Proteine sein. Hiervon erhoffen wir uns wichtige neue Biomarker. Proteine sind ja die elementaren Bausteine des Lebens, aus ihnen entsteht alles. Entweder sie sind selbst Akteure von Lebensfunktionen oder mit ihrer Hilfe werden viele andere Substanzen im Körper, die selbst keine Proteine sind, synthetisiert. Nur wenige der dringend notwendigen chemischen Lebensbausteine nehmen wir mit unserer Nahrung zu uns. Heute lässt sich durch sehr raffinierte Verfahren eine unglaublich große Zahl von Proteinen voneinander trennen und ihre mengenmäßige Zusammensetzung analysieren. Wissenschaftlern rund um den Chemiker Chris Turck ist es an unserem Institut gelungen, bei denjenigen Mäusen, die durch gezieltes Züchten nach mehreren Generationen besonders ängstlich geworden sind, in einer Hirnregion ein Protein zu isolieren, dessen Konzentration im Vergleich zu normalen Mäusen niedriger war. Der gleiche Befund zeigte sich auch in Blutzellen unserer Patienten mit krankhaften Panikattacken und konnte erfreulicherweise später auch von japanischen Forschern bei depressiven Patienten bestätigt werden. Dies nährt unsere Hoffnung, auch im peripheren Gewebe Veränderungen von Proteinzusammensetzungen finden zu können, die mit psychischen Erkrankungen in Zusammenhang stehen.

Welche Herkulesarbeit hinter der Suche nach Biomarkern aus dem biochemischen Labor steckt, mögen einige Zahlen deutlich machen. Wir haben 20 000 bis 25 000 verschiedene Gene auf unserer Erbsubstanz, daraus können über 150 000 Informationsträger werden, mit deren Hilfe aus Aminosäuren große Eiweißmoleküle, die Proteine, entstehen. Diese Informationsträger können wir durch die Analyse der Genaktivität auf Mikrochips entschlüsseln. Das alles mutet aber noch überschaubar an, wenn man bedenkt, dass in unserem Körper über 1,2 Millionen Proteine sind, deren Konzentration sich ständig verändern kann. Gerade die Veränderungen der Konzentration einzelner Proteine zueinander bestimmen darüber, was wir sind, und sie bestimmen vor allem auch über Krankheit und Therapieerfolg. Mit den Proteinen sind wir aber noch nicht am Ende der Möglichkeiten angelangt, aus Körpersäften Biomarker zu gewinnen. Erst in neuerer Zeit hat man entdeckt, dass sich dazu möglicherweise auch die Stoffwechselprodukte aus Kohlenhydraten und Fetten in unserem Körper nutzen lassen. Diese Moleküle werden Metaboliten genannt, ihre Gesamtheit das Metabolom, so wie man die Gesamtheit aller Proteine das Proteom und die aller Gene das Genom nennt. Im Wissenschaftler-Jargon werden alle diese Gruppen auch «-omics» genannt. Verlockend am Metabolom ist seine Größe. Neben den 1,2 Millionen Proteinen nehmen sich die 2500 Metaboliten, die es im Körper gibt, geradezu bescheiden aus. In der Zerebrospinalflüssigkeit, die im Schädel unser Gehirn umgibt, befinden sich sogar weniger als 500 solcher Metaboliten.

Trotz der Fülle neuer, aus Körpersäften und Geweben abgeleiteter biochemischer Daten können wir aber auch weiterhin auf klinische Biomarker nicht verzichten. Ein Beispiel dafür ist die Analyse der Stresshormone der Patienten. Gerade in der Aktivität unseres Stresshormonsystems konvergiert eine große Zahl ganz verschiedener Einflüsse. Zahllose Einzeleffekte, die wir mit den geschilderten Analyseverfahren aufspüren können, summieren sich zu vergleichsweise globalen Phänomenen wie der Störung unserer Stresshormonregulation. All diese Effekte sind stetigem Wandel unterworfen und unterscheiden sich hierin von der Genetik, die hinsichtlich der Zusammensetzung aus Nukleinbasen fixiert ist. Bei der Veränderung der Aktivierbarkeit der Gene aufgrund epigenetischer Mechanismen werden die Systeme bereits flexibel und von äußeren Einflüssen abhängig. Dies kann sich neben der Stresshormonregulation auf die Hirnstromtätigkeit während des Schlafs, aber auch auf Aktivitäten in all jenen Hirnregionen auswirken, die für die Anpassung an Stresssituationen wichtig sind.

Wir haben bisher noch keine Ausnahme von der Regel beobachtet, wonach bei erfolgreicher Therapie die Normalisierung einer zu Beginn erhöhten Stresshormonfreisetzung erheblich früher einsetzt als die Verbesserung der klinischen Symptome. Dieser einfache Zusammenhang könnte bei der Entwicklung neuer Antidepressiva durchaus genutzt werden. Man stelle sich vor, ein junger Wissenschaftler eines Pharmakonzerns hat in seinen Labors zehn chemische Substanzen entdeckt, die seiner Meinung nach alle hervorragende Antidepressiva sein müssten. Er hat auch bereits geklärt, dass diese Substanzen sicher sind, das heißt, dass sie keine ungünstigen Nebenwirkungen verursachen. Nun möchte er gerne die Zustimmung des Managements zur klinischen Entwicklung dieser zehn Medikamentenkandidaten haben. Wir wissen ja aus der Presse, wie sehr die Pharmaindustrie betont, die Arzneimittelpreise müssten so hoch sein, um die extrem hohen Kosten für die Entwicklung neuer Präparate aufzubringen. Dies wird dem jungen Wissenschaftler an dieser Stelle vom Management wohl auch gesagt werden. Welche dieser zehn Substanzen sollen nun aber für die klinische Entwicklung ausgewählt werden? Hier ist aus meiner Sicht der Punkt erreicht, an dem wir uns nicht mehr alleine auf das Tierexperiment verlassen dürfen. Die Entscheidung, welche Substanzen weiterentwickelt werden und welche nicht, ist bisher viel zu lange von Ergebnissen aus Untersuchungsreihen abhängig gemacht worden, die auf Experimenten beruhen, die sich bei der Entdeckung all der Medikamente, die wir schon haben, gut bewährten. Dies hat letztendlich auch dazu beigetragen, dass sich die Antidepressiva hinsichtlich ihrer klinischen Wirkung nicht wesentlich voneinander unterscheiden. Wenn wir aber in der Entwicklung der «Medikamente nach Maß» weiterkommen wollen, müssen wir Substanzen zur Verfügung haben, die ganz unterschiedliche Wirkmechanismen besitzen.

Der junge Wissenschaftler, der nun gerne alle zehn Antidepressiva-Kandidaten klinisch weiterentwickeln möchte, steht demnach vor der Frage: Welches Präparat ist für welchen Patienten das Richtige? In einem ersten Schritt könnte er ja sagen, ich gebe jedes der zehn Präparate zunächst einmal zehn Patienten mit Depression und erhöhten Cortisolwerten im vom Max-Planck-Institut entwickelten und in Kapitel 7 beschriebenen Stresshormontest. Nur diejenigen Substanzen, bei denen nach rund zwei Wochen die Stresshormonwerte wieder sinken, lohnen sich, weiterentwickelt zu werden. Das ist heute Stand der klinischen Forschung, zumindest an akademischen Einrichtungen, die Pharmaindustrie hingegen ist noch nicht so weit. Die perfekte Lösung ist unser Stresshormontest natürlich nicht. Er wurde an heute verfügbaren Medikamenten gegen Depression geprüft, die sich hinsichtlich ihres Wirkmechanismus ja nicht grundsätzlich unterscheiden. Dass dieser Test dennoch auch für Medikamente, die einen neuartigen Mechanismus in Gang setzen, gültig ist, vermuten wir aus vielen guten Gründen, vor allem aufgrund tierexperimenteller Ergebnisse. Wie wichtig die Entwicklung von Biomarkern ist, die uns die aktuelle biologische Konstellation eines Patienten abbilden, ergibt sich aus einer einfachen Überlegung. Je spezifischer ein Wirkmechanismus ist, desto rascher wird der positive klinische Effekt zu sehen sein, vorausgesetzt, das Medikament passt wie ein Schlüssel in das Schloss des krank machenden Prozesses. Oder: Je spezifischer die Therapie, desto mehr muss ich von dem Patienten und dem zugrunde liegenden Krankheitsprozess wissen. Der schönste Maßanzug passt nicht, wenn er nicht für den geschneidert ist, der ihn trägt.

Sind Gentests und Biomarker ethisch bedenklich?

Wenn die humangenetische und molekularbiologische Depressionsforschung weiter so rasant voranschreitet, wird es nicht mehr lange dauern, bis wir spezifische Mechanismen der Depressionsentstehung gefunden haben und hierfür auch spezifisch angreifende Medikamente entwickeln können. Wenn wir in dieser Situation aber keine Biomarker haben, mit deren Hilfe wir in Kombination mit Gentests herausfinden können, welches der spezifischen Medikamente für welchen Patienten das Richtige ist, wäre dies nicht nur eine Blamage für die klinische Forschung. Da es sich um schwer kranke Menschen handelt, die durch ihre Krankheit im Innersten ihrer Persönlichkeit getroffen sind, ist jedes Nachlassen der Intensität, jedes Zögern bei der Entwicklung neuer Biomarker ethisch nicht vertretbar.

Der Weg zur personalisierten Medizin und hier speziell zur personalisierten Depressionstherapie wird ohne Gentests nie zum Erfolg führen. Um dem Ziel näher zu kommen, ist über die notwendige Forschung hinaus allerdings noch viel Öffentlichkeitsarbeit zu leisten, um irrationale Denkmuster zu entkräften. Als «Theaterkind» hatte ich in den 1960er Jahren das Glück, die Tragikomödie «Die Physiker» von Friedrich Dürrenmatt mit Therese Giehse zu sehen. Dort diskutieren drei Patienten, vorgeblich alle Physiker, über die Möglichkeiten, aber auch die ethischen Konsequenzen ihres Forschens. Einer der Patienten ist tatsächlich Physiker und hat eine «Weltformel» entwickelt, die für die Menschheit weitreichende Folgen hätte, weshalb er sich lieber als Scheinpatient in eine vom Dichter als «Irrenanstalt» benannte Klinik zurückgezogen hat. Die anderen beiden Patienten sind in Wirklichkeit Agenten, die vorgeben, sich für Einstein bzw. Newton zu halten, tatsächlich aber in den Besitz der «Weltformel» kommen wollen. Das Theaterstück greift Themen auf, mit denen sich jeder Wissenschaftler auseinandersetzen sollte: Muss ein Wissenschaftler seine Entdeckungen preisgeben, auch wenn sie verheerende Folgen haben können? Und: Ist der Wissenschaftler überhaupt für die Verwendung seiner Erkenntnisse verantwortlich? Schließlich mündet das Stück, in dem Therese Giehse, diese große Schauspielerin, die Chefärztin der Irrenanstalt spielte, in der ungelösten Problematik, dass einmal Entdecktes nicht rückgängig gemacht werden kann. Was Dürrenmatt hier für die Physiker als Schreckensszenario projiziert, findet sich zur Zeit in der öffentlichen Diskussion über Gentests wieder. Derartige Untersuchungen werden in breiten Kreisen als etwas Verwerfliches angesehen, wie überhaupt die Verwendung genetischer Technologie als Teufelszeug gebrandmarkt wird. Die Medien heizen das gerne an, Angst ist immer umsatzsteigernd. Und viele Politiker drehen ihre Segel natürlich auch in dieses Lüftchen. Am besten hat mir das Plakat in unserem Nachbarland gefallen: «Österreich muss genfrei bleiben». Die genfeindliche Lobby sollte da vielleicht zunächst bei sich selbst anfangen und sich eine genfreie Fortpflanzung abverlangen – der Evolution wäre damit sicherlich gedient!

Die Verwendung von Gentests und Biomarkern hat aber durchaus auch einen ernsten und ethisch bedeutsamen Aspekt. Nehmen wir einmal an, man fände in einer kleinen ethnischen Gruppe eine Laborkonstellation, die zur Behandlung der Depression dieser Menschen ein Medikament erfordern würde, das einem ganz speziellen Wirkmechanismus folgt. Da ist es denkbar, dass die Entscheidung für die Entwicklung eines maßgeschneiderten Antidepressivums an der Erwartung scheitert, diese Bevölkerungsgruppe sei wirtschaftlich nicht in der Lage, die hohen Medikamentenkosten aufzubringen. Das träfe in den USA z. B. für viele Immigranten aus Lateinamerika, für Afroamerikaner, aber auch für die von Indianern abstammenden Menschen zu. Mit Ausnahme der Länder, in denen die Depression gar nicht diagnostiziert wird oder keine Medikamente zur Verfügung stehen, bekommen heute überall auf der Welt Patienten Antidepressiva, die gleich gut oder gleich schlecht sind. Wo aber geht die Reise hin, wenn es die nächste und übernächste Generation von Antidepressiva nur noch für Bevölkerungsgruppen gibt, von denen man einen kostendeckenden Umsatz erwarten kann? Die gleiche Frage gilt natürlich generell für alle komplexen Erkrankungen. Hier muss ein globaler gesellschaftlicher Konsens geschaffen werden, der die Ausgrenzung kleiner oder wirtschaftlich schwacher Gruppen vermeidet.

Eine andere, häufig hochgespielte Sorge habe ich hingegen nie verstanden: Weshalb das Ergebnis eines Gentests zur Stigmatisierung oder gar zum Ausschluss aus der Krankenversicherung führen sollte. Zunächst ist es natürlich plausibel, anzunehmen, eine Krankenversicherung wäre glücklich, wenn bei ihr viele versichert sind, aber nur wenige davon – bestenfalls gar niemand – krank werden würde. Denkt man den Gedanken hingegen zu Ende, so wird man darauf kommen, dass die Krankenversicherungen natürlich davon leben, dass Menschen krank werden. Blieben alle gesund, bräuchte man die Versicherungen nicht. Und ein Gentest, der ein Risiko anzeigt, kann gar nicht zum Ausschluss oder einer erhöhten Prämie führen. Die Wahrscheinlichkeit, aufgrund einer Genvariante, die beispielsweise mit erhöhtem Risiko für Diabetes verbunden ist, tatsächlich diese Erkrankung zu erleiden, ist im Einzelfall nicht bedeutend. Übergewicht ist ein viel höheres Risiko für alle möglichen kostenintensiven Krankenbehandlungen. In manchen Ländern ist Übergewicht sogar ein Faktor für die Berechnung der Versicherung; Neuseeland verbietet sogar die Einwanderung stark Übergewichtiger. Es gibt aber schon jetzt viele Risikofaktoren, die nicht, jedenfalls nicht nur, mit unserem Lebensstil zusammenhängen, sondern mit unserer genetischen Veranlagung. So werden wir beim Vorliegen erhöhter Cholesterinwerte darauf achten, weniger tierisches Fett zu uns zu nehmen und uns gegebenenfalls ein cholesterinsenkendes Medikament verschreiben lassen. Erhöhte Blutfette sind – von Ausnahmen abgesehen – Folge genetischer Veranlagung in Verbindung mit Ernährungsgewohnheiten. Bei einer Veranlagung zur Gicht wird man auch nicht warten, bis der erste Gichtanfall kommt, sondern den erhöhten Harnsäurewert, wodurch die Gicht verursacht wird, durch ein entsprechendes Medikament absenken. Menschen mit erhöhtem Blutdruck wissen, dass sie ein Medikament einnehmen müssen, das den Blutdruck senkt, um das Risiko für Herzinfarkt und Schlaganfall zu verringern. Diese Biomarker sind bereits etabliert. Die Befürchtung, dass die Aussagekraft solcher Laboruntersuchungen durch genetische Untersuchungen und eine breitere Palette von Biomarkern ethisch bedenklich sein soll, muss etwas mit der Irrationalität zu tun haben, mit der wissenschaftlicher Fortschritt leider viel zu oft zu kämpfen hat.

12 Medizin im Jahr 2050

«Es kommt nicht darauf an, die Zukunft vorherzusagen, sondern auf die Zukunft vorbereitet zu sein», mahnte Perikles, der große Staatsmann der griechischen Antike vor fast 2500 Jahren. Haben wir seither etwas gelernt? Treten wir hektisch auf der Stelle, bewegen wir uns betriebsam immer im Kreis oder kommen wir voran? Wissenschaftler der Antike, speziell die Humoralpathologen, zweifelten nicht am Zustandekommen schwerer Gemütsverstimmungen durch eine Verschiebung des Gleichgewichts unserer Körpersäfte und hatten keine Mühe, den Körper in all seinen Funktionen, auch den psychischen, als eine Einheit zu betrachten. Diese Sichtweise ist bis heute nicht überall akzeptiert, zu stark ist der Einfluss von Descartes gewesen, zu verlockend die Tiefenpsychologie und viel zu schwer fällt, einzusehen, dass auch psychische Veränderungen durch biologische, chemische und physikalische Prozesse in unserem Gehirn entstehen. Um dies zu begreifen, müsste man sich recht detaillierte Kenntnisse aneignen. Da ist es leider für viele bequemer, diese Sichtweise pauschal abzulehnen, ja sie als materialistisch oder reduktionistisch zu diffamieren. So werden wir auch über das Jahr 2050 hinaus Diskussionen über das Leib/Seele-Problem zu hören bekommen, ohne ein abschließendes Ergebnis erwarten zu können. Viel wichtiger ist jedoch die Frage: Werden auch im Jahr 2050 Menschen an psychischen Erkrankungen leiden? Der biologisch-medizinischen Forschung ist es immerhin gelungen, schreckliche Geiseln der Menschheit wie die Kinderlähmung oder die Pest so einzugrenzen, dass die Krankheiten, an denen zu Zeiten der großen

Epidemien jeweils Hunderttausende starben, allenfalls nur noch sporadisch vorkommen.

Die Zukunft der Depression

Können wir auch bei psychischen Erkrankungen, vor allem ihrer weitaus häufigsten Form, der Depression, ähnliche Erfolge erwarten? Werden wir im Jahr 2050 die Depression besiegt haben? Ich bin mir sicher, dies wird nicht gelingen. Ja, ich fürchte, diese Krankheit wird sogar noch häufiger als heute Menschen in allen Ländern und allen Kulturen treffen. Ein wesentlicher Grund, weshalb ich mir dessen so sicher bin, hat mit der Rolle der äußeren Einwirkungen, vor allem der Stressoren, zu tun, die zunehmen werden, während die genetischen Risikofaktoren gleich bleiben. Die Auslösefunktion von Stress für die Entstehung von Depression bei denjenigen Menschen, die dafür eine genetische Disposition haben, darf als wissenschaftlich gesichert angesehen werden. Weshalb aber könnte Stressfaktoren in Zukunft ein größeres Gewicht bei der Depressionsentstehung zukommen? Wir kennen in den westlichen Ländern natürlich nicht mehr jenen Stress, wie er früher durch Armut, körperliche Krankheit oder soziale Unsicherheit bedingt war. Wo sollten sich in Ländern, die den Wandel zum Wohlfahrtsstaat geschafft haben, noch «echte» Stresssituationen ergeben? Es gibt keine soziale Diskriminierung, die auch nur ansatzweise die Dimension wie vor hundert Jahren erreicht. Das Rechtssystem funktioniert gut, das gegenwärtige Gesundheitssystem bietet jedem Erkrankten im Vergleich zu früher angemessene Versorgung. Jeder hat ein Dach über dem Kopf und etwas anzuziehen und nahezu niemand in Europa muss Hunger leiden. Armut im engen Sinne, so wie wir sie aus der Vergangenheit Europas und gegenwärtig in vielen Ländern Afrikas, Asiens und Lateinamerikas kennen, gibt es bei uns nicht mehr.

Wieso also kann man nicht mit einer Reduktion der Häufigkeit der Depression als Folge verringerter Stressbelastung rechnen? Ich behaupte, die Ursache ist die Zunahme von Stressoren, über die wir keine Kontrolle haben, die eher eine unbestimmte Sorge vor der

nahen und fernen Zukunft widerspiegeln. Es ist die unbestimmte
Angst, die nicht definiert ist und die wir nicht bewältigen können.
Während wir es uns täglich gut gehen lassen, so viel gesetzlich ge-
regelte Freizeit wie nie zuvor in der Geschichte genießen, unsere
Ernährungssorgen eher mit Übergewicht zu tun haben, aber mög-
lichst auf jeder Lebensmittelverpackung zu unserer Beruhigung
«Bio» stehen soll, nehmen wir dennoch regen Anteil an all jenen
Veränderungen unserer Welt, die uns beunruhigen.

Wir sind verunsichert, weil wir nicht wissen, ob die pessimisti-
schen Zukunftsszenarien, mit denen uns die Medien ständig kon-
frontieren, stimmen und wie wir uns darauf einzustellen haben. Das
betrifft zuallererst junge Menschen, deren Zukunftssorgen besonders groß sind, weil sie Zeitzeugen der prognostizierten Katastrophen sein könnten. Was geschieht, wenn die Befürchtungen zutreffen, mit zunehmender Luftverschmutzung und Ausschüttung von
Treibhausgasen könnte ein gravierender Klimawandel, vor allem
eine globale Erwärmung, stattfinden und zu Naturkatastrophen führen? Wie kann sich der Einzelne darauf einstellen? Ist es dann nicht
unsinnig, zu Hause eine Energiesparlampe einzuschrauben, wenn
in Asien der Energiekonsum von mehreren Milliarden Menschen
explodiert? Es gibt sie nicht mehr, die großen wissenschaftlichen
Autoritäten, die den Menschen die Welt erklären und den richtigen
Weg weisen. Vielleicht stimmt auch die Geschichte mit dem «global
warming» gar nicht und die Skeptiker dieser Hypothese haben recht,
wenn sie sagen, starke Temperaturschwankungen habe es immer gegeben. In einer der Eiszeiten reichten z. B. die Gletscher bis 40 Kilo-
meter vor die heutige Stadtgrenze Münchens, Hannibal wäre wohl
schwerlich mit seinen Elefanten über die Alpen gelangt, wenn sie
mit Eis bedeckt gewesen wären. Tatsächlich waren die Gletscher vor
1000 Jahren kleiner als heute. Jeder Skifahrer, mich eingeschlossen,
sieht aber heute auch, dass sich die Gletscher in den letzten Jahren
merklich zurückgebildet haben. Es geht offenbar immer hin und her.
Besonders spektakulär wurde dies in den Ötztaler Alpen sichtbar, als
man 1991 eine gut erhaltene, 5000 Jahre alte Mumie eines Mannes gefunden hat; denn dieser Fund war nur wegen der Gletscherschmelze

möglich. Der «Ötzi» war aber unversehrt, also nicht in eine Gletscherspalte gestürzt. Offenbar ist der Gletscher vor 5000 Jahren genauso klein gewesen wie heute. Mit Treibhausgasen aus Industrieanlagen kann das wohl nichts zu tun gehabt haben. Einem Expeditionsbericht des Alfred-Wegner-Instituts für Polar- und Meeresforschung zufolge soll die Eisdecke der Antarktis eher wieder zu- als abnehmen. Es ist auch unbewiesen, dass der Klimawandel auf erhöhte Produktion von Kohlendioxid zurückzuführen ist. Wissenschaftlich plausibel lässt sich die Zunahme von Kohlendioxid in der Atmosphäre auch als Folge der globalen Erwärmung erklären, durch die das Gas aus den Meeren freigesetzt wird. Darüber hinaus ist das Thema auch noch mit massiven finanziellen Interessen belastet.

Wie aber soll ein besorgter Mensch mit all diesen Widersprüchen umgehen, wenn ihm von Politikern und Medien Angst vor künftigen Klimakatastrophen gemacht wird? Und wie soll eine Mutter reagieren, die von der Gefährlichkeit radioaktiver Strahlung weiß und deshalb vor Atomkraftwerken Angst hat? Auf der anderen Seite sind Atomkraftwerke viel umweltfreundlicher als Verbrennungsanlagen von Öl, Gas und Kohle. Was nützt der Ausstieg aus der Atomenergie unserer Sicherheit, wenn wir den Strom aus Kernkraftwerken beziehen, die unsere Nachbarländer an unserer Landesgrenze postiert haben? Wenn in Deutschland tatsächlich die Atomkraftwerke abgeschaltet werden, verliert Europa seine sichersten und effizientesten Energielieferanten – und hören wir nicht immer wieder, was für wertvolle Ausgangssubstanzen vor allem Kohle und Erdöl sind? Viel zu wertvoll, um sie zu verheizen? Im Jahr 2050 dürfte sich die Weltbevölkerung der Zehn-Milliarden-Grenze nähern, nicht nur, weil immer mehr Kinder in Asien, den arabischen Ländern und Afrika geboren werden, sondern auch, weil die Lebenserwartung weltweit immer weiter steigen wird. All diese Menschen werden Produkte benötigen, die aus Kohle und Erdöl gewonnen werden, um ihre Existenz zu sichern.

Zehn Milliarden Menschen werden nicht nur Riesenmengen an Energie benötigen, sondern vor allem auch Wasser. Zwar ist die Erde zu zwei Dritteln mit Wasser bedeckt, aber nur ein Prozent da-

von steht als Trinkwasser zur Verfügung. Mit der Zunahme der Bevölkerung nimmt auch der Bedarf an Nahrungsmitteln zu, deren
Gewinnung ebenso vom Wasser abhängt. Für eine Tonne Weizen
benötigt man eine Million Liter Wasser. Bereits heute importieren
Indien und China Getreide, weil ihnen das Wasser für den Anbau
fehlt. In Peking fällt der Grundwasserspiegel jedes Jahr um einen bis
zwei Meter. Über 1,5 Milliarden Menschen auf der Welt haben keinen Zugang zu sauberem Trinkwasser, 5000 von ihnen sterben jeden
Tag an dem Verzehr unreinen Wassers. Im Lichte dessen kann man
verstehen, weshalb es für vorausblickende Menschen unerträglich ist,
wenn nun Pflanzen zur Herstellung von Treibstoff für Fahrzeuge verwendet werden und derartiger «Biosprit» noch als umweltpolitische
Glanztat gepriesen und mit Steuermitteln subventioniert wird. Ich
bin mir sicher, die Auseinandersetzung, wie Öl, Wasser und Energie
in den nächsten Jahren verteilt werden, wird eine völlig neue Dimension bekommen. Denken wir daran, welche immense Bedeutung
Wasser im antiken Rom und im alten Griechenland hatte. Wer Wasser besaß, dem gehörte die Macht. Bei den Griechen war Wasser ein
Kultobjekt, im Römischen Reich diente es auch zur Befriedigung
luxuriöser Ansprüche. Man mag sich gar nicht vorstellen, wie die
Verteilungskämpfe um Wasser in Zukunft aussehen werden. Was
können wir tun? Feinstaubplaketten kaufen und die Körperpflege
reduzieren?

Diese mittel- bis langfristigen Bedrohungen belasten uns emotional immer stärker. Zumindest in unserem Unterbewusstsein
spüren wir zunehmende Verunsicherung und Zweifel, ob wir und
unsere Nachkommen eine Zukunft in Frieden und Wohlstand erwarten können. Wie rasch sich die Situation ändern kann, haben wir
ganz konkret im Jahr 2008 erlebt, als innerhalb weniger Monate die
Fundamente der Weltwirtschaft ins Wanken gerieten. In wenigen
Wochen halbierte sich der Wert großer Industrieunternehmen, gingen Banken Pleite und verloren Zehntausende ihren sicher ge-
glaubten Arbeitsplatz. Auch hier kann uns niemand erklären, wie das
passieren konnte, wer daran Schuld ist und, vor allem, wer es wieder
in Ordnung bringt.

Im Alltagsleben hingegen – und das ist das perfide daran – spüren wir all die Bedrohungen in ihrer Entwicklung nicht. Es ist ja kein schrittweiser Prozess, der unser tägliches Leben jeden Tag ein bisschen mehr beeinflusst. Die Autobahnen sind an den Wochenenden überfüllt, Trinkwasser kommt in beliebiger Menge aus der Leitung und Feste werden gefeiert. Es geht uns gut, bis es passiert. Es ist wie mit den komplexen Erkrankungen des menschlichen Gehirns: Ein krank machender Prozess, der zur Depression oder zur Alzheimer'schen Krankheit führt, kann schon lange in Gang gesetzt sein, wir merken aber noch nichts davon – unsere Gesundheit ist robust und kann bis zu einem bestimmten Punkt kompensieren. Das können wir auf Umwelt, Klima, Energieressourcen und auch auf die Finanzmärkte übertragen: In gleicher Weise, wie wir Gentests und Biomarker als Frühwarnsystem für Gesundheitsgefahren für den Einzelnen brauchen, benötigen wir Alarmsignale auch für die großen, globalen Entwicklungen.

Während wir als Individuen gegenüber medizinischen Präventionsstrategien immer aufgeschlossener sind, geben wir uns, was die globalen Bedrohungen betrifft, der trügerischen Hoffnung hin, es sei ja alles nicht so schlimm. Wir kriegen das schon hin – tief im Innern haben die meisten von uns aber doch ihre Zweifel. So, wie es immer mehr Menschen mit Sorge erfüllt, wie es um ihre Gesundheit im Alter stehen mag, fragen sie sich, ob die Robustheit der Welt, wie wir sie uns geschaffen haben, nicht bald am Ende ist. Dabei sind die Zweifel ganz realistisch: Wo wollen die Politiker denn die vielen Milliarden hernehmen, mit denen die Wirtschaftskrise überwunden werden soll, und wo sollen Energie und Wasser herkommen, um im Jahre 2050 fast zehn Milliarden Menschen zu versorgen? Die Menschheit wird in unvorstellbarem Ausmaß Ressourcen benötigen und Emissionen erzeugen. Mit Energiesparlampen, Elektroautos und Emissionshandel wird hier nichts Grundsätzliches zu erreichen sein.

Auch wenn es oberflächlich so scheint, als seien wir unverändert guten Mutes, spüren viele, wie hilflos der Einzelne all den Bedrohungen ausgesetzt ist. Wir haben keine Handhabe, als Individuum dagegen etwas zu tun, und gegenüber Politikern und Fachleuten hat sich Misstrauen breitgemacht. Wir können nicht einmal abschätzen, wie realistisch die von Wissenschaftlern und Politikern geschilderten Zukunftsszenarien sind. In dieser Situation globaler und individueller Hilflosigkeit baut sich hinter einer «Alles wird gut»-Fassade enormer Stress auf. Es ist nicht der Stress aufgrund einer aktuellen Bedrohung, vielmehr Hilflosigkeit, weil wir als Einzelne nicht in die Zukunftsgestaltung eingreifen können und lernen mussten, dass diejenigen, denen wir vertraut haben – die Politiker, Manager und Experten –, Katastrophen nicht vorhersehen oder abwenden, sondern allenfalls moderieren können.

Wir wissen aus der tierexperimentellen Forschung, aber auch aus Beobachtungen von Affen in natürlicher Umgebung, wie sehr die Unvorhersehbarkeit von positiven oder negativen Ereignissen zu Stressreaktionen mit lang anhaltender Wirkung auf Befinden und Verhalten führen kann. Tiere, die über längere Zeit durch äußere Signale nicht erkennen konnten, was mit ihnen im nächsten Augenblick geschieht, hatten viele Symptome chronischer Stressbelastung: Ihr Immunsystem war unterdrückt, das Fell dünnte aus, sie waren ängstlicher und die Stresshormone blieben dauerhaft erhöht. Tiere, die wussten, was auf sie zukam, hatten diese Krankheitszeichen nicht, auch wenn sie Unannehmlichkeiten ausgesetzt waren.

Doch zurück zum Menschen: Viele von uns empfinden Probleme wie Klimawandel, Verknappung von Energieressourcen und Wasser oder wirtschaftliche Turbulenzen als Zukunftsbedrohung. Und weil wir nicht wirklich effektiv eingreifen können, also hilflos sind, sind sie Stressfaktoren. Denken wir an die Situation im Jahr 2050, dann kann ich mir gut vorstellen, wie sich bei vielen Menschen aus Zukunftsangst und Hilflosigkeit immer mehr Stress aufbaut, der bei denjenigen mit genetischer Veranlagung zur Depression führen kann.

Derartige Konstellationen aus inneren und äußeren Faktoren sind heute Gegenstand der auch von uns am Institut intensiv betriebenen Gen-/Umweltforschung. Hier wollen wir herausfinden, welche genetischen Risikofaktoren existieren, um die Krankheitsentstehung durch belastende Einwirkungen von außen zu forcieren. Grundsätzlich ist es sogar denkbar, dass im Sinne einer evolutionsbedingten

Anpassung unserer Erbsubstanz auch Gene angereichert werden, die uns stressresistent machen. Zwischen «Genoptimierung» und neuen Spontanmutationen besteht ein diffiziles Gleichgewicht. Ich habe allerdings bisher noch nicht erkennen können, dass Menschen dank genetischer Veränderungen allmählich gegenüber andauernder Stressbelastung widerstandfähiger geworden wären. Wenn aber die genetische Risikobereitschaft konstant bleibt, die globalen, individuell nicht lösbaren Bedrohungen, denen wir hilflos ausgeliefert sind, hingegen über die Jahrzehnte immer größer werden, müssen wir bis 2050 mit einer Zunahme der Depression rechnen. Die gegenwärtig zu beobachtende wachsende Zahl von Depressionen bei jungen Menschen ist epidemiologisch gut abgesichert und deutet ebenfalls in diese Richtung.

«Der Krieg und die Nerven»

Auf eine gänzlich andere Situation stoßen wir bei den jungen Soldaten, die sich im Irak und im Süden Afghanistans im Kriegseinsatz befinden. Hier führen die Unvorhersehbarkeit der potentiellen Bedrohung und die Hilflosigkeit gegenüber einer komplexen Stresssituation zu ganz akuten psychischen Reaktionen. Man denke nur an Patrouillen in Gebieten, in denen stets mit Selbstmordattentätern gerechnet werden muss. Zur großen Überraschung der Öffentlichkeit wurden im Jahr 2008 Zahlen hinsichtlich der Häufigkeit psychischer Störungen bei männlichen Feldwebeln, die mindestens neun Monate im Irakkrieg tätig waren, bekannt. Nach mehr als drei Kampfeinsätzen klagten 27 Prozent der Soldaten über psychische Störungen. Bekanntermaßen führt das amerikanische Verteidigungsministerium über alles Statistiken. So stellte sich auch heraus, dass im Irak 12 Prozent und in Afghanistan 17 Prozent aller Soldaten Psychopharmaka, in erster Linie Antidepressiva, einnahmen. Diese Zahlen repräsentieren recht anschaulich die epidemiologisch belegte Wahrscheinlichkeit, irgendwann im Leben an einer Depression zu erkranken. Zum Zeitpunkt der Rekrutierung durch die US-Armee werden die Soldaten gründlich untersucht; falls psychische

Erkrankungen bestehen, können die Rekruten nicht in die Armee aufgenommen werden. Die psychischen Symptome der Soldaten traten also erst im Einsatzgebiet auf. Bereits Alois Alzheimer hat mitten im Ersten Weltkrieg in seiner Schrift «Der Krieg und die Nerven» die unvorhersehbaren psychischen Folgen des Fronteinsatzes bei Soldaten beschrieben. Er wies allerdings auch darauf hin, dass sich nur gering ausgeprägte psychische Störungen bei extremer Belastung zu schweren Erkrankungen entwickeln können. Die damalige Situation der Soldaten hat manche Analogie zur heutigen im Irak und in Afghanistan. In einer Hinsicht besteht aber doch ein wesentlicher Unterschied, der sich bei einer Befragung des US-Verteidigungsministeriums herausstellte. Während zwei Drittel der Soldaten, die ein Jahr im Irak kämpften, jemanden persönlich kannten, der getötet oder schwer verwundet worden war, belief sich der Anteil derer, die beantworten konnten, ob sie tatsächlich einen feindlichen Soldaten getötet hatten, auf lediglich 15 Prozent. Dieses Missverhältnis zwischen der hautnahen Wahrnehmung des Preises, den der Krieg fordert, und der Unfähigkeit, etwas dagegen tun zu können, ja, nicht einmal sicher sein zu können, ob der Krieg überhaupt gerechtfertigt ist, führt zu «intensiver Furcht, Hilflosigkeit oder Entsetzen», so die Schlussfolgerung des Pentagons.

Nun werden also diese Soldaten mit Antidepressiva behandelt, um ihre durch Kampfeinsätze ausgelöste psychische Erkrankung «in den Griff» zu bekommen. Wie die Befragung der Soldaten ebenfalls zeigte und wie von den Militärpsychiatern bestätigt wurde, sind diese Medikamente bei vielen Soldaten tatsächlich gut wirksam. Die depressiven Symptome lösen sich und die Soldaten können wieder an Kampfeinsätzen teilnehmen. Die Behandlung von Soldaten mit leistungssteigernden Substanzen ist nicht neu, vor allem das Aufputschmittel Pervitin, ein Amphetamin, wurde im Zweiten Weltkrieg, aber auch im Vietnamkrieg vor allem bei Piloten zur Überwindung von Müdigkeit verwendet. Dennoch stellt der Einsatz von Antidepressiva im Irak und in Afghanistan zur Überwindung der durch eine besondere Form von Stress ausgelösten psychischen Störungen eine neue Dimension dar.

Auch das von uns mitentwickelte Konzept der Stresshormonblockade im Gehirn zur Depressionsbehandlung hat Fragen über möglichen Missbrauch aufgeworfen. Wie schon erwähnt, haben wir im Gehirn eines Mäusestamms mit stark ausgeprägter Angst eine ungewöhnlich hohe Konzentration des Eiweißmoleküls CRH entdeckt und ferner gefunden, dass Mäuse, bei denen durch eine Veränderung ihrer Erbsubstanz CRH seiner Wirkung beraubt wurde, kaum mehr Angst hatten. Daraufhin haben wir Patienten mit Depression eine Substanz als Therapie gegeben, die ebenfalls die angst- und depressionsauslösende Wirkung von CRH blockiert. Wir konnten in dieser Studie eine gute klinische Wirkung beobachten. Nun wird niemand, der nicht depressiv ist, von einem gängigen Antidepressivum besonders heiter und lustig; zunächst einmal besteht also keine Gefahr, hier könnte Missbrauch getrieben werden. Bei völlig neuartigen Wirkmechanismen lässt sich diese Möglichkeit aber nicht grundsätzlich ausschließen. Der Zweck der angstauslösenden Wirkung des CRH-Moleküls ist es, das Individuum, egal ob Maus, Affe oder Mensch, davor zu schützen, unvorsichtig zu sein und Risiken auf sich zu nehmen. Was wäre, wenn Soldaten, bevor sie etwa im berüchtigten Häuserkampf in Bagdad eingesetzt werden, einen CRH-Blocker erhielten? Unsere eigenen Forschungen an gesunden Versuchspersonen haben die abschwächende Wirkung dieses Medikaments auf psychosozialen Stress gezeigt. Die Besonderheit eines CRH-Blockers gegenüber angstlösenden Medikamenten wie Valium® besteht im völligen Fehlen irgendeiner Wirkung, wenn keine Stresssituation besteht. Bei Valium® dagegen verschiebt sich das Befinden immer: Ist man sehr aufgeregt, wird man ruhiger; ist man ruhig, wird man müde, und nimmt man das Medikament, wenn man müde ist, schläft man ein. In jedem Fall aber wird die Reaktionszeit verlängert, weshalb man diese Substanzen bei Kampfeinsätzen nicht verwenden kann. Bei dem CRH-Blocker ist die Situation anders, dieser wirkt nur, wenn das angstauslösende CRH in größerem Umfang produziert wird. Wir werden in den nächsten Jahrzehnten lernen müssen, mit neuen Psychopharmaka umzugehen, die zwar innovativ sind, aber auch missbraucht werden können.

Selbstoptimierung durch Lifestyle-Präparate

In einer hinreißenden Liebeserklärung in dem Film «As Good as
it Gets» («Besser geht's nicht») erzählt der amerikanische Filmschauspieler Jack Nicholson seiner Partnerin, Helen Hunt, sein Arzt
habe ihm Tabletten gegeben, um seine Zwangssymptome zu bes-
sern, er habe sie aber nicht genommen. Nun aber, da er sie kennen
gelernt habe, nehme er die Pillen. Helen Hunt versteht nicht ganz,
wieso dies ein Kompliment sein soll, bis Nicholson den berühmten
Satz sagt: «You make me want to be a better man» («Du hast mich
dazu gebracht, ein besserer Mensch sein zu wollen»). Können wir
mit Psychopharmaka in Zukunft tatsächlich unsere Persönlichkeit
nach Wunsch modellieren, ein besserer Mensch werden? Wird es
«Lifestyle»-Medikamente geben, die uns erlauben, unsere innere
Gefühlswelt den beruflichen und gesellschaftlichen Anforderungen
anzupassen? Oder kurz gesagt, wird es im Jahr 2050 Seelenkosme-
tika geben?

Die Diskussion über «Lifestyle»-Medikamente wird in den kommenden Jahrzehnten immer mehr an Bedeutung gewinnen. Dabei
sind einige in dieser Hinsicht wirksame chemische Substanzen schon
seit langem Teil unseres Lebens. Die meisten von uns nutzen die sti-
mulierende Wirkung von Koffein, um sich geistig fit zu fühlen, und
die anregende Wirkung kleiner Mengen Alkohols schätzen wir auch.
Dies sind bereits «Lifestyle»-Medikamente, die wir einnehmen,
ohne krank zu sein. In Zukunft werden die Grenzen zwischen krank
und gesund jedoch weiter verschwimmen. An der Notwendigkeit
einer Therapie schwerer Depressionen mit Antidepressiva wird
niemand mehr ernsthaft zweifeln. Aber muss man jemandem, der
schüchtern ist, ein Medikament geben, damit er sich in Gesellschaft
freier bewegen kann? Es ist schwer zu beurteilen, ob ein Antidepressivum bei Schüchternheit ein «Lifestyle»-Medikament ist. Andere
Beispiele sind Kontrazeptiva, also die «Pille», potenzsteigernde Mittel wie Viagra, Medikamente gegen Haarausfall, Botox-Injektionen
gegen Falten oder die Unterdrückung übermäßigen Appetits durch
völlig neuartige Substanzen. Die Krankenkassen sind nicht bereit,

die recht hohen Kosten zu erstatten, weil sie der Meinung sind, es handle sich um Lifestyle-Präparate. Dennoch sind die Umsätze erheblich, alleine für Viagra erwarten Analysten einen Umsatz von drei Milliarden Dollar im Jahr 2010. Der Hauptgrund für die rasante Entwicklung des Lifestyle-Sektors ist die veränderte Altersstruktur. Fast die Hälfte der Krankheitskosten entfielen in Deutschland im Jahr 2006 auf Menschen über 65. Der zweithöchste Kostenanteil, nämlich 13 Milliarden Euro, musste für psychiatrische Erkrankungen, vor allem Depression und Demenz, aufgebracht werden. Nur die Herz-Kreislauf-Erkrankungen waren noch teurer. Aber auch hier müssen wir an die Schwierigkeit denken, verschiedene Diagnosen voneinander abzugrenzen. Tatsächlich stehen alle diese Krankheiten miteinander in engem kausalem Zusammenhang: Wer in mittleren Jahren eine Depression hatte, die nicht ausreichend behandelt wurde, hat ein doppelt so hohes Risiko, im Alter eine Demenz zu bekommen. Ebenso ist eine Depression ein dem Bluthochdruck ebenbürtiger Risikofaktor für Herz-Kreislauf-Erkrankungen.

Es sind die medizinischen Forschungsergebnisse und deren Anwendung in der Praxis, denen wir ein längeres Leben verdanken. Die durchschnittliche Lebenserwartung soll im Jahre 2050 bei 90 Jahren liegen. Was die Medizin noch nicht geschafft hat, ist nicht nur die Lebensspanne, sondern auch die Gesundheitsspanne zu verlängern. Wir werden heute im gleichen Alter krank wie in früherer Zeit, leben aber viel länger. Es gibt auch keine Anhaltspunkte dafür, die Lebenserwartung des Menschen sei aus biologischen Gründen auf ein maximales Alter bregrenzt. Die Konsequenz ist eine rasante Zunahme altersbedingter Erkrankungen. Das betrifft nicht nur den Muskel- und den Knochenapparat, sondern alle Organe, insbesondere auch unser Gehirn. Weil wir dank des medizinischen Fortschritts heute trotz einer Herzerkrankung oder eines bösartigen Tumors in vielen Fällen noch lange weiterleben können, erreichen wir im Durchschnitt ein Alter, in dem Erkrankungen wie die Alzheimer'sche gehäuft auftreten können. Nur 2 Prozent der 65-Jährigen haben diese Krankheit, aber bereits 20 Prozent aller 80-Jährigen leiden unter dieser für den Patienten, aber auch für die Familie und den Bekanntenkreis außerordentlich belastenden psychischen Erkrankung. Bis zum Jahr 2050 werden weltweit über 100 Millionen Menschen an der Alzheimer'schen Krankheit leiden, und wir müssen davon ausgehen, dass sich diese Entwicklung noch verschärft, weil der demographische Wandel auch China und Indien erreichen wird. Im Jahr 2050 wird das Maximum der Weltbevölkerung von knapp 10 Milliarden Menschen bereits überschritten sein. Von da an werden wir weltweit mit einer Problematik konfrontiert sein, die wir derzeit noch völlig unrealistisch einschätzen oder gänzlich ignorieren. Wenn wir alle immer älter und die Jungen weniger werden, dann müssen wir länger arbeiten. Dieser Zusammenhang ist wohlbekannt, stellt uns aber vor Herausforderungen, die von der biologisch-medizinischen Forschung noch nicht mit der nötigen Intensität angegangen werden.

Es ist ohnehin erstaunlich, mit welcher Plötzlichkeit in der Öffentlichkeit vom demographischen Wandel Notiz genommen wurde. Wir haben uns am Institut mit den molekularen Mechanismen des altersabhängigen Verlusts geistiger Fähigkeiten, oder wie wir Fachleute sagen, mit kognitiven Einbußen im Alter schon in den 1990er Jahren befasst und einige wichtige Zusammenhänge entdeckt: Mutet man dem Körper immer wiederkehrende oder chronische Stressbelastungen zu, wird der Alternsprozess beschleunigt. Patienten mit Alzheimer'scher Krankheit sind nicht in der Lage, auch völlig harmlose Vorgänge in ihrer Umgebung richtig einzuordnen. Sie verstehen sie nicht, weil sie nicht mehr auf ihre Gedächtnisspeicher zurückgreifen können. Diese Hilflosigkeit ist für die Patienten ein erheblicher Stressor. Dies erkennen wir auch an der stark erhöhten Stresshormonfreisetzung, die wir bei ihnen festgestellt haben.

Seit vielen Jahrzehnten wird weltweit nach dem Mechanismus gesucht, der zur Alzheimer'schen Krankheit führt. Dabei sind vielfältige, wissenschaftlich hochinteressante Ergebnisse erzielt worden. Besonders bekannt sind die im Gehirn von Alzheimer-Patienten angesammelten Ablagerungen eines Eiweißmoleküls, das ß-Amyloid genannt wird. Man glaubte lange Zeit, die Entfernung dieser Ablagerungen aus dem Gehirn durch ein Medikament könne eine Strate-

gie zur Behandlung der Krankheit sein. Leider hat sich dies nicht
bewahrheitet und wir stehen wieder am Anfang. Es wird hier nicht
anders gehen als im Fall der Depression: Da viele unterschiedliche
Mechanismen zum Verlust der geistigen Fähigkeiten im Alter führen
können, müssen wir die Risiken rechtzeitig erkennen, um die Erkrankung gar nicht erst in Erscheinung treten zu lassen. Das Gehirn
hat nur äußerst begrenzte Fähigkeiten, sich zu regenerieren, deswegen ist hier die Prävention die Strategie der Wahl. Wollen wir den
heutigen Lebensstandard erhalten, ist gerade die geistige Leistungsfähigkeit der alten Bevölkerung eine wichtige Voraussetzung, um die
Produktivität der Gesellschaft zu erhalten. Bereits jetzt schätzt man
die durch Demenz verursachten Behandlungs- und Pflegekosten in
Deutschland auf 35 Millionen Euro, eine Zahl, die sich bis zum Jahr
2050 verdoppeln oder vielleicht sogar verdreifachen wird. Der Erhalt
der geistigen Leistungsfähigkeit im Alter ist natürlich zuallererst
eine humanitäre Notwendigkeit. Darüber hinaus wird sich aber auch
kaum vermeiden lassen, dass die Ruhestandsgrenze im Jahr 2050 bei
mindestens 70 Jahren liegen wird. Gegenüber der jetzigen Situation
würde das noch nicht einmal eine große Veränderung bedeuten,
denn heute beträgt die Lebenserwartung eines 60-jährigen Mannes
etwa 80 Jahre. Im Jahre 2050 wird die durchschnittliche Lebenserwartung eines 70-Jährigen sogar erheblich über 90 Jahren liegen.
Trotz eines Rentenalters von 70 Jahren im Jahre 2050 wäre die Ge-
samtdauer des Ruhestands demnach länger als heute.

Die beruflichen Tätigkeiten im Alter werden sich von denen junger Menschen unterscheiden müssen. Menschen in jüngeren Jahren
werden ein anderes Spektrum von Berufen ausfüllen als Ältere. Aufgrund der Übernahme der meisten schweren körperlichen Arbeiten
durch Maschinen und Roboter wird der überwiegende Anteil der zu
erledigenden Arbeit ohnehin in geistigen Tätigkeiten liegen, in denen Wissen und Erfahrung eine immer größere Rolle spielen. Was
aber nützt mir ein älterer Angestellter mit großer Erfahrung, wenn
sein Gedächtnis versagt, er seine Erfahrung nicht mehr abrufen kann
oder ihm – salopp gesagt – «geistige Frische» fehlt? Die Antwort
der Forschung werden Medikamente sein, die unsere geistigen oder

kognitiven Fähigkeiten im Alter erhalten. Es handelt sich dabei ebenfalls um «Lifestyle»-Medikamente oder, wie man es heute auch oft nennt, um Wellness-Präparate. Ich halte diese Entwicklung für gerechtfertigt, selbst wenn darin natürlich wieder ein Missbrauchspotential enthalten ist. Gibt es nämlich «Kognitionsverstärker» oder «smart pills» – oder frecher «Hirnviagra» –, dann ist das für ältere Menschen eine große Hilfe, im Berufsleben erfolgreich zu sein, und zwar in einem Alter, in dem man früher schon längst im Ruhestand war. Was aber, wenn die gleichen Tabletten junge Menschen einnehmen, die ihre gewohnte geistige Leistungsfähigkeit verbessern wollen? Es ist heute nichts Ungewöhnliches, dass Menschen nach einem Transatlantikflug trotz Jetlag über ihre volle geistige Fitness verfügen wollen und ein Medikament einnehmen, um etwa bei einer Verhandlung oder Präsentation eine gute Leistung zu bringen. Gerade wenn man schlecht geschlafen oder eine Schlaftablette eingenommen hat, ist man am nächsten Morgen nicht nur müde, auch der Zugriff auf die eigenen Gedächtnisspeicher funktioniert nicht so gut wie nach einem erholsamen Nachtschlaf. Wäre man dann bereit, eine «smart pill» zu schlucken? Wie ist der Einsatz solcher Hilfsmittel in Wettbewerbssituationen zu bewerten? Wird in Zukunft ein Bewerber für eine attraktive Position vor den Bewerbungsgesprächen auf «Hirndoping» getestet und wie soll ein Personalchef reagieren, wenn sich in der Blutprobe des favorisierten Kandidaten Spuren eines Medikaments finden, das bei alten Menschen deren Hirnleistungsfähigkeit steigert, dies aber bei jungen Menschen auch tut? Ich glaube, die Entwicklung und den Gebrauch von «smart pills» zu verbieten, ist nicht möglich – was wäre schon falsch daran, wenn die geistige Leistungsfähigkeit der Gesellschaft flächendeckend angehoben würde? Ich kann mir sogar vorstellen, dass im Jahr 2050 «smart pills» zur Verfügung stehen, aus deren Vielfalt man je nach individueller biologischer Konstellation die richtige Kombination auswählen wird. Die maßgeschneiderte Steigerung der geistigen Leistungsfähigkeit durch Medikamente wird eine der großen Errungenschaften des gerade begonnenen Jahrhunderts werden.

Doping ist im Sport seit Jahrzehnten verbreitet, Maßnahmen zur

Verbesserung des Aussehens, von kosmetischen Cremes bis hin zu chirurgischen Eingriffen, haben eine lange Geschichte, die von der Antike bis in die Neuzeit reicht; in der Anti-Aging-Welle mit ihrem Wunsch nach ewiger Jugend haben sie einen neuen Höhepunkt gefunden. Der Trend zur Selbstoptimierung wird in der Erhöhung geistiger Leistungskraft seine Fortsetzung finden. Es wird nicht bei Kaffee, Tee oder Red Bull bleiben. Mit der Substanz Modafinil gibt es bereits ein solches Präparat. Es wurde eigentlich gegen krankhaftes Einschlafen entwickelt, bei vielen Gesunden verbessert es aber Aufmerksamkeit und Gedächtnisleistung. Dabei wirkt Modafinil völlig anders als Amphetamin und vergleichbare Aufputschmittel, die sogar zu Halluzinationen, schweren psychischen Veränderungen und vor allem Abhängigkeit führen können. Weshalb Modafinil bei vielen Gesunden tatsächlich die Hirnleistung steigert, konnte noch nicht eindeutig geklärt werden. Aber Modafinil ist erst der Anfang.

In den vergangenen Jahren hat man Mausmodelle generiert, bei denen aus wissenschaftlicher Neugier, die zunächst nichts mit «Hirndoping» zu tun hatte, einzelne Gene in der Erbsubstanz stillgelegt wurden. Zur großen Überraschung der Forscher waren diese Mäuse geistig wesentlich leistungsfähiger, hatten ein besseres Gedächtnis und die Aktivitätsausbreitung von Nervenzelle zu Nervenzelle im Gehirn dieser Mäuse war stark verbessert. Zunächst klingt dies ermutigend, schließlich könnte man durch ein Medikament die von diesen Genen abgeleiteten Zielstrukturen, also Eiweißmoleküle, inaktivieren und dadurch geistige Leistungen verbessern. Die wesentlich beunruhigendere Konsequenz hieraus führt zu der Frage, ob sich durch einen Gentest feststellen lässt, inwiefern die an der Entwicklung geistiger Qualitäten beteiligten Gene eine günstige oder nachteilige Variation aufweisen. Man könnte natürlich auch fragen, ob in ferner Zukunft im Rahmen von Gentherapie sogar Intelligenz gesteigert werden kann – der Weg zum Schreckensszenario eines «Designer-Babys» scheint da nicht mehr weit. Nur ist diese Perspektive heute glücklicherweise noch völlig unrealistisch, wir sind von Designer-Babys endlos weit entfernt; außerdem hat die Natur die Beeinflussung der Qualität eines Nachkommens durch die

Mechanismen der Evolution viel besser gelöst, als Molekulargenetiker dies jemals tun können.

Die Zukunft der Ernährung oder
Man ist, was man isst und trinkt

Neben den Medikamenten, die wir als Gesunde einnehmen können – um uns dem Zeitgeist entsprechend nicht nur im Hinblick auf das äußere Erscheinungsbild, sondern auch in unserer geistigen Leistungsfähigkeit zu verbessern –, wird in Zukunft auch die Art und Weise, wie wir uns ernähren, eine immer größere Rolle spielen. Im Schatten der Erforschung, auf welche Weise Gene und Umwelt unsere individuelle Reaktion auf Pharmaka bestimmen, hat sich eine hiermit eng verwandte Wissenschaft etabliert, die sich mit den Wechselwirkungen unserer Erbsubstanz und den Nahrungsstoffen, die wir zu uns nehmen, auseinandersetzt. Jeder weiß von sich, was er «verträgt» und was nicht: Ob er auf Austern, gelbe Rüben oder Nüsse allergisch reagiert, ob er schnell an Gewicht zunimmt oder vermeintlich so viel essen kann, wie er will. Wie Ernährung und Medikamente gemeinsam auf unseren Appetit einwirken, wissen wir von einigen Medikamenten, unter denen die Patienten innerhalb kurzer Zeit erheblich zunehmen. Auch was unsere Körperreaktion auf Lebensmittel anbelangt, haben wir wesentlich individuellere Reaktionsmuster, als wir uns dies zumeist bewusst machen. Dem einen kann der regelmäßige Verzehr von Fleisch gesundheitsdienlich sein, der andere sollte sich lieber einschränken. Natürlich gibt es auch allgemeine Ernährungsregeln, die wir in Zukunft stärker beachten müssen, dazu gehören vor allem die Kalorienmenge und die Zeit, die wir uns zum Essen nehmen. Wenn wir eine Mahlzeit zu uns nehmen, die den täglichen Kalorienbedarf überschreitet und das Essen in fünf Minuten hinunterschlingen, kann das zuständige Hirnareal nicht schnell genug aufhören, Appetitsignale zu versenden. Die Folge ist, dass wir über den Bedarf hinaus Appetit haben und weiteressen. Dabei spielt es überhaupt keine Rolle, ob wir einen Schweinsbraten, Spaghetti, einen Hamburger, Hühnchen oder Pizza essen.

Auf die Menge pro Zeit kommt es an und darauf, wie hoch die Speisen prozessiert sind, d. h. wie hoch der Aufwand des Körpers noch sein muss, um die Speisen zu verdauen.

Das Sprichwort «Man ist, was man isst» wird eine neue Dimension bekommen, insbesondere was maßgeschneiderte Nahrungsmittel, Vitamine, aber auch Ballaststoffe betrifft. Wir werden unser Essen mit Substanzen anreichern, von denen wir wissen, dass sie unsere Körperzellen, einschließlich die des Gehirns, vor vorzeitigem Verfall schützen. Ein Inhaltsstoff im Rotwein, das Resveratrol, hat sich hier als besonders vielversprechend erwiesen. Es soll Hirnzellen das Überleben erleichtern, vor Zelltod schützen. Man ist also auch, was man trinkt. Wir wissen aber noch nicht, wer von welchen dieser Substanzen profitieren wird. Auch hierfür werden wir Biomarker und Gentests benötigen. Es kann ja nicht jeder alles, was nützen könnte, zu sich nehmen, nur um die drei oder vier Substanzen, die für ihn persönlich wertvoll sind, nicht auszulassen. Natürlich werden wir im Jahr 2050 viel hochwertigere Nahrungsmittel haben, weil wir ihre positiven Eigenschaften durch Gentechnik herausarbeiten und anreichern können. Genetisch optimiertes Obst und Gemüse werden helfen, den Hunger auf der Welt zu stillen, die Ressourcen, vor allem Energie und Wasser, zu schonen und zugleich höhere Qualität sicherzustellen. Gentechnisch optimierte Nahrungsmittel sind weniger anfällig gegenüber Schädlingen, verderben bei langem Transport nicht und sie sind gesünder. Die Befürchtung, durch Eingriffe in die Pflanzengene könnten Gesundheitsschäden beim Verzehr dieser Nahrungsmittel ausgelöst werden, entbehren jeder wissenschaftlichen Grundlage. Allerdings ist die derzeitige Stimmung in Europa, vor allem in Deutschland, gegenüber biologischer Innovation – von der Stammzelle bis zum Genmais – sehr negativ. Nur durch umfassende, auf Forschungsergebnissen basierende Aufklärung, die die Vor- und gegebenenfalls auch die Nachteile der Anwendung der Biotechnologie aufzeigt, wird die Ernährung den Anforderungen einer im Jahr 2050 knapp unter 10 Milliarden Menschen zählenden Weltbevölkerung gerecht werden können. Wollen wir Millionen Menschen verhungern lassen, weil wir recht verschwommene

Befürchtungen gegenüber gentechnologisch optimierten Nahrungsmitteln haben? Auch hier sind wir Wissenschaftler gefordert. Auf die
Politik können wir dabei nicht zählen; wenn Angstmacherei Wähler-
folge verspricht, dann werden Ängste geschürt, egal wie irrational und
auf weite Sicht verantwortungslos das sein mag.

Ein Blick nach Asien: Japan, Indien und China

Wir müssen uns auf eine Welt einstellen, die allein schon aus Gründen der Bevölkerungszahlen von Menschen aus Asien dominiert
wird. Daran ändert die derzeitige politische Vorgabe der Ein-Kind-
Ehe in China nichts. Indien wird im Jahr 2050 mit schätzungsweise
1,6 Milliarden Menschen das bevölkerungsreichste Land sein, und
China wird zusammen mit den anderen asiatischen Ländern etwa
2,5 Milliarden Menschen beheimaten. Wie werden diese Menschen,
die ja größere Umwälzungen vor sich haben, ihre seelische Gesundheit erhalten können? Wie werden sie psychischen Krankheiten vorbeugen und wie werden sie reagieren, wenn sie schwer erkranken?
Schauen wir zuerst nach Japan, dem Land, das sich schon lange
der westlichen Medizin geöffnet hat. Bei dieser Entwicklung hat der
Pionier der japanischen Psychiatrie, Shuzo Kure, der Kraepelins erster japanischer Schüler war und 1920 eine nicht unerhebliche finanzielle Spende für unser damals noch junges Institut zur Verfügung
stellte, eine wesentliche Rolle gespielt. Tatsächlich gibt es in Japan
auf die Einwohnerzahl umgerechnet mehr psychiatrische Kranken-
betten als irgendwo sonst auf der Welt. Zugleich ist gerade in diesem
Land das Stigma der psychischen Erkrankungen besonders groß.
Die Suizidrate liegt in Japan außerordentlich hoch, weit mehr als
doppelt so hoch wie in Europa und den USA. Im Jahr 2000 begingen
33 000 Menschen in Japan Suizid, das entspricht 27 Suiziden pro
100 000 Einwohner. Das mag zum einen an der gesellschaftlichen
Akzeptanz der Selbsttötung in Japan liegen. Auch die Lebensver-
sicherungen verweigern nicht, wie bei uns, die Auszahlung der Prämie, wenn sich der Versicherte selbst das Leben genommen hat (weshalb auch die offiziellen Suizidraten bei uns niedriger sind als die

tatsächlichen). Die Hauptursache für die hohe Suizidrate wird von japanischen Psychiatern in der geringen Akzeptanz der Depression als Krankheit gesehen, die selten diagnostiziert und behandelt wird. Depressionen werden in Japan von vielen immer noch als persönliche Schwäche angesehen und stigmatisiert.

Von japanischen Wissenschaftlern, die in der Firma arbeiteten, der das Patent für die diagnostische Verwendung von unserem so intensiv beforschten Stresshormon des Gehirns, dem CRH, gehört, wurde ich nach Japan eingeladen, um meine Arbeiten zu dem von uns entwickelten Stresshormontest vorzustellen. Dabei entstand die Idee, diesen Test bei möglichst vielen Depressionspatienten in Japan anzuwenden und zu zeigen, dass bei Depression im Blut Veränderungen vorliegen, die mit objektiven Laboranalysen erkennbar sind; denn dadurch wäre der Nachweis erbracht, dass es sich um eine richtige Krankheit und nicht um eine persönliche Schwäche handelt. Die japanischen Kollegen führten an verschiedenen Kliniken eine Studie durch und bestätigten die in Europa und den USA mit diesem Test gemachten Erfahrungen an ihren Landsleuten. Zu den ersten Erfolgen, psychiatrische Erkrankungen zu akzeptieren, hat auch die Schaffung des nationalen Zentrums für Neurologie und Psychiatrie in Tokyo beigetragen. Diese Erfolge lassen sich an den Ergebnissen einer Studie ablesen, die in den Jahren 1999 bis 2003 eine 50-prozentige Zunahme von Antidepressiva-Verschreibungen und parallel dazu eine starke Abnahme der Suizidrate fand. Erst in den letzten Jahren stagniert dieser Trend. Die japanische Psychiatrie wird sich in den nächsten Jahrzehnten pragmatisch entwickeln; dabei wird die Entstigmatisierung, die Akzeptanz der Depression als eine «normale» Krankheit, eine zentrale Rolle spielen. Interessanterweise ist die pharmazeutische Industrie in Japan im Bereich der Behandlung psychiatrischer Erkrankungen sehr innovativ und erfolgreich. Unter den am meisten verbreiteten Medikamenten gegen Schizophrenie und Alzheimer'sche Krankheit, aber auch unter den innovativen Medikamenten-Kandidaten, etwa den CRH-Blockern, sind Produkte der japanischen Pharmaindustrie zu finden.

Völlig anders ist die Situation in Indien. Von dort gibt es wenig

zuverlässige Zahlen über die Häufigkeit der Depression, ihre Behandlung und über die Suizidraten. So beträgt die offizielle Zahl der
Suizide in Indien 115 000 Menschen pro Jahr, die Suizide der Frauen
werden dabei jedoch gar nicht dokumentiert. Die Gesamtzahl der an
Suizid versterbenden Männer und Frauen wird auf etwa 300 000 pro
Jahr geschätzt, diese Zahl ist nach Angaben internationaler Gesund-
heitsorganisationen realistisch. Die zugrunde liegende Erkrankung,
in den meisten Fällen eine Depression, findet von staatlicher Seite
allerdings noch wenig Beachtung; nur die wohlhabenden Inder können sich überhaupt medizinische Versorgung leisten. Gerade in einer
sich auch wirtschaftlich rasant entwickelnden Region wie Bangalore
haben Depressionen und Suizide rapide zugenommen. Der rasche
Umschwung vom traditionellen Leben in eine Leistungsgesellschaft
übt auf viele, besonders junge Menschen, erheblichen Druck aus,
an den sie sich nicht schnell genug adaptieren können und der sie
hilflos macht. Darauf deuten die hohen Suizidraten vor allem bei
jungen Menschen hin, und diese Zahlen sind unabhängig davon, ob
es sich um Studenten oder Arbeiter handelt.

Im Schatten dieser katastrophalen Entwicklung hat sich eine Industrie in Indien angesiedelt, die aus vielerlei Gründen fragwürdig
ist. Um ein Medikament auf den Markt bringen zu können, muss ein
Pharmaunternehmen hierzulande den Behörden viele Nachweise
über seine verschiedenen medizinischen Eigenschaften, mögliche
Nebeneffekte, vor allem aber auch seine klinische Wirkung vorlegen. Leider bedeutet für viele Präparate, die in Vorversuchen sehr
vielversprechend abgeschnitten haben, die klinische Prüfung am
Patienten das Ende aller Hoffnungen. Solche Prüfungen sind sehr
kostspielig. Werden Patienten im Rahmen derartiger Studien in
einem Krankenhaus in Westeuropa oder den USA behandelt, müssen die Pharmafirmen alle anfallenden Kosten übernehmen. Ein
mindestens ebenso kritischer Punkt ist die bis zum Abschluss einer
klinischen Pharmastudie verstreichende Zeit. Sehr oft wird in den
Prüfprotokollen gefordert, Patienten dürften noch nicht lange an
der akuten depressiven Episode leiden und sollten möglichst medi-
kamentenfrei sein. Am Max-Planck-Institut für Psychiatrie könnten

wir – selbst wenn wir wollten – derartige Untersuchungen schon deswegen nicht durchführen, weil unsere Patienten die Kriterien zumeist nicht erfüllen. Es gibt ja genügend Medikamente auf dem Markt, zu denen jeder Patient durch seinen Arzt Zugang hat. Erst wenn die ambulant durchgeführten Behandlungsversuche erfolglos waren, werden die Patienten zu uns eingewiesen. An anderen Forschungseinrichtungen, z. B. an Universitätskliniken, ist die Situation sehr ähnlich. In den für die Zulassung geforderten Studien geht es jedoch darum, ein Medikament an einer Patientengruppe zu prüfen, die repräsentativ für Menschen mit Depression ist. Chronische Verläufe und vielfältige Vorbehandlungen stellen dafür aber einen Hinderungsgrund dar, sie sind oft ein Ausschlusskriterium. Außerdem müssen wir die Patienten, bevor sie in eine Therapiestudie eingeschlossen werden, um ihre Einwilligung bitten, und viele Patienten lehnen dies ab.

In Indien haben sich nun Firmen etabliert, die gleichsam als Makler zwischen Pharmaunternehmen und den indischen Kliniken die von westlichen Behörden geforderten Studien durchführen. Bei der schlechten Gesundheitsversorgung in Indien wird man kaum vorbehandelte Patienten finden. Da die meisten nur die Wahl haben, entweder gar nicht oder mit einem Testpräparat behandelt zu werden, willigen sie fast immer gerne in die Studienteilnahme ein. Auf Dauer wird dies für die psychisch Kranken in Indien indessen keine Lösung sein. Ich bezweifle aber auch, dass die westlichen Pharmakonzerne in Zukunft gut beraten sind, Präparate an Menschen zu testen, die eine doch sehr erheblich von der unsrigen abweichende Feinstruktur ihrer Erbsubstanz haben. Wenn Medikamente, so wie ich das fordere, immer spezifischere Wirkmechanismen haben, dann lässt sich das Ergebnis einer klinischen Pharmastudie in Indien auf westliche Verhältnisse gar nicht mehr übertragen.

Noch anders ist die Situation in China. Dort haben Epidemiologen lange Zeit vergeblich nach Patienten mit Depression gesucht, jedenfalls solange sie zur Untersuchung Fragebögen verwendeten, die aus dem Englischen ins Chinesische übersetzt worden waren. Chinesen mit Depression sprechen im übertragenen Sinne von

Herzbeschwerden, wenn sie beim Arzt sind. Obwohl diese Verbindung auch in unserem Sprachgebrauch verankert ist, wenn wir sagen «Ach, mir ist das Herz so schwer», wird in China das Herz noch viel stärker als der Sitz der Seele und des Gemüts wahrgenommen. Neuere Untersuchungen der Weltgesundheitsorganisation haben eine an chinesische Gebräuche angepasste Untersuchungsmethodik entwickelt und dabei Häufigkeitszahlen für Depression gefunden, die fast so hoch sind wie in den westlichen Ländern. Dies macht dann auch verständlich, weshalb über 300 000 Chinesen pro Jahr Suizid begehen, wobei Frauen häufiger Opfer sind als Männer. Es gibt hier aber noch ein anderes, spezifisch chinesisches Problem: Hat ein Psychiater eine «westliche» Diagnose gestellt, dann glaubt die Familie, der Patient oder die Patientin sei «verrückt». Daher muss der chinesische Kollege die Krankheit zunächst in einen Begriff der traditionellen chinesischen Medizin übersetzen, um überhaupt eine Akzeptanz der Erkrankung zu erreichen. Eine Therapie mit Antidepressiva ist aber auch dann noch nicht vorgebahnt. Einfacher ist schon der Weg in die traditionelle chinesische Apotheke, in der schon seit vielen Jahrhunderten etwas praktiziert wird, worauf wir uns gerade vorzubereiten beginnen, nämlich die maßgeschneiderte Medizin. Die traditionelle chinesische Apotheke folgt einem ganzheitlichen Ansatz – wir würden dies heute Systembiologie nennen; aus Pflanzenextrakten werden komplexe Kombinationen gewonnen, die auf die Symptome und Charakteristika des Patienten individuell abgestimmt sind. Das klingt nahezu perfekt, als bräuchte man diese Vorgehensweise bei uns nur zu übernehmen. Das Problem ist aber gravierend: Keine dieser aus über 7000 Arzneien zusammengesetzten Mischungen, von denen über 60 000 schon seit Jahrhunderten dokumentiert sind, wurde jemals hinsichtlich ihrer klinischen Wirksamkeit geprüft. Ja, noch schlimmer, es existieren bis heute nicht einmal biologische Hypothesen, wie diese Kräutermischungen überhaupt wirken sollen.

Die große Begeisterung vor allem in Deutschland, aber auch in anderen Ländern für diese Art von Medizin hat in China die Hoffnung geweckt, die dort etablierten Kräutermischungen zum Exportschlager zu machen. Das ist gar nicht so abwegig, schließlich ist Johanniskraut das am meisten verkaufte Antidepressivum in Deutschland, obwohl seine Wirksamkeit bei schweren Depressionen nicht nachgewiesen ist und sein Einsatz wegen Interaktionen z. B. mit Anti-HIV-Präparaten oder Kontrazeptiva fragwürdig ist. Wellness-Hotels haben traditionelle chinesische Medizin in ihrem Standardprogramm und die Krankenkassen haben sich bereit erklärt, einige chinesische Therapieverfahren im Rahmen von Modellversuchen zu finanzieren. Kommt also jetzt die chinesische Medizin zu uns? Ich bin sicher, das wird nicht passieren, und das ist auch gut so. Mittlerweile versucht die chinesische Regierung durch Analyse der 7000 Arzneien und deren Kombinationen diejenigen chemischen Substanzen zu isolieren, denen die vermutete Wirkung zugeschrieben werden könnte. Es ist vielleicht zu radikal, die chinesische Medizin als Pseudowissenschaft abzutun, wie dies einige chinesische Protagonisten westlicher Therapieformen behaupten. Es ist aber jedenfalls unsinnig, bei uns chinesische Arzneimittel einzuführen und von der Krankenkasse bezahlen zu lassen, bevor noch nicht einmal über die Placebo-Wirkung hinausgehende Effekte in China selbst gezeigt wurden und solange völlig unklar bleibt, welche Substanzen in diesen Mischungen wirksam sein sollen und auf welche Art und Weise sie die ihnen zugesprochene Wirkung entfalten.

Die Gesundheitsformel

Wir können sicher viel von Asiaten lernen; die bessere Medizin, die wir Menschen im Westen so dringend brauchen, um die zukünftigen Herausforderungen meistern zu können, müssen wir hingegen schon selbst erfinden. Es erfüllt mich mit Zuversicht, wenn ich mir in Erinnerung rufe, dass wir in Europa eine Kultur geschaffen haben, die unsere Grundbedürfnisse in Frieden sichert. Diese an sich komfortable Situation wird nicht dazu führen, Erkrankungen der Seele zum Verschwinden zu bringen. Im Gegenteil, die weit über unser eigenes soziales Umfeld hinausgehenden Bedrohungen, aber auch grundsätzliche Fragen über die eigene persönliche Zukunft und die unseres Planeten führen zu emotionalen Belastungen, die bei hierfür gefährdeten Menschen vielerlei Erkrankungen auslösen können. Auch im Krankheitsfall bleibt der einzelne Patient, was er schon vor der Erkrankung war – ein Mensch mit individuellen Eigenschaften, angefangen von seinem Aussehen, seiner Persönlichkeit, seiner Biographie bis hin zu seinen molekulargenetischen und biochemischen Bausteinen. Diese Individualität verliert er nicht durch seine Krankheit. Eine bessere Medizin wird im Jahr 2050 dieser Individualität Rechnung tragen müssen. Dabei wird die Behandlung von Erkrankungen, also die «Reparaturmedizin», nur noch ein Unfall, ein Versagen der Zukunftsmedizin sein. Diese nämlich – und dies trifft in besonderem Maße für die psychischen oder seelischen Erkrankungen zu – wird es sich zur Aufgabe machen, den Menschen zeitlebens auf einem molekularbiologischen Radar zu beobachten, das in regelmäßigen Abständen das Risikopotential auch für die komplexesten Erkrankungen abzuschätzen hilft. Mit Hilfe eines solchen Radars erfahren wir, ob wir bereits mit einer Therapie beginnen sollen, die den Krankheitsausbruch verhindert. Erinnern wir uns: Der Depression geht bei Menschen mit genetischem Risiko eine Destabilisierung in Stresshormontests voraus; die Alzheimer'sche Krankheit deutet sich oft durch nachlassende Initiative und Vergesslichkeit in früheren Jahren an. Aber nicht jeder Mensch mit erhöhten Stresshormonen oder gelegentlichen Gedächtnisproblemen bekommt auch eine Depression oder eine Alzheimer-Demenz. Unsere jetzigen Radarsonden sind noch viel zu grob; die Sonden der Zukunft werden Informationen von Veränderungen der Erbsubstanz mit Verteilungsmustern unserer Eiweißmoleküle und Stoffwechselprodukten sowie vielen anderen klinischen Messgrößen in einer Formel zusammenführen. Diese Formel wird uns verraten, wie es um unsere Gesundheiterwartung steht, ob wir aktiv, vor allem durch Medikamente und Nahrungsmittel nach Maß, intervenieren müssen oder ob alles zum Besten steht. Der Erhalt seelischer Gesundheit und geistiger Leistungsfähigkeit ist eine der wichtigsten Herausforderungen, der sich die biologische Forschung zu stellen hat.

Danksagung

Wenn es die Max-Planck-Gesellschaft nicht gäbe, müsste man sie heute noch erfinden. Es gibt für einen Wissenschaftler, der sich der Forschung verschrieben hat, keine Organisationsform, die besser geeignet wäre, seine Visionen zu realisieren. Für das Privileg, Wissenschaftliches Mitglied der Max-Planck-Gesellschaft sein zu dürfen, bin ich sehr dankbar.

Vielen begabten und motivierten Kolleginnen und Kollegen habe ich zu danken für ihr Engagement und ihre Begeisterung, aber auch für ihr Vertrauen, das sie mir entgegenbrachten.

Heike Junkert danke ich für ihre Geduld bei der Erstellung des Buchmanuskripts und ihre Nachsicht, wenn ich immer wieder etwas zu korrigieren hatte. Die Graphiken fertigte dankenswerterweise Isabella Wieser an, die auch meine alten Fotoalben durchstöberte, um geeignete Aufnahmen zu finden.

Professor Matthias Weber und Dr. Wolfgang Burgmair danke ich für ihre Vorschläge vor allem bei medizinhistorischen Themen, ebenso Dr. Ulrike Schmidt, die sorgfältigen Umgang mit der deutschen Sprache anmahnte.

Vor allem danke ich meinem Lektor, Dr. Stefan Bollmann, und seinem Team vom Beck Verlag für die vielen wertvollen Anregungen bei der Strukturierung des Textes, für die stilistischen Verbesserungen und die Gestaltung des gesamten Buches.

Personenregister